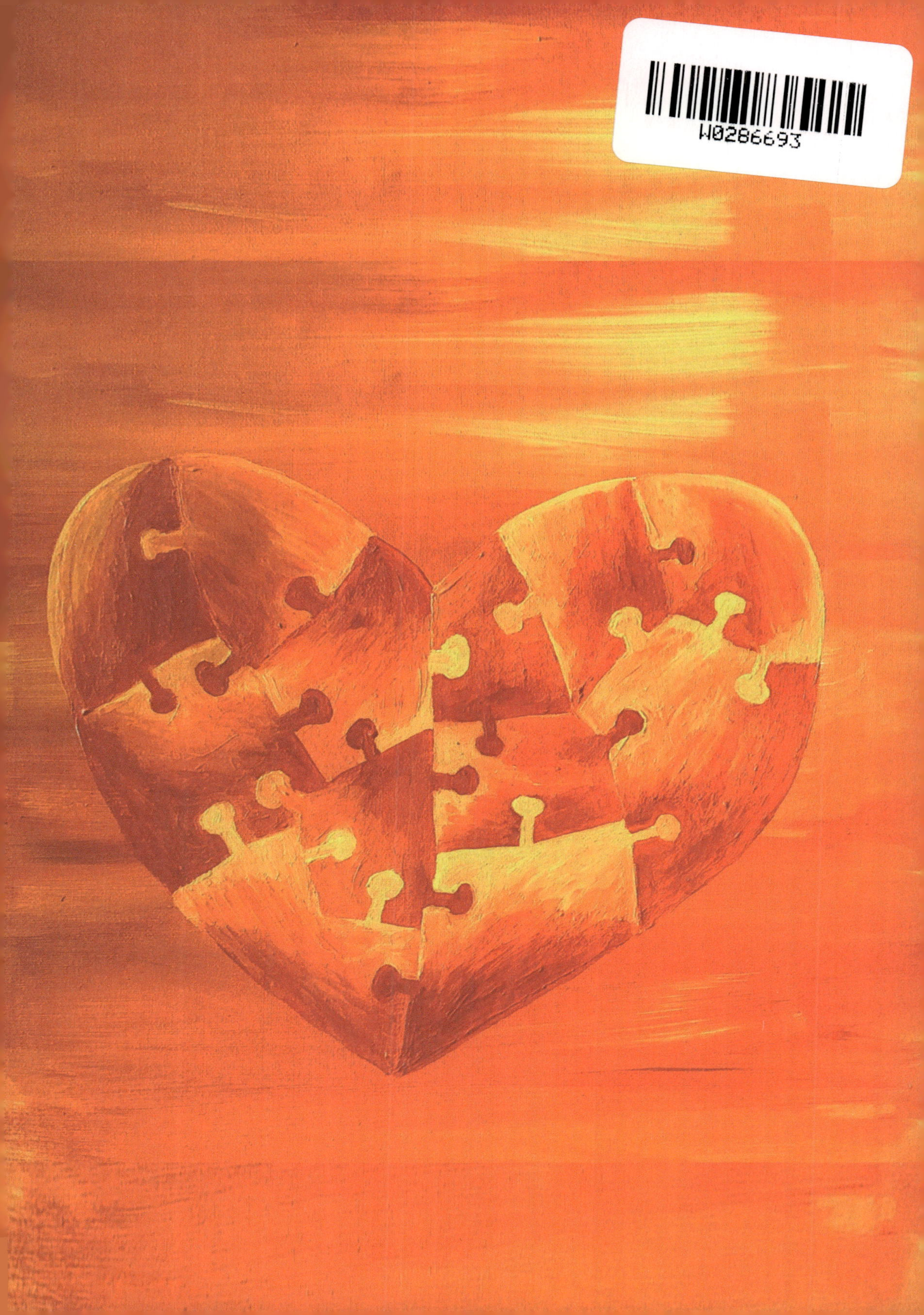

Liebe C[illegible]lia,

möge dieses [illegible] Dir

viel Liebe [illegible] Klarheit

schenken!

Herzliche [illegible]e

C[illegible]

DIE

12 GEBOTE

DES HERZENS

VERLAG HOF ELFENTAL

Hof Elfental ®

CORINNE DETTMER

DIE 12 GEBOTE DES HERZENS

DER WEG ZURÜCK INS MENSCHSEIN

VERLAG HOF ELFENTAL

Impressum

Bibliografische Information der Deutschen Nationalbibliothek:
Die Deutsche Nationalbibliothek verzeichnet diese Publikation in der Deutschen Nationalbibliografie; detaillierte bibliografische Daten sind im Internet über dnb.dnb.de abrufbar.

Alle Informationen und Empfehlungen in diesem Buch wurden von der Autorin sorgfältig erwogen und geprüft. Sie dienen nicht dem Ersatz eines Arztes oder Therapeuten. Eine Haftung seitens des Autors oder des Verlages und seiner Beauftragten für etwaige Personen-, Sach- oder Vermögensschäden ist ausgeschlossen.
Links: Die Autorin weist ausdrücklich darauf hin, dass im Text enthaltene Verweise auf Internetseiten nur bis zum Zeitpunkt der Veröffentlichung überprüft werden konnten. Auf spätere Veränderungen hat die Autorin keinerlei Einfluss. Eine Haftung ist daher ausgeschlossen.
Gender: Um den Text lesbar zu halten wird auf eine sprachliche Differenzierung nach Geschlechtern verzichtet. Selbstverständlich sind, sofern nicht anders gekennzeichnet, stets beide Geschlechter gemeint.

1.Auflage

Lektorat & Korrektat: Dr. Susanne Lam, Katharina Fratzl
Dr. Peter Borgmann, Thomas Hönemann
Satz und Druckvorlage: Thomas Hönemann
Druck und Bindung: 123Buchdruck
Layout, Cover und Bilder ohne Quellenangabe: Autorin

Verlag Hof Elfental

Hof Elfental ®

Akademie der 12 Herzenswissenschaften ®
www.hof-elfental.de
ISBN 978-3-9821929-0-1

IN LIEBE

ZUR MENSCHHEIT

UND

DEM WISSEN

ÜBER DIE KRAFT

DES MENSCHEN

SICH SELBST ZU HEILEN

INHALTSVERZEICHNIS

EINE NEUE LEBENSPHILOSOPHIE DES MENSCH-SEINS

Akademie der 12 Herzenswissenschaften

Viele Jahre der intensiven Bewusstseinsarbeit mit kranken und schwerkranken Menschen haben die letzten Jahrzehnte meines Lebens geprägt. Ich habe viele Schicksale erlebt, viel Leid und viel Schmerz, viele Tränen und viel Verzweiflung, Hilflosigkeit ....
Ich habe resignierte und erschöpfte Menschen gesehen und viele, die sich selbst aufgegeben hatten, weil sie nicht mehr wussten, wer sie eigentlich waren, wohin sie gehörten und wohin sie gehen sollten .... die sich selbst verloren haben und nur noch Hülle waren und funktionierten .... der Geist benebelt und leer .... das Herz schwer und gefühllos .... die Augen leer und ohne Feuer ....

Ich durfte in meiner Arbeit erfahren, wie diese Menschen in kleinen behutsamen Schritten wieder in ihr eigenes Leben zurückkehrten und die leblose Hülle zum Leben erwachte ....

Wie war das möglich?

Was bewegt einen Menschen, der nichts mehr fühlen kann, dazu, wieder in Bewegung zu kommen, sich selbst wieder zu finden und ins Fühlen zu kommen .... SICH wieder zu fühlen?

Ein kleiner Blitz .... ein Wort, welches auf fruchtbaren Boden fällt .... eine unerwartete Reaktion, die dieser nicht vorhersehen konnte und welche ihn berührt .... welche ihn rüttelt und erweckt ....

MITGEFÜHL ....

Gefühle, die zu spüren sind, die berühren .... Verständnis .... Nähe ....
Lebendige Worte .... die tanzen wie Wassertropfen und in ihrem Tanz den Weg nach Hause finden und sich im See der Seele vereinigen .... Und diesen in Bewegung bringen ....

Es ist ein plötzliches Gesehen werden .... wahrgenommen werden, als der Mensch, der man tief im Inneren ist ....
Worte, die ins Herz gehen und berühren ....

ERKENNTNIS ....

Zuerst zuckt der Mensch zusammen .... es ist die Seele, die sich plötzlich angesprochen fühlt .... ganz tief in uns, in unserem Herzen, welches schon lange verstummt war ....
Diese Seele, die sich verloren glaubte, wird plötzlich von jemanden wahrgenommen, ja sogar erkannt .... und liebevoll angesprochen in einer Sprache, die nur unsere Seelen verstehen, vorbei am Bewusstsein .... in der Sprache der Herzen ....
Diese Sprache ist getragen vom Fühlen .... vorbei an der Rationalität des Verstandes, welche immer der Kontrolle und Berechnung des Kopfes unterliegt .... oft irrational, als wäre sie dadurch verschlüsselt für unseren Verstand .... und gelangt so am Ego vorbei direkt bis ins Herz ....

Unser Kopf jedoch, in dem sowohl unser Verstand wohnt als auch unser Ego .... unser Kopf, in dem das Bewusstsein wohnt, welches versucht alles zu begreifen und zu erkennen .... welches versucht unvorhergesehene Dinge zu kalkulieren und Wahrscheinlichkeiten zu berechnen .... dieser Kopf kann die Sprache des Herzens so schnell nicht verstehen, denn er muss sie erst analysieren, vergleichen .... und dann einordnen und strukturieren ....

Unser Ego, welches übermächtig ist und alles unter Kontrolle haben möchte .... unser Ego, welches dem Herzen Kontrolle aufzwingt in der anmaßenden Behauptung, es beschützen zu müssen und dadurch nicht mehr fühlen lässt, weil man ja gelernt hat, dass Gefühle schmerzhaft sind und unberechenbar .... unser Ego, welches unseren Weg mit absoluter Kontrolle vorausplant, berechnet, kontrolliert und alle Eventualitäten durchkalkuliert .... dieses Ego hat für einen Moment die Kontrolle verloren, weil etwas Unerwartetes passiert ist, etwas, was es nicht vorhergesehen hat ....

Während unser Ego damit beschäftigt ist, dieses plötzliche, unerwartete Ereignis einzuordnen, zu erkennen, unter Kontrolle zu bringen, die vermeintliche Sicherheit wiederherzustellen .... während das Ego abgelenkt ist und im Versuch der Strukturierung hängt .... erreichen genau diese Worte, diese Situation, dieses Gefühl, ohne Umwege über den Verstand direkt das Herz ....

Diese sogenannten Zufälle, die keine sind .... die unberechenbar sind und somit auch nicht vorhersehbar für die rationale Sicherheit des Egos .... diese Zufälle, die alles durcheinanderbringen, was doch mühsam mit allen Details berechnet wurde .... diese Zufälle sind dafür verantwortlich, dass das Ego irritiert ist und für einen Moment seine Kontrolle verliert ....

Und dann sieht man das Feuer in den Augen .... eine kleine Flamme, ein kleines Blitzen, welches uns Therapeuten verrät, der Impuls ist im Herzen, in der Tiefe, in der Seele angekommen .... und wie ein kleiner Funke ein großes Feuer entfachen kann .... wird dieser Funke das Leben wieder entfachen ....

Unser Herz ist unsere größte Kraft. Es ist Sitz unserer Seele, mit all den Dingen wie Liebe und Vertrauen, Frieden und Dankbarkeit, Klarheit und Wahrheit, Lebensfreude und Würde, Erkenntnis und Entwicklung, Wurzeln und Schöpferkraft .... mit allem, was wir sind, was wir fühlen, was uns ausmacht ....

Wenn wir in unserem Herzen sind, fühlen wir uns gut, sind wir ganz bei uns, ganz in unserer Mitte .... Es leuchtet und strahlt seine ganze Kraft nach außen, so dass wir aus unserem Inneren heraus leuchten, aus den Augen, aus der Mimik, aus der Gestik, aus unserem Gang .... mit einem unglaublichen Licht und einer gewaltigen Kraft, so dass jeder es sehen kann ....
Wenn wir im Herzen sind, sind wir eins mit uns und in unserer Mitte und ganz in unserer Kraft .... dann sind wir in unserer gesamten Stärke ....

Dann sind wir unbestechlich und unbezwingbar ....

Ich durfte und darf erleben, wie schwerste Erkrankungen sich einfach auflösen und diese Menschen anfangen, sich selbst wieder wahrzunehmen, wie sie anfangen zu erblühen, wie ein kleines Samenkorn, erst ganz zart und verletzlich, dann immer stärker werdend, und daraus dann die wunderschöne Blüte erwächst ....
Ich durfte so oft erleben, wie diese ehemals schwer kranken Patienten wieder ins Gefühl kommen, sich selbst wieder anfangen zu spüren .... zu spüren, was ihnen guttut und was ihnen nicht gut tut .... einfach wieder Fühlen zu können .... ihre Seele, ihr Herz zu fühlen .... zu spüren, was ihr Innerstes ausmacht .... und sie wieder leuchten und lebendig werden .... wieder Gefühle ins Leben zurückkehren ....
Und damit Denken **und Fühlen** wieder möglich werden .... Leben wieder möglich ist!

Im Juni 2019 gründete ich die **Akademie der 12 Herzenswissenschaften**. Ich nannte sie Akademie der Herzenswissenschaften, weil mir in meiner jahrelangen Arbeit bewusst geworden war, welch große Rolle unser Herz für uns spielt ....

Unser Herz ist es, welches für unsere Seele steht, für unser Innerstes, für unsere Essenz, für unser SEIN .... Es ist, was wir sind.
In unserem Herzen finden wir das alte Wissen, welches unsere Seele geprägt hat, welches diese Seele geformt hat und welches in allen Zellen gespeichert ist ....

In unserer heutigen Zeit, in der Zeit der immer komplexer werdenden Technologien, der immer komplexer werdenden Menschen und damit auch immer komplexer werdenden Krankheiten .... hat der Mensch vergessen, Mensch zu sein!

Mich beschäftigte die Frage:

Warum werden wir immer perfekter, schneller, intelligenter, undurchschaubarer .... und damit immer unmenschlicher ....?

Ich versuchte Antworten zu finden, in Gesprächen, in Begegnungen mit Menschen, die dazu eine Meinung hatten. Ich habe viele inspirierende Begegnungen mit vielen lieben Menschen gehabt und das hat mich sehr berührt ....
Diese Frage beschäftigt viele von uns! Viele von uns verstehen das menschliche Miteinander nicht mehr und fühlen sich als Außenseiter .... Sind wir eine Gesellschaft von Einzelgängern und Außenseitern? Wo doch der Mensch ein geselliges Herdentier ist und eine Gemeinschaft braucht?

Prägende Erlebnisse mit und in der Anthroposophie veranlassten mich, die Schriften und Lehren von Rudolf Steiner intensiver zu studieren .... seine Lehren faszinierten mich sehr und so wollte ich mehr darüber erfahren, denn das, was er schrieb, war für mich einleuchtend und sehr klar ....

Ich hatte viele intensive Gespräche mit verschiedenen Anthroposophen, die bereit waren, mit mir über unsere Menschlichkeit zu diskutieren.
Jedoch ist nicht jeder von uns bereit, den tieferen Sinn der Schriften Rudolf Steiners zu erkennen .... mit dem Herzen ....wahrhaftig und tief .... zu fühlen, was er lehrte ....
So lernte ich auch Esoteriker und Anthroposophen kennen, die nach eigenen Aussagen immer feinstofflicher wurden, das Materielle immer mehr ablehnten und die stoffliche Ebene angeblich nicht mehr vertrugen, weil sie so von Licht durchflutet waren, dass sich dieses Licht nicht mehr mit der Materie vertrug .... Menschen, die sich über andere erhoben und von dieser Erde lossagten .... die für mich durchscheinend und scheinbar nicht mehr von dieser Welt erschienen ....

Sie hatten ihrer Meinung nach bereits eine „höhere Ebene“ eingenommen und ließen sich nicht herab auf die Erde, um sich mit erdgebundenen Menschen wie mir auseinanderzusetzen ....

In meiner Philosophie des Lebens halte ich es für fehlgeleitet, die Dualität zu wählen, um dann in der Materie die Erleuchtung in der Stofflosigkeit zu erlangen ....

Diese Erdverbundenheit, die wir selbst gewählt haben für unsere Inkarnation auf der Erde, ist in meinen Augen essentiell für unser Menschsein, denn ohne die stoffliche Grundlage unseres Selbst gibt es keinen schöpferischen Selbstausdruck unserer Seele und damit keine Basis der Erkenntnis ....

Ich halte es für anmaßend, der Anthroposophie den Stempel des Elitären aufzudrücken und es nicht, wie Rudolf Steiner es vorsah, dem allgemeinen Volke zum Wohle zu gewähren, denn es geht um unser Menschsein in höchstem Maße ....

Wenn wir alle nur ein klein wenig lernen wieder Mensch zu sein, können wir unserem Gegenüber achtungsvoll und bedingungslos begegnen .... von Mensch zu Mensch ....

Warum muss man, um in den Kreis der vergeistigten Geisteswissenschaftler aufgenommen zu werden, sich erst als würdig erweisen? Eine Anwartschaft leisten?
Sind wir nicht alle würdig Mensch zu sein? Oder ist einer mehr Mensch als andere .... ?

Interessant war meine Erkenntnis, dass diese Geisteswissenschaftler vor lauter Geist verlernten, wie sie das Leben leben konnten ....
Sie verlernten was MENSCH-SEIN ausmacht .... Selten habe ich so viele leere Menschen erlebt .... und für mich ist es eine interessante Beobachtung, dass etliche führende Persönlichkeiten von ihnen den Tod durch Hirntumoren erlitten ....

Es drängt sich mir die Vermutung auf, dass die heute gelebte Geisteswissenschaft rein im Geiste stattfindet und somit die Anbindung an unsere Materie verliert .... und nicht mehr ursprünglich gelebt wird, wie Rudolf Steiner sie eigentlich vorsah, nämlich an der Basis, wie man früher so schön sagte, direkt am Volke ....

Als ich 2015 im Goetheanum in Dornach erlebte, was aus den Lehren und Erkenntnissen Rudolf Steiners geworden war .... wie seine Lehren interpretiert und gelebt wurden .... wie wurzellos und vergeistigt die Anthroposophie inzwischen geworden war ohne die unabdingbare Bodenhaftung .... da wusste ich, dass dies nicht sein Vermächtnis gewesen wäre und es nicht mein Weg sein würde .... denn ich ziehe es vor direkt an der Basis zu arbeiten und mit den Füßen fest auf dem Boden zu bleiben ....

Damals entstand in mir die Idee von einer Wissenschaft über unsere Herzensenergie, über unser Herzbewusstsein ....
Es entstand die Idee der **Akademie der Herzenswissenschaften** und später reifte sie immer weiter bis zur Gründung der Akademie im Juni 2019....

All meine Erfahrungen, die ich nun in all den Jahren gesammelt habe, und meine Erkenntnisse daraus, werde ich an dieser Akademie an diejenigen weitergegeben, die sich wieder erinnern möchten, was unsere Anbindung an unser Höheres Selbst ausmacht ....

An all diejenigen, die wieder als **Mensch** hier auf der Erde durchs Leben gehen möchten und in diesem Leben Freude empfinden möchten .... die ihr Herz wieder fühlen möchten .... die wieder menschlich sein wollen .... und die bewusst ihre Wahrnehmung schulen wollen, um zur Erkenntnis zu gelangen ....

Es ist eine Institution, die sich der **Menschlichkeit** in uns widmen soll .... dem Leben in Liebe und Mitgefühl, nah dem Nächsten neben mir .... mit all der Liebe, dem Vertrauen, dem Frieden und den Freuden, die dieses Leben für uns bereit hält ....

Eine Institution, die sich unserem Leben in dieser selbstgewählten Dualität, auf dieser Erde und mit all den Verantwortlichkeiten unseres persönlichen Umfeldes widmet.

Heraus aus dem Streben nach Schönheitsidealen, die an Menschlichkeit nichts mehr innehaben .... heraus aus dem Perfektionismus, der immer mehr um sich greift und uns die Luft zum Atmen nimmt .... heraus aus dem Funktionieren um jeden Preis, der uns ausbrennt, weil wir dafür unsere Seele verkaufen .... heraus aus der virtuellen Scheinwelt, die uns die Wurzeln nimmt und damit ohne Nahrung lässt .... heraus aus der Vergeistigung, die uns den Boden unter den Füßen verlieren lässt ....

Stattdessen mit Liebe, mit Mitgefühl, mit Lachen und Verständnis, mit Würde und Vertrauen – hinein ins Menschlich sein!

In der Heilung meiner schwerkranken Patienten habe ich gelernt, dass wir in kleinen, winzig kleinen Schritten, wieder zu uns finden, jeder in seiner Zeit, jeder in seiner eigenen Priorität des Fühlens, es gibt keine Uhr, die misst, wie schnell wir in unserer Entwicklung zu sein haben und in welcher Zeit wir alles geschafft haben müssen und es gibt keine Messlatte für hochgesteckte und unerreichbare Ziele und auch nicht dafür, was man wie fühlen muss!

Es gibt nur einen Weg .... aus unserem Kopf zurück in unser Herz .... über das Wahrnehmen, das Fühlen und die Klarheit unseres uralten Wissens im Herzen ....

Ein Grundstein der Akademie sind die **12 Gebote des Herzens**, die hier in diesem Buch beschrieben werden, aus denen die einzelnen Wissenschaften des Herzens entstanden sind.
Wissenschaften deshalb, weil der Mensch im Fühlen nach Erkenntnis strebt, der Geist durch Denken verstehen will, das Wissen jedoch im Herzen liegt ....
Zu Fühlen ist der Grundstein der Erkenntnis und nur in unserem Herzen zu finden ....

Es ist der Weg zu unserem SEIN ....

Jede Herzenswissenschaft beschäftigt sich mit einem der 12 Gebote des Herzens und dem Weg, wieder in dieses entsprechende Gefühl zu gelangen. Alle zwölf Wissenschaften sind eng miteinander verbunden und bedingen sich gegenseitig.
Es ist deshalb wichtig zu verstehen, dass diese Wissenschaften einen großen Komplex darstellen und niemals einzeln auftreten oder extrahiert werden können!
Für unser Verständnis jedoch ist es wichtig, wieder zu den kleinen Bausteinen des großen Prinzips zurückzukehren, um zu verstehen, was die Basis ausmacht und wie dieser gesamte Komplex funktioniert.

Die einzelnen Wissenschaften werden hier anhand der 12 Gebote des Herzens, also der reinen, unbestechlichen und in jedem Herzen angelegten Gefühle dargelegt und erklärt.

Einfache, archaische Gesetze, die jedoch von unserer verkopften Welt in ihrer Bedeutung verändert und in Strukturen gepresst wurden, werden hier in der Akademie in ihrer ursprünglichen Anlage erklärt und in ihrer wahrhaften, einfachen und archaischen Wirkweise hervorgebracht .... gefühlt und erfahren .... und dann durch Bewusstsein und Übung wieder ins Leben integriert ....

Man verändert Persönlichkeit und eingefahrene Verhaltensmuster nicht schlagartig, sondern in kleinen Schritten, mit kleinen einfachen Übungen und den damit großen Erkenntnissen des Bewusstseins.

Weil es die Basis meiner Lebensphilosophie und mein Herzblut ist, wird es hier in der Akademie auch, neben vielen anderen Erfahrungsmöglichkeiten, die Möglichkeit für jeden geben, mit Hilfe von kleinen, einfachen Übungen wieder ins Leben zurückzufinden .... sich wieder spüren zu können .... den eigenen Atem zu führen .... wieder beweglich zu werden .... seine Krankheit zu verstehen, um sie anschließend gehen lassen zu können .... authentisch zu werden .... ins Mensch-Sein zurückzukehren…

VORWORT

Ich habe einen Weg zurückgelegt, der schmerzhaft und steinig war, Ich würde ihn nicht noch einmal gehen wollen, aber das muss ich auch nicht. Und doch bin ich dankbar für diesen wundervollen Weg, für jeden einzelnen Tag, für jeden Schmerz, der mich fühlen ließ und mir die Erkenntnis brachte, wer ich bin und was meine Aufgabe im Leben ist.

Ich durfte so viel lernen und lerne weiter jeden Tag. Ich lerne von jedem, der mir begegnet, von meiner Familie, von meinen Freunden, von Bekannten und Unbekannten, von meinen Patienten, von meinen Lehrern.... ja selbst von meinen Pferden, Hunden und Katzen.... von den Wildtieren, all den Vögeln, den Eichhörnchen, den Hasen, den Rehen .... von der Natur, den Bäumen und Wesenheiten, die mich hier in meiner wundervollen Welt umgeben ....
Und am meisten lerne ich von denen, die sich meine Feinde nennen, von den Neidern und Mißgünstlern .... von genau den Spiegeln, die ich brauche, um zu erkennen ....
In jeder Situation, in der ich mir selbst begegne, darf ich lernen.

Dafür danke ich!

Ich bin dankbar für all die wundervollen Dinge, die mich umgeben, für mein Leben und die Wahrnehmung, die mir geschenkt wurde, für die Menschen, die mich auf meinem Weg begleiten und stärken ....
Dankbar für das Bewusstsein, dass alles aus einem bestimmten Grunde passiert und immer zu unserer Entwicklung beiträgt ....

Dankbar für die Aufgabe, die mir zuteilwurde, und die meinem Leben ihren Sinn verleiht ....

Dankbar bin ich aber auch für die Menschen, die mich aufrütteln und Spiegel für mich sind, die mir meine Grenzen zeigen und mich bewegen, den Kopf genau dahin zu wenden, wo es noch schwierig ist hinzuschauen .... die es schaffen, meinen Blick auf die eigenen Schatten in mir zu lenken .... Auch wenn es schwer ist, den Schmerz zu fühlen, der in unserem Herzen zu fühlen ist, wenn wir loslassen müssen, so ist es doch eine wunderbare Heilung unseres tiefsten Seins ....

Im Frieden mit sich zu sein, in der Liebe zur Menschheit und voller Wertschätzung dem gegenüber, wie einzigartig jeder einzelne Mensch in seiner facettenreichen Ausführung ist, mit all den vielen, unendlichen, gelebten und ungelebten Potentialen... gibt mir die Erfüllung im Herzen, die in den Frieden führt .... das Staunen in den Augen, welches Dankbarkeit hervorbringt .... die kindliche Neugier und den Wissensdurst, der nur durch Erkenntnis gestillt werden möchte.... die Klarheit, hinter die Fassaden bis ins Herz zu schauen .... die Erkenntnis, welch wunderbares, einzigartiges Wesen vor mir steht .... und die Worte der Wahrheit, die alle Wunden heilen können.

Hier auf Hof Elfental habe ich meine Wurzeln und die Anbindung ans Universum gefunden und meine Aufgabe bereitwillig angenommen. Ich habe viele Dinge losgelassen, auch viele Dinge, die mir einmal viel bedeutet haben .... mit Schmerzen, aber doch mehr und mehr in dem Vertrauen, dass es gut so ist .... und habe das zugelassen, was in mein Leben treten sollte, auch wenn es für mich noch so unwirklich war ....

Und ich bin belohnt worden, mit einer Fülle an Liebe und Frieden, die mich erfüllen ....

Ich habe gelernt, was für mich wirklich wichtig ist im Leben und das es verschwindend wenig braucht, um glücklich zu sein .... dass das, was man wirklich braucht zum Leben, soooo wenig ist ....

Mein Weg, mit allen Erlebnissen die mich geprägt haben, mit den Schwierigkeiten und Hindernissen, aber auch der Liebe und den Freuden, die er für mich bereithielt und noch bereithält, brachte mir meine persönliche Entwicklung, um fest im Leben zu stehen, fest und stark wie ein Baum, der denen Halt geben kann, die es zu geleiten gilt und bereit zu sein, für all das, was ich auf meinem Weg begleiten darf ....

Meine Erfahrung in der Heilung meiner kranken und schwerkranken Patienten hat mir meinen Weg ins Herz eröffnet, meinen Weg zu erfahren und zu erkennen .... und letztendlich zu begreifen, dass es unser Mensch-Sein ist, was uns heilen lässt.

Ohne Anspruch auf Absolutheit und Vollständigkeit, und ohne Anspruch heilen zu wollen, gebe ich dieses Wissen um unser Herzbewusstsein weiter, um Ihnen diesen Weg zu zeigen ....

Der Anspruch dieses Buches ist es, Ihnen Dinge wieder ins Bewusstsein zu bringen, die in jedem von uns angelegt sind .... den Blick nicht nur auf das Umfeld zu richten und im Außen ziellos werden zu lassen, sondern auf sich selbst zu richten und damit die Möglichkeit zu eröffnen, sich wieder selbst zu erkennen .... Ihre Herzaugen zu öffnen, und Sie so tief zu berühren, dass Sie wieder fühlen können .... von Herz zu Herz, von Seele zu Seele, von Mensch zu Mensch ....

Ich habe dazu bewusst in meinem ganz eigenen Stil gearbeitet ....
Immer, wenn ich innehalte, um einen Gedanken zu reflektieren und zu verinnerlichen, kommen die **....** ins Spiel.
Halten also auch Sie inne und hören in sich hinein, wenn die Botschaft ihren Platz in Ihnen sucht ....

Dabei ist es völlig unerheblich, inwieweit Sie sich mit diesem Thema schon beschäftigt haben. Es ist ein Prozess des (Er-)-Lebens, wie ein Samenkorn, welches zum Leben erwacht und sich nach und nach entfaltet, um dann zum Blühen zu kommen ....

Seien Sie auch hier gnädig mit sich selbst, JEDES Individuum benötigt Zeit, um zu erwachen, zu keimen, zu wachsen und sich zu entfalten ....
Auch SIE!

Am Anfang eines jeden Kapitels der 12 Gebote finden Sie ein selbstkreiertes Bild von einem Menschen, der dieses Gefühl für sich in einem Bild verankert.... lassen Sie dieses Bild auf sich wirken, es trägt diese wundervolle Energie des jeweiligen Gebotes ....
Am Ende der einzelnen Kapitel zu den Geboten des Herzens finden Sie eine kurze Zusammenfassung von mir, einen kurzen Leitsatz zu dem jeweiligen Gebot, um noch einmal in Erinnerung zu bringen, was für mich die Basis darstellt ....

Jedoch finde ich es wichtig, dass Sie Ihre eigene Quintessenz finden. Deshalb habe ich etwas Platz eingeräumt, falls Sie sich Notizen zum jeweiligen Gebot machen wollen. So können Sie Ihre eigenen Gedanken dazu festhalten und darüber die Erkenntnis mit Blick auf Ihr eigenes Leben mit den individuellen Nuancen erlangen ....

Auch hier darf die Erkenntnis wachsen und vielleicht lesen Sie das ein oder andere Kapitel mehrmals und entdecken immer wieder neue Erkenntnisse, die dann dort ihren Platz finden können.

Ein weiterer Grund zur Schaffung dieses Raumes für eigene Notizen ist eine Beobachtung, die ich während der Entstehung dieses Buches bei meinen Korrektoren hatte. Es haben mich drei Frauen und drei Männer auf diesem Weg begleitet und mir immer wieder das Gegenüber geboten, welches ich brauchte, um die anfallenden Fragen zu klären und Antworten zu finden. Interessanterweise waren die Rückmeldungen der Frauen einheitlich und ebenso die Rückmeldung der Männer, jedoch nicht geschlechterübergreifend identisch.

So ist bei mir die Vermutung erwachsen, dass Männer und Frauen dieses Buch unterschiedlich wahrnehmen werden. Vielleicht ist es auch eine Frage der Rationalität und wieviel Zeit man sich selbst für eigene Dinge zugesteht und bereit ist zu investieren....

Ich habe versucht, einen Weg zu finden, beiden archaischen Urkräften gerecht zu werden und trotzdem meinen eigenen Weg nicht zu verlassen.... was mir, glaube ich, insgesamt recht gut gelungen ist.

Einzig dem einheitlichen Wunsch der Männer (obwohl ich mir nicht sicher bin, ob es nun grundsätzlich der Männerwelt obliegt oder ob nicht auch viele Frauen über ihren eigenen männlichen Anteil die Rationalität arbeiten lassen), eine Quintessenz, Definition oder Zusammenfassung am Ende der Kapitel einzubauen, konnte ich nur bedingt nachkommen, und ich möchte hier auch kurz anführen warum:

Ziel meines Buches ist es, eine Entwicklung in jedem Leser in Gang zu bringen. Dazu muss man bereit sein, auf sich selbst zu schauen .... eigene Erfahrungen zu sammeln, sie zu verarbeiten und daran zu wachsen ....

Jeder von Ihnen wird mir bestätigen, dass die eigenen Erfahrungen, die man im Laufe des Lebens gesammelt hat, die wichtigsten und verlässlichsten Erfahrungen sind. Schließlich hat man sie am eigenen Leibe erlebt....
Vorgefertigte Erkenntnisse, die wir von anderen hören oder lesen oder übernehmen, können wir zwar vom Kopf her verstehen, doch fühlen kann man sie nur im Erleben selbst.
Es sind also immer fremde Erfahrungen, Erfahrungen aus zweiter Hand, und die Echtheit dieser Erfahrungen können wir für uns selbst nur nachträglich im eigenen Erleben prüfen ....
Erkenntnis kann also nicht einfach übernommen werden, es bedarf eines Prozesses, in dem die Erkenntnis durch Bewusstsein und Prüfung wachsen darf.
Einfach Erkenntnisse zu übernehmen, hat noch niemanden in die Weisheit gebracht .... im Gegenteil, diese Abkürzungen würden uns immer wieder auf die Füße fallen ....

Auch für diesen Prozess habe ich Ihnen den Raum am Ende der Kapitel geschaffen, für Ihre eigenen Erfahrungen und Erkenntnisse ....
Für Ihre eigenen Gedanken, Überlegungen oder Definitionen der jeweiligen Gebote .... oder auch für neue Ideen, Fragen, andere Wege ....

Jeder von uns hat seinen eigenen Weg und seine entsprechenden Spiegel und Hilfsmittel, um diesen Weg gehen zu können. Keiner hat es leichter oder schwerer .... jeder hat ein unendliches Potential, um sich selbst zu erkennen ....

Nehmen Sie also dieses Buch als Wegweiser, als Hilfsmittel um Ihren eigenen Weg ins Mensch-Sein zu finden und zu erkennen. Dabei werden Sie feststellen, dass manche Gebote Ihnen vielleicht klarer sind als andere .... Schauen Sie auf genau das, was Ihnen noch schwerfällt, es ist Ihr Weg in Ihre ganz eigene Entwicklung ....

Wie Sie sehen, ist es ein Prozess der Reifung, ein Weg, auf dem man lernen und wachsen darf .... jeder in seinem Tempo und mit Liebe .... ohne Wertung und Ausgrenzung ....

Sie brauchen nur den Willen, Ihren Weg zu gehen ....

In Liebe

Ihre Corinne Dettmer

WARUM LEBEN WIR?

Jeder Mensch hat eine Lebensphilosophie, seine eigene Art und Weise zu leben, seine eigene Vorstellung für was er lebt, weshalb er lebt und warum.

Wir fragen uns oft, was richtig oder falsch ist, versuchen uns an Werten, Strukturen, Idealen oder Verantwortlichkeiten zu orientieren, doch wer weiß wirklich, was richtig oder falsch ist? Gibt es ein Richtig? Gibt es ein Falsch? Und wer wertet dies? Wer hat zu entscheiden über richtig und falsch, wer maßt sich an zu richten?

Es gibt kein Richtig, es gibt kein Falsch. Alles was uns begegnet, ergibt einen Sinn, alles was uns berührt, ist erfüllend, alles was geschieht zeigt uns den Weg, alles was wir wahrnehmen bringt uns voran ....

Es gibt nur ein Miteinander, ein gegenseitiges Berühren und Verstehen. Mitgefühl .... das, was uns menschlich macht .... Und das Schwierigste daran ist, dass man erst sich selbst verstehen, fühlen muss, um den anderen erkennen zu können. Nur wer sich selbst fühlt, ist in der Lage, den anderen zu fühlen .... in dem er MIT ihm FÜHLT ....

Aber was macht unser Leben aus? Fragen Sie sich manchmal: Warum lebe ich? Was ist der Sinn meines Lebens? Für irgendetwas muss es doch gut sein, dass ich hier auf der Erde bin ....

Seitdem der Mensch das Bewusstsein erhalten hat, sucht er nach dem Sinn seines Daseins .... denn ein Dasein ohne Sinn hätte ja keine Erfüllung .... und wenn man keine Erfüllung, keine Daseinsberechtigung hat, ist das Leben sinnlos .... ein Leben ohne Sinn ....

Ein Teufelskreis ....

Das Leben auf der Erde ist ein Reifungsprozess ....
Eine Erfahrung, die die Seele sammeln muss, um vollkommen zu werden, um die Erfüllung im Sein zu finden ....
Denn in der bedingungslosen Liebe des Universums, im ALL-EINS-SEIN gibt es kein Wachstum, keine Erfahrung .... es ist der Moment des Stillstands, in dem alles Vollkommen ist und zu einem großen Ganzen verschmilzt ....
Keine Polarität, keine Bewegung, kein Wachstum .... einzig reines SEIN!

In den Zustand des Seins kommt man nur durch den Ausgleich der Polaritäten in der Dualität .... durch die Vereinigung der Gegensätze und die Verschmelzung zu Einem aus Allem .... durch den Weg des Wachsens und Erwachens ....

Wie sonst kann man etwas erfahren, erkennen, was sich durch nichts unterscheidet, was alles eins ist, was alles vollkommen ist??? Oder, um die Betrachtungsweise andersherum aufzuziehen, wie kann man etwas erfahren, was man ohnehin schon weiß, weil es alles in einem selbst angelegt ist ....?

Erst durch das Erfahren der einzelnen Gegensätze ....

Und so inkarniert unsere Seele in die Materie, in die Möglichkeit der Vielfachheit, aus dem EINS-SEIN in die Verschiedenheit .... in die Dualität .... um im Lernprozess der Polaritäten die Vollkommenheit in der Dualität in der eigenen Mitte zu finden ... und zum Eins-Sein zu verschmelzen und den Zustand der Erleuchtung zu erhalten ....

Vollkommenheit erlangt man nur durch die Integration von ALLEN EINZELHEITEN zu einem harmonischen Ganzen...

Um das zu verstehen müssen wir uns mit dem Begriff der Dualität befassen.

Die Definition für Dualität, die man allgemeingültig findet, lautet, abgeleitet von dualis (lat.), zwei enthaltend oder Zweiheit. Umgangssprachlich meint es: sich unversöhnlich oder ergänzend gegenüberstehend – Gegensatz, Widerspruch.
(Quelle: https://de.wikipedia.org/wiki/Dualität)

Ebenso gibt es mathematische Formen der Dualität, in denen letztendlich zwei unterschiedliche Blickwinkel auf einen gemeinsamen Nenner beschrieben werden. Hier steht die Umformbarkeit ineinander im Interesse.
Meine persönliche Definition des Begriffes Dualität lautet wie folgt:

Eine sich ergänzende, zusammen eine Einheit bildende Zweiheit, im Sinne von Gegensätzen, die sich gegenüberstehen können, weil ihre Ausrichtungen in entgegengesetzte Richtungen verlaufen.

Wie die Kehrseiten einer Medaille, die zwar zusammen eine Einheit bilden, jedoch in entgegengesetzte Richtungen schauen ....
Diese Zweiheit gehört untrennbar zusammen und ergänzt sich zu einem Ganzen, jeder einzelne Gegensatz könnte jedoch ohne sein Dual nicht existieren ....
Dabei spielt es keine Rolle, ob sie von entgegengesetzten Extremen die Richtung aufeinander zu einschlagen oder von der Mitte weg in entgegengesetzte Richtungen auseinandergehen .... In beiden Fällen ist die Richtung entgegengesetzt.
Das einfachste Beispiel, welches jeder versteht, ist die Beziehung zwischen Dunkelheit und Licht. Gegensätze an sich, würde jedoch eines der beiden Duale fehlen, gäbe es das andere nicht ....
Wie könnte man das Licht erkennen, wenn man die Dunkelheit nicht kennt? Wie sollte man Dunkelheit beschreiben ohne das Licht…? Und auch in den Grauzonen ergänzen sich Licht und Dunkelheit aus den gegensätzlichen Richtungen und vereinigen sich zu einem Ganzen ....

In der Dualität sind alle Facetten möglich, von niedrig bis hoch, von dunkel zu hell, von gar nichts über wenig zu viel, von heftig zu sanft, von schwach zu stark .... und alles hat seine Berechtigung.

Die Dualpartner stoßen sich ab und spiegeln sich gegenseitig, aber gleichzeitig ziehen sie sich an, weil sie ohne den Gegenpart nicht existieren können und die Erfüllung in der Verschmelzung liegt ....

Der Sinn unseres Lebens liegt im Erfahren über die Möglichkeiten in der Dualität .... im Wachstum .... im Fühlen .... im Mensch-Sein .... im Erkennen und Hervorbringen unseres Herzbewusstseins .... im Leben unseres Herzblutes ....

Unser Herz gibt uns unseren Weg vor, denn es ist der Sitz unserer Seele. Hier sind wir echt, authentisch, hier sind wir nur wir selbst, es ist unser Grundriss, unsere Bauzeichnung, unsere Basis, unser SEIN.
Unser Herz zu hören, zu fühlen, zu leben .... ist unsere Lebensaufgabe .... das soll und wird unser Weg sein .... authentisch, gefühlvoll, aufrecht und einzigartig ....
Indem wir das hervorbringen und leben, was uns ausmacht, was in unserem Herzen, verborgen in uns, angelegt ist, nämlich unsere Seele, leben wir uns und unseren Sinn .... leben wir unsere Aufgabe, das, was uns darstellt .... was wir im Inneren sind!

Im Erkennen des Miteinanders, im Erleben und Annehmen des Gegenübers, im Fühlen jedweder Einzigartigkeit jeglichen Lebens, voller Dankbarkeit dem Prozess des Lebens gegenüber, in voller Wahrnehmung für das große komplexe Ganze .... erkennen wir uns selbst und ERFÜLLEN UNS durch unser Leben, durch unsere Lebendigkeit .... durch die Aufgabe, die unser Sein begründet ....

Die Erfüllung ist unser Ziel und unser SEIN erfüllt sich in der Materie durch unseren schöpferischen Selbstausdruck im Außen, welcher die Potentiale für das Voranschreiten in die Richtung der Erfüllung trägt ....

Somit finden wir unsere seelische Entsprechung durch unsere Materialisierung im physischen SEIN ....

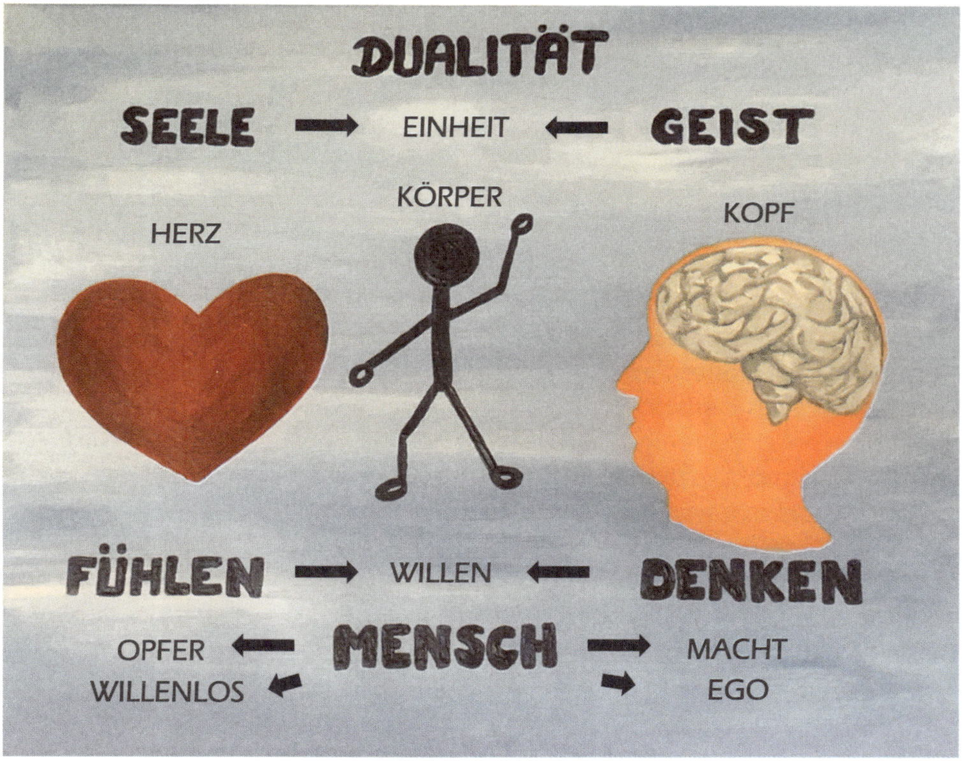

Abb.: Dualität des Menschseins

Seele und Geist in der physischen Entsprechung des Herzens und des Kopfes/Gehirn vereinigen sich im menschlichen Körper zu einer Einheit.
Die Mitte ist immer eine Vereinigung von Gegensätzen, die Balance zwischen Herz und Kopf, zwischen Fühlen und Denken, zwischen Opfer und Macht....
Der Ausgleich, die Mitte zwischen Willenlosigkeit und Ego ist unser Wille. Der freie Wille des Menschen der für sich selbst bestimmt ist..
Es ist das, was uns zum Menschen macht, das Menschlich-Sein in uns....

EINE NEUE LEBENSPHILOSOPHIE

Wenn wir als Neugeborene auf die Welt kommen, sind wir voller Vertrauen, voller Neugier, voller Liebe .... hilflos noch und abhängig von denen, die uns aufnehmen .... Wir geben uns in die Hände unserer Eltern, die uns willkommen heißen und uns nähren .... die uns so annehmen, wie wir sind und für uns sorgen. Wir fühlen uns gut, wertgeschätzt und angenommen, sicher.
Aus dieser Geborgenheit heraus schauen wir nach außen, auf das, was da auf uns zukommt .... wir versuchen nach und nach all die Dinge zu erlernen, die da im Außen zu entdecken sind .... spielerisch und mit Leichtigkeit und Freude.

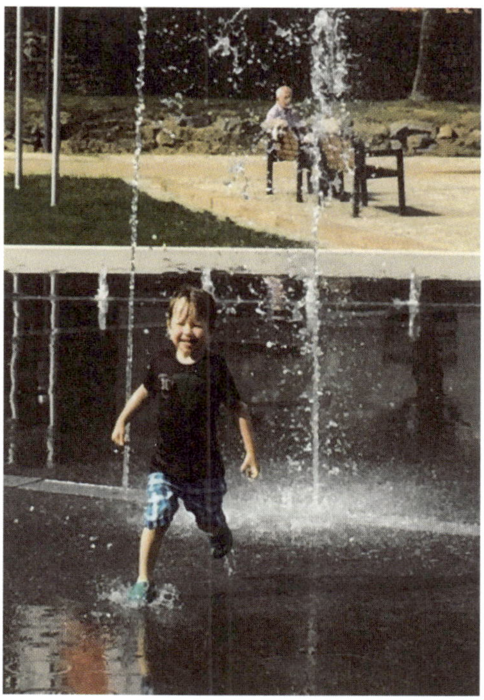

Spielerisch das Element Wasser entdecken

Der Mensch spielt, er spielt gern, denn es ist seine Art zu lernen und die Welt zu begreifen .... spielerisch und mit Leichtigkeit .... um die Vielfältigkeit einer bestimmten Sache oder auch alle Gegenpole eines Dinges zu begreifen .... ohne Wertung ....

Zu spielen ist unsere Art zu reifen .... Bewusstsein zu erlangen und dabei den Humor und die Leichtigkeit zu integrieren.
Der spielende Mensch ist glücklich .... in seiner Mitte .... und lernt ....

Leider verlieren wir oft schon in der Schule den Mut zum Spielen, weil Ernsthaftigkeit und Wertung verlangt werden .... weil wir in ein Schema gepresst werden und sogar danach bewertet werden! Nur wer sich dem Schema anpasst, wird als wertvoll eingestuft und in die Gemeinschaft aufgenommen ....

Derjenige, der aus dem gesetzten Rahmen fällt, weil er anders ist und dieses Anderssein zeigt, hat es schwer .... Er wird ausgeschlossen, bestraft, ignoriert, bekämpft ....

Unser Zeitgeist ist geprägt durch die Kriegs- und Nachkriegsgeneration. Die Kriege der letzten 100 Jahre haben uns geprägt und diese Prägung führt uns ....

Damals musste man funktionieren, um alles wiederaufzubauen. Hier rührt der Glaubenssatz: „funktionieren um jeden Preis" her.
Es war nichts mehr da, alles lag in Schutt und Asche .... alles war zerstört, wovon sollte man leben? Der Mensch musste erst wieder Materie schaffen, wiederaufbauen, physische Werte schaffen. Es war keine Zeit für Individualismus .... keine Zeit, um Müßiggang zu pflegen .... keine Zeit für Kultur und Bildung.
Es mussten alle mit anpacken, alle mussten aufbauen, alle mussten funktionieren. Wer nicht mit anpackte und Werte schaffte, wurde ausgeschlossen aus der Gesellschaft, und an dem, was geschaffen wurde, nicht beteiligt ....

Es wurde ein Wertesystem mit materieller Orientierung aufgesetzt, welches die gesellschaftlichen Normen festlegt, um sicherzustellen, dass Werte geschaffen wurden, um den Fortschritt voranzutreiben ....

Ein Regelwerk welches auch das menschliche Miteinander regelte. Kultur und Bildung musste warten, Individualismus – Anderssein war nicht gewünscht, denn alle sollten ja gemeinsam an einem Strang ziehen ....

Dass dieses System längst überholt ist und für damalige Zeiten galt und damals durchaus wichtig war, ist die Krux an der ganzen Sache. Wir leben inzwischen im Überfluss .... wir leben im Wohlstand, im Luxus .... es ist so viel da .... von allem mehr als genug und es sind Werte geschaffen, die ein Leben mit Bildung und Kultur und im Genuss möglich machen ....

Dieses überholte Wertesystem jedoch prägt uns und unser Befinden. Wir messen uns an der Anerkennung im Außen, an dem, was uns an Wertschätzung entgegengebracht wird, was uns gespiegelt wird.

Unser Selbstwert wird von uns nicht nach Parametern aus uns heraus bewertet, das zählt nicht, er wird definiert über die Wertschätzung, die da von anderen kommt. Wir können uns nicht mehr fühlen, denn wir haben uns ja zu einem Teil der Gesellschaft gemacht, wir sind nicht mehr wir selbst, sondern Kopie von irgendetwas oder irgendjemandem. Wir fühlen uns nur gut, wenn wir etwas geleistet haben und dieses Geleistete dann auch von anderen anerkannt wird.
Entsprechend fühlen wir uns nicht gut, wenn wir nichts leisten. Nicht weil das Umfeld es von uns direkt einfordert. Sondern unser Inneres, unser eigenes Wertesystem .... welches sich nur durch die Anerkennung wohlfühlt, treibt uns an! Wir wollen uns wertvoll und anerkannt fühlen, wollen geliebt werden, genährt und geschützt ....

Es muss sichtbar gemacht werden, sichtbar für die anderen im Außen, sie müssen sehen können, dass wir leisten .... denn dann können sie uns auch bewerten .... dann können sie uns anerkennen ....

Wenn wir uns ausruhen, innehalten, auffüllen, uns etwas Gutes tun, (etwas Gutes für die Seele, etwas, was materiell nutzlos ist und nicht sichtbar im Außen ....) dann leisten wir ja nichts sichtbares .... dann (er)schaffen wir nichts .... und damit fühlen wir uns wertlos .... denn wir tun nichts, für das es Anerkennung gibt .... die Anerkennung unseres Wertes innerhalb der Gesellschaft fehlt ....
Es fühlt sich an wie Verrat .... Verrat an der Sippe, an der Gesellschaft .... Wir nehmen uns aus dem großen Ganzen, der Gesellschaft, heraus und kümmern uns um uns selbst, anstatt um jeden Preis für die anderen zu sorgen!

Unser eigenes Verantwortungsbewusstsein sorgt dafür, dass wir uns schlecht fühlen dabei ....
Es wird als egoistisch angesehen, nicht zu leisten, sich um sich zu kümmern... wo doch alle anderen ihren Beitrag leisten .... es fühlt sich unrechtmäßig an, es fühlt sich nicht richtig an, weil es als Konsequenz den Ausschluss aus der Gesellschaft fordert!

Und so leisten wir, und leisten und leisten .... ohne anzuhalten, ohne Verschnaufpausen, nur um uns irgendwie gut fühlen zu können. Und es ist nie genug, es reicht nie, um sich endlich mal auszuruhen, denn in dem Moment, wo man innehält, beginnt der Mensch sich selbst zu fühlen .... und dann erkennt man, oft noch sehr vage im Blick, aber im Fühlen so stark, diese große Leere in sich ....
Wir haben gegeben, gegeben, gegeben ....
Es ist leer in uns, nichts mehr da, was gegeben werden kann, denn wir haben versäumt, uns aufzufüllen ....
Eine Leere, die nur sehr schwer zu ertragen ist und die unbedingt (irgendwie und schnell) aufgefüllt werden muss ....
Und so versuchen wir uns mit Fluchtdrogen wie Arbeit, Sport, Sex oder Alkohol und was uns sonst noch einfällt, abzulenken... um ja nicht diese Leere in uns wahrnehmen zu müssen .... um ja nicht diese Leere ertragen zu müssen ....
Wir lenken uns mit allem, was möglich ist, ab, nur um nicht auf uns selbst schauen zu müssen .... um bloß nicht in die Eigenverantwortung gehen zu müssen .... um bloß nicht zu fühlen, dass da etwas ist, was uns drückt ....

Dabei gibt es so viele Dinge in uns, die wir entdecken können und die uns zu einer einzigartigen und besonderen Persönlichkeit machen .... all die Dinge, die wir in uns haben, die nicht sein dürfen, weil wir es uns selbst verbieten ....

Denn es geht ja nicht um uns, unser Wert wird ja nur durch äußere Dinge definiert .... wir sind ja geprägt zu schauen, dass es allen in unserem Umfeld gut geht, dass wir funktionieren und leisten ...... und wenn wir genügend leisten, sind wir auch wertvoll ....
„Wissen Sie eigentlich, was Ihnen guttut?“ Das ist eine der Fragen, die ich meinen Patienten immer wieder stelle ....
Und wissen Sie, welche Antworten ich bekomme? „Ja, wenn es meinem Hund gut geht, dann geht es mir auch gut.“ Oder: „Wenn es meinen Kindern gut geht, geht es mir gut.“ Oder: „Wenn es meinem Mann/ meiner Frau gut geht ....“
Alles nur im Außen ....
Ja, sage ich, das tut dem Hund gut. Oder den Kindern. Oder dem Mann/der Frau .... Aber was tut *Ihnen* gut? Und dann kommt: ....

NICHTS......

Die Patienten haben wirklich nichts, was Ihnen selbst guttut. Sie haben verlernt, auf sich selbst zu schauen und ihre Bedürfnisse zu fühlen und zu erkennen. Wie kann man wissen was man braucht, wenn man sich selbst nicht mehr wahrnimmt .... ? Wenn man nur darauf orientiert ist, dass man funktioniert und leistet ....?

Dieses Wertesystem in sich selbst zu ändern, ist der Weg...

Sich selbst wieder zu finden, zu begreifen und in allerérster Linie wieder zu fühlen .... den Blick auf sich zu richten, die eigenen Bedürfnisse zu erkennen... zu lernen, was tut *mir* gut?
Was brauche ich, um mich gut zu fühlen? Was sind meine Stärken, was macht mich aus? Welche Potentiale habe ich in mir?

Das heißt, wir müssen wieder lernen uns selbst zu hören, zu fühlen, zu erkennen .... wahrzunehmen, wenn etwas uns nicht guttut... uns abzugrenzen und für uns zu sorgen.
Wir müssen lernen, dass wir nicht verantwortlich sind für andere, sondern nur für uns selbst .... dass wir Grenzen zeigen müssen, denn wie soll der andere uns gegenüber sie erkennen, wenn wir sie nicht zeigen?

Doch wie können wir das tun? Wie können wir uns selbst fühlen?
Indem wir in unser Herz fühlen, unsere Gefühle wieder hervorbringen, unser Herzbewusstsein... unsere wahrhaften Gefühle, die im Herzen wohnen und aus dem Herzbewusstsein kommen.

Aber wie unterscheide ich all die vielen Emotionen, die in mir sind, woher weiß ich, dass es mein Herz ist, welches zu mir spricht?
Die Begrifflichkeit Emotion ist bis heute nicht eindeutig geklärt. Umgangssprachlich heißt Emotion so viel wie Gefühl. Dieses Gefühl fühlt man im Körper, in verschiedenen Körperregionen ....es ist also mit Körperprozessen verbunden. Es erregt, kribbelt, engt ein, schnürt zu, macht heiß, warm oder kalt u.v.m.

Schaut man sich die Beschreibung über Entstehung, Entwicklung und Formen der Emotionen in der Literatur an, sieht man diverse unterschiedliche Einteilungen und Gruppierungen durch Psychologen und Philosophen.
Jedoch in meinen Augen noch sehr wage und unbestimmt.

Ich unterscheide Emotionen nach dem jeweiligen Motor, aus dem sie stammen und bewegt werden.
Grundsätzlich sind für mich Emotionen wahrhaftige Gefühle, Leben und Lebendigkeit, Bewegungen der Körperlichkeit ....
Die reinen Emotionen oder auch wahren Gefühle, die aus unserem Herzen stammen, und damit direkt aus unserer Seele, sind in der Form unbeeinflussbar von unserem Kopf und Ego, als dass sie nicht vom Ego erzeugt werden können.
Sie sind in jedem von uns Menschen angelegt und sind reines Fühlen .... an keinerlei Bedürfnisse oder Verantwortungen gebunden ....

Diese wahren Gefühle oder Emotionen beschreibe ich hier in diesem Buch und bezeichne sie als die

12 Gebote des Herzens!

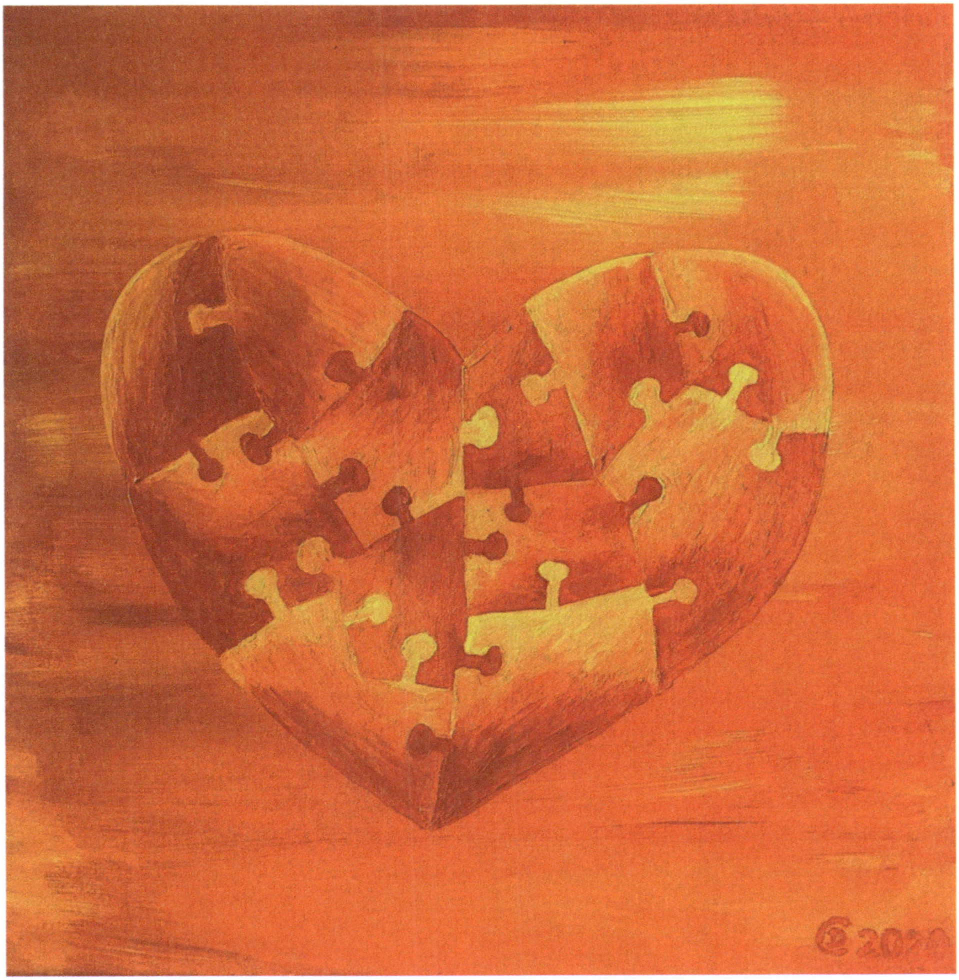

Die Emotionen, die aus dem Kopf und unserem Ego stammen, unterliegen unserer Ratio und sind vom Willen beeinflussbar und steuerbar. Sie werden erzeugt, gesteuert, nach Bedarf hervorgebracht und sind an die Materie gebunden. Das heißt, sie sind immer gebunden an Bedürfnisse des jeweiligen Individuums ....

Ego-Emotionen sind nur über die Gebote des Herzens zu erlösen!

Was heißt das?

Meiner Meinung nach können Ego-Emotionen nur erzeugt werden durch Unterdrückung der Herz-Emotionen. Das heißt sie werden genährt von der Energie der Herz-Emotionen, indem durch Unterdrückung derselbigen die benötigte Energie abgesogen wird .... dieser entwendet wird ....

Es gibt nur Leben oder Nicht-Leben, es gibt kein „ein bisschen leben“ oder „zur Hälfte Leben“ ....
Das heißt, die Energie „Leben“ bleibt immer gleich ....
Es ist eine Quelle, aus der alle Energie gespeist wird. Wenn die Ego-gesteuerte „Emotion“ die Herzensemotion unterdrückt, erfolgt dadurch ein Stau an anderer Stelle. Dies führt zu einer Abspaltung eines Teils unseres SEINS, denn die Gebote des Herzens sind unabdingbar mit dem Leben verbunden ....
Dieser Prozess der Unterdrückung und Abspaltung ermöglicht dem Ego erst, sich unsere Lebenskraft anzueignen .... und somit den Nährboden für die Implementierung der zugehörige Ego-Kraft zur Verfügung zu stellen ....

Mit anderen Worten: schränkt man das Leben ein, schränkt man Lebensfunktionen ein, wird der Organismus krank.
Er versucht die Defizite zu kompensieren und über körperliche Prozesse und Spiegel dem Verstand zu zeigen, was fehlt.

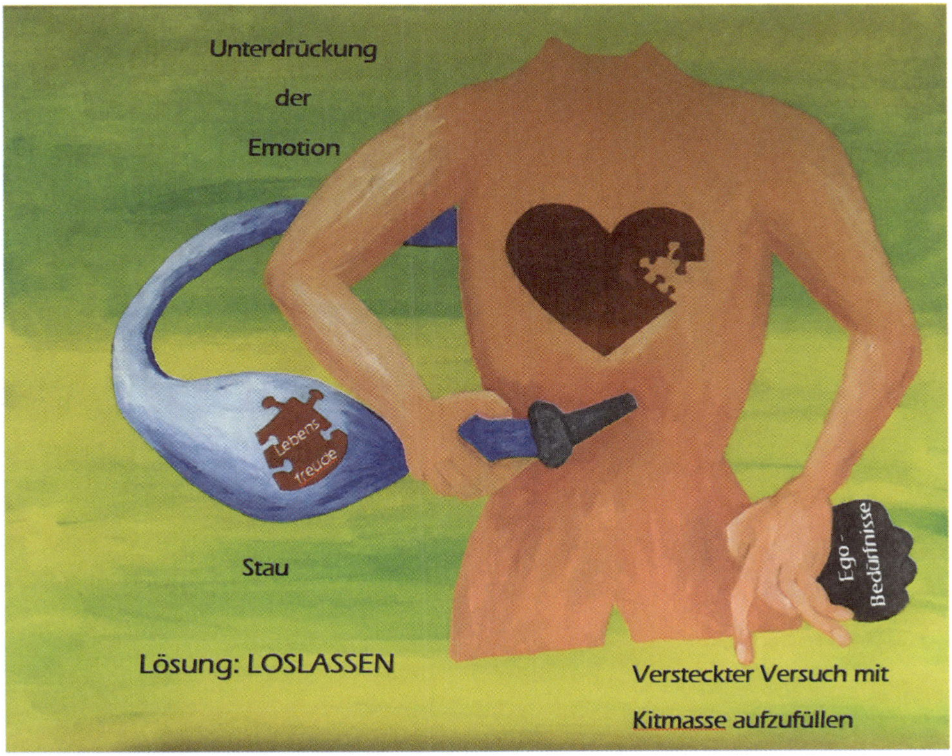

Abb. Stau

Durch Unterdrückung der wahren Emotionen über unser Ego erfolgt ein Stau im Lebensfluss, vorzustellen wie bei einem gestauten Wasserschlauch.
Indem man sich selbst über die machtausübende Willenskraft die Emotionen verwehrt, ablehnt, unterdrückt, blockiert …. entsteht eine Leere, ein Loch, ein Defizit im Herzen.
Die Seele möchte den Schmerz zeigen, um wieder gesehen zu werden und ins Fließen zu kommen.
Das Ego jedoch möchte seine Machtposition erhalten. Es versucht im Außen aufzufüllen und suggeriert uns den angeblich einfachsten Weg, nämlich über Bedürfnisse …. über materielle und mentale Dinge, die wir angeblich brauchen, um uns wieder ganz zu fühlen.
Es ist jedoch nur eine Ausgleichsmasse, „Narbengewebe ohne Elastizität und Funktionalität“, die niemals die Komplexität der fehlenden Emotion ausgleichen kann….

Der bewusste Mensch versteht die Botschaft, der unbewusste Mensch jedoch kann es nicht erkennen und folgt seinem Ego, welches ihm suggeriert, was er braucht, um gesund zu werden .... Bedürfnisse materieller oder mentaler Art .... und entsprechend versucht der Mensch sich das zu beschaffen, was ihm scheinbar fehlt .... mit Medikamenten, mit Nahrung, mit Arbeit .... was auch immer.

Dabei fehlt ja nichts, sondern es ist ein ZU VIEL! Etwas, was wir nicht für unsere Lebendigkeit benötigen, hat sich aufgesetzt und wir müssten es nur loslassen ....
Diese angeblichen Bedürfnisse, die uns glauben machen, wir müssen etwas tun, müssen eine Kraft ausüben, müssen etwas erzeugen .... sind genau die Motoren für unser EGO. Durch unseren machtausübenden und somit übergriffigen Willen, unser Ego, wenden wir eine Kraft zur Erzeugung eines Faktums an, um die scheinbaren Bedürfnisse zu erfüllen und die Lebenskraft wieder aufzufüllen.

LASSEN ist die Lösung .... nichts erzeugen oder zur Kompensation haben müssen .... sondern loslassen .... es ist doch alles da...

Wenn wir im Herzen fühlen und uns leben, haben wir alles in uns und brauchen nichts im Außen, nichts Materielles und nichts Seelisches, denn unsere Seele ist vollkommen ....

Es gibt keine Bedürfnisse, denn es wird nichts gebraucht ....
Alle Herz-Emotionen fließen miteinander und bilden ein großes Konstrukt der Vollkommenheit.
Wird eines dieser Gefühle im Gefüge jedoch unterdrückt, versteckt, überlagert oder abgelehnt, kommt das gesamte Konstrukt aus der Balance, aus der Vollkommenheit ....

Es fehlt ein Teil wie bei einem unvollständigen Puzzle ....

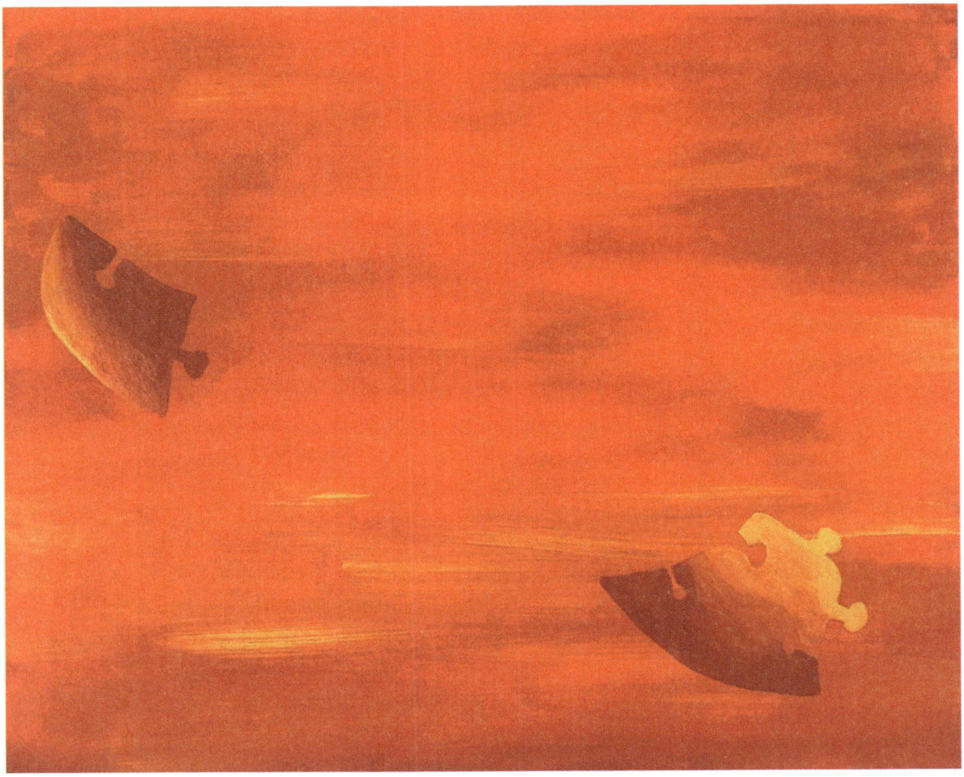

Abb.: Verlorene Puzzleteile

Sofort versucht die Seele auszugleichen, indem ein entsprechender Spiegel aktiviert wird. Doch anstatt in den Spiegel zu schauen und zu sehen, was wir tun müssen, um das Puzzleteil zu finden (es ist ja noch da, nur etwas verrutscht) .... um uns wieder in die Mitte zu bringen .... schauen wir weg und lehnen die Spiegel ab .... und versuchen sogar die Spiegel zu verhängen, zu umgehen, zu zerstören ....

Wir verschließen unsere inneren Augen und wollen einfach nicht sehen ....

Im Umkehrschluss heißt das für mich, nur wenn die Herzens-Emotionen fehlen, im Sinne von: unterdrückt, überlagert werden .... entstehen Bedürfnisse .... und darüber bringt der Kopf die Ego-Emotionen hervor.

Dieses Ego zeigt uns dann Bilder im Kopf von materiellen Dingen, die wir brauchen, oder von Schuldigen, die für uns verantwortlich sind und das wieder gutmachen müssen, um diesen inneren Schmerz den das Unterdrücken oder Lösen des fehlenden Herzstückes ausgelöst hat, wieder zu besänftigen ....

Ich nenne diese Ego-Emotionen, also diese vom Kopf erzeugten Emotionen, **Egokräfte**, denn es ist eine gerichtete Kraft dahinter, eine Power, die auf ein bestimmtes Ziel ausgerichtet ist und somit eine Richtung erhält ....

Sie haben einen Willen der als Motor dient ....

Ihr Ziel ist die Erfüllung eines Bedürfnisses ....

Der Motor wird also angetrieben durch einen Mangel ....

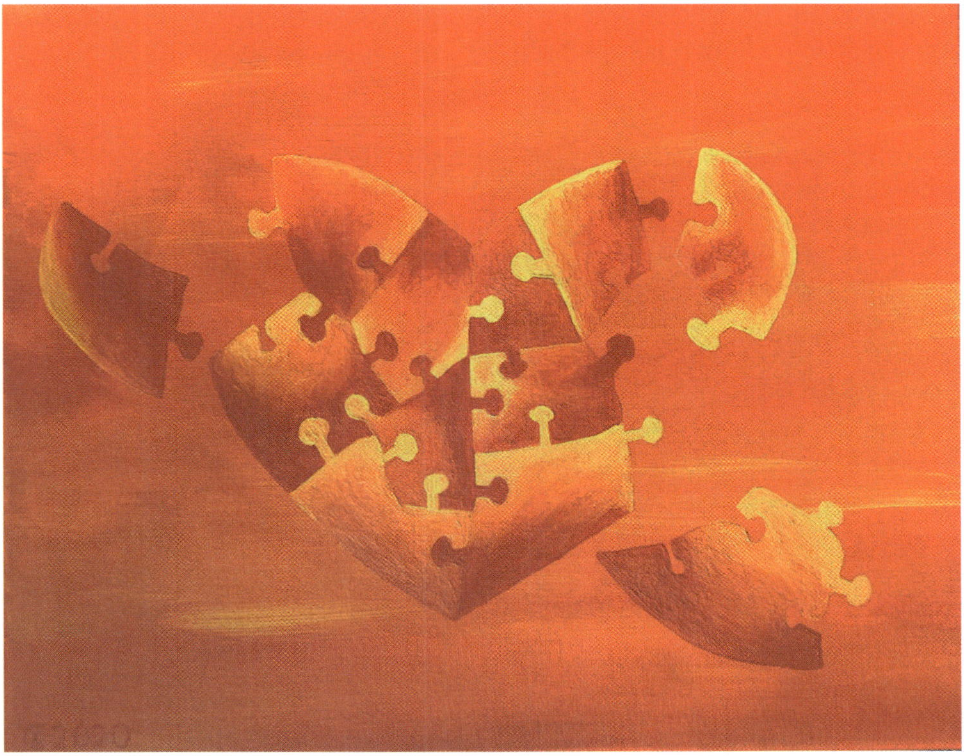

Abb. Verrutschte Puzzleteile

Zum Verständnis sollten wir uns anschauen:

Was ist das Ego?

Übersetzt aus dem Lateinischen heißt Ego schlichtweg: ICH. Es geht also um unser Ich. Umgangssprachlich wird es oft als Synonym für egoistisch eingesetzt.

Unter Ego verstehe ich eine Bewegungsrichtung des Ich-bezogenen Willens, und zwar den von unserem Zentrum, unserer Mitte, unserem Herzen abgewendeten Willen. Er ist also immer von innen (dem Herzen), nach außen (vom Herzen weg) gerichtet. Ohne das Herz verliert der Willen seine Steuerung und wird übergriffig. Dabei kann das Ego uns selbst als auch unserem Umfeld gegenüber dominierend sein.

Mit unserem Selbst ist jedem von uns der Wille gegeben, um Entscheidungen für uns fällen zu können, um uns zu unterscheiden vom Du/Wir.

Setzen wir den Willen für uns selbst ein, ist er eine nach innen gerichtete Kraft und bildet die Verbindung zum Herzen und vereinigt somit Fühlen und Wollen zum höheren Selbst. Verlieren wir unser Selbst mit allem was uns ausmacht, verlieren wir auch unseren Willen.

Ohne Willen wären wir willenlos und damit nicht fähig zur zielgerichteten Bewegung.

Der Wille ist also eine Kraft, die zur Erzeugung von Bewegung nötig ist. Ohne ihn könnten wir nicht überleben und wären Spielball der Gefühle ....

Wird er jedoch übermächtig löst sich das Selbst vom Herzen und wird somit zum Ego. Losgelöst vom Herzen entzieht es sich dem Menschsein und der Menschlichkeit.

Das Ego ist also unser vom Herzen losgelöstes ungesteuertes Selbst.

Was ist ein Bedürfnis?

Umgangssprachlich bezeichnet ein Bedürfnis das Verlangen oder den Wunsch nach einer Sache oder irgendetwas, was man meint, zu brauchen, weil man es nicht hat oder zu wenig davon hat. Dabei spielt es keine Rolle, ob es physische Produkte oder emotionale Dinge sind, es kann alles Erdenkliche sein, was man brauchen kann.

Ein Bedürfnis entsteht also immer aus einem erlebten Mangel heraus, einem Mangel seelischer oder materieller Art.

Ich möchte auch den Begriff des Bedürfnisses in zwei Gruppen unterteilen, die Ego-Bedürfnisse und die Bedürfnisse des Herzens.

Meine Verwendung für Bedürfnis hier in diesem Buch betrifft die Bedürfnisse des Egos, also Bedürfnisse im Außen. Der Wille wird darauf ausgerichtet, ein vom Ego verstandenes Bedürfnis zu erfüllen.

Bedürfnisse des Egos sind nicht lebensnotwendig und somit nicht lebenserhaltend.

Die Herz-Bedürfnisse nenne ich Grundbedürfnisse oder auch Elementarbedürfnisse, die für mich die Lebensbedürfnisse schlechthin darstellen und somit für das Leben unabdingbar sind. Dazu gehören aus den vier Elementen entnommen:
Luft (Atmung und Naturgesetze), Feuer (Liebe und Wärme), Erde (Nahrung und Schutz/Behausung), Wasser (Lebendigkeit und Rhythmus).
Jegliche Lebensformen, auch niedere Formen, zeichnen sich durch Grundbedürfnisse aus. Grundbedürfnisse des Lebens sind unabhängig davon, ob ein Willen vorhanden ist.

Bedürfnisse des Herzens sind lebensnotwendig und somit lebenserhaltend.

Zurückzukommen auf unsere Emotionen gibt es also für Herz- und Ego-Emotionen ein ganz klares Unterscheidungsmerkmal, welches ich zu Hilfe nehmen kann:
Kann ich diese „Emotion“ bewusst erzeugen?

Wird sie gesteuert und erzeugt, ist eine gerichtete Kraft dahinter, dann stammt sie aus dem Bewusstsein, aus unserem Kopf, und ist „Egomotorisiert“ ....

Wahre Emotionen sind Gefühle des Herzens. Sie sind Teil des Herzens und werden von diesem genährt. Wahre Emotionen können nicht erzeugt werden. Solange das Herz schlägt, sind sie da, wie auch das Herz oder andere lebenswichtige Organe, denn sie gehören unabdinglich zum Leben und zum Menschsein. Sie sind untrennbar mit dem Leben verbunden.

Das heißt, ohne diese wahren Emotionen kann der Mensch nicht leben, ohne zu erkranken. Keine Kraft ist nötig, um sie hervorzubringen, sie sind in jedem Menschen angelegt.
Wird eine wahre Emotion unterdrückt, wird der Körper und die Seele krank und der Kopf bringt Egokräfte (Pseudo-Emotionen) zur Kompensation der unterdrückten Emotionen hervor.
Durch das Loslassen und somit Erlösen dieser Egokräfte (Auflösung des Staus) wird die wahre Emotion wieder hervorgebracht und fließt frei.

Egokräfte oder Pseudo-Emotionen werden bewusst oder unbewusst vom Ego erzeugt und sind an die Dualität und Materie gebunden. Der Mensch ist in der Lage völlig ohne Egokräfte in kompletter Gesundheit zu leben!

Herz-Emotionen sind reines Fühlen .... nur fühlbar, nicht zu erzeugen oder zu steuern .... Es ist der Zustand des SEINS ....
Sollen die Herz-Emotionen fließen .... LASSEN wir .... lassen wir zu, lassen wir los, lassen wir frei ....
Es ist ein Annehmen, ohne dass eine Kraft dahingehend verwendet wird, eine Richtung festzulegen. Ohne Kraft und Richtung gibt es keine Bewegung, es entsteht die Mitte, das, was IST ....

Das Ego, unser machtausübender Wille, ist in der Lage, die Herz-Emotionen zu blockieren, deckeln, unterdrücken ....
Genau dies versucht unser Ego ja fortlaufend unter dem Deckmantel der Sicherheit.
Aber erzeugen?
Das ist nicht möglich, denn dann bräuchte es wieder eine Kraft und eine Richtung ....

Das heißt im Umkehrschluss: wenn unser Verstand, unser Ego uns suggeriert, wir müssten eine Kraft anwenden, etwas tun, um in unser Gefühl zu kommen, wird niemals eine wahre Emotion hervorgebracht.

Wahre Gefühle oder Herz-Emotionen sind immer da .... durch Loslassen der materiellen Bedürfnisse und der emotionalen (gefühlten) Verhaftung, auch als Verantwortung für andere bekannt, werden die Gebote des Herzens sichtbar .... nur durch Loslassen wird wahre Emotion fühlbar ....
Verantwortung haben wir einzig und allein für uns selbst .... und nur den Elementarbedürfnissen, den Bedürfnissen des Herzens, gegenüber ....

Sobald Zweifel oder Ängste die Emotion belasten, ist es nicht aus dem Herzen! Zweifel und Ängste entstehen aus Bedürfnissen heraus .... aus dem Mangel heraus ....
Alle erzeugten „Emotionen“ kommen aus dem Ego, aus unserem Kopfbewusstsein .... der Kopf als Sitz unserer Egokräfte hat sich eingeschalten ....

Das Herz kennt keine Zweifel, es kennt keine Angst, es kennt keine Gier und keinen Neid, keine Wut und keinen Hass, keine Macht und Manipulation ....
Das Herz weiß es immer sicher, das Herz zweifelt nie! Das Herz ist immer in Liebe .... es ist immer im Frieden .... es ist immer im Vertrauen .... es ist immer wahrhaftig und klar ....

Es ist ohne ICH, es ist SELBSTLOS ....

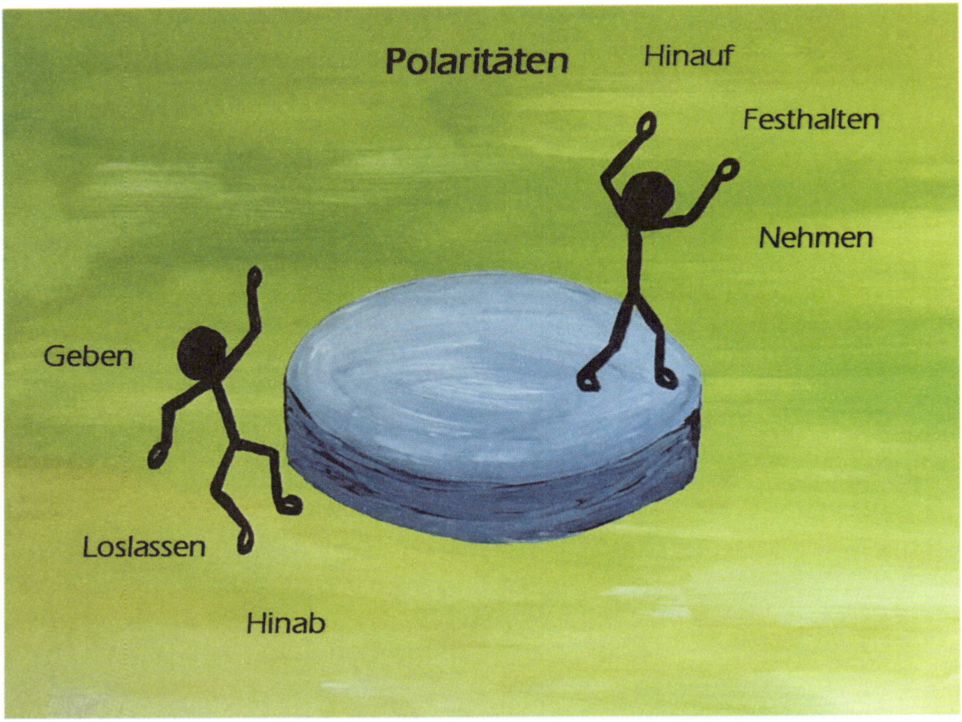

Abb. Polaritäten

Die Gegensätze bedingen sich und brauchen sich, um eine ausgleichende Mitte zu erlangen.
Aus dem Extrem des Einen bedarf es der Energie des Anderen, um wieder zur Mitte zu gelangen.
Ist man komplett ins Loslassen gerutscht, bedarf es dem Festhalten, um wieder hervorzukommen. Im Extrem des Nehmens bedarf es des Gebens, um den Richtungswechsel zur Mitte hin zu vollziehen.
Alles hier auf der Erde hat eine Polarität und somit einen Dualen Gegenpart.

DER MENSCH UND SEIN MENSCHSEIN

Jeder von uns fragt sich irgendwann in seinem Leben: Was ist meine Aufgabe hier auf dieser Erde? Wer bin ich? Wie bin ich gedacht? Was tue ich hier?

Unsere Aufgabe in diesem großen Getriebe „Leben“ zu erkennen und zu finden, gibt uns inneren Frieden und Erfüllung in unserem Sein .... jeder von uns ist ein kleines Zahnrad im großen Ganzen .... und jeder, der ein Zahnradgetriebe schon einmal gesehen hat, weiß, dass jedes noch so kleine Rädchen wichtig ist, um den ganzen Komplex am Laufen zu halten. Wenn ein kleines Zahnrädchen fehlt oder nicht funktioniert, bleibt das ganze Getriebe stehen. Und es spielt dabei gar keine Rolle welche Größe das Zahnrad hat… oft ist es sogar das kleinste Teilchen, welches unscheinbar aussieht und kaum bemerkt wird .... genau dieses kleine Teilchen ist aber oft unersetzbar und so wichtig für das Funktionieren des ganzen Zusammenspiels ....

Und so sind wir nun mal vom Grund unserer Seele heraus bestrebt, herauszufinden, welches unser Platz in diesem Gefüge ist, wo wir hingehören und was genau wir tun müssen, um den Komplex nicht zu behindern… so dass alles fließen kann und im Rhythmus bleibt.
Wir fangen an, nach dem Sinn unseres Lebens zu suchen .... nach unserer Aufgabe .... nach unserer Bestimmung ....

Unseren Platz einzunehmen und Mensch zu sein, was heißt das eigentlich? Was ist menschlich, was ist SEIN?

Der Mensch ist ein Wesen, welches mit zwei Bewusst-SEIN ausgestattet ist ....

Kopfbewusstsein und Herzbewusstsein ....

Jeder kennt den Kopf und den ihm innewohnenden Verstand. Hier sitzt das erste Bewusstsein, **unser SELBST**, **unser Kopfbewusstsein** .... das Denken .... unser Verstand mit dem Willen.

Hier ist der Sitz unseres Selbst welches sich mit dem Herzen zum höheren Selbst verbinden kann.
Unser Selbst, welches unserer Seele ein ICH gibt ....
Unser Selbst, welches uns die Möglichkeit gibt, uns zu erkennen und unser Anderssein zu leben ....
Unser Selbst, welches uns die Möglichkeit gibt, uns zu unterscheiden, uns mit Verschiedenheit vom großen Ganzen abzuheben ....
Unser Selbst, welches uns einzigartig sein lässt ....
Unser Selbst, welches die Mitte in uns darstellt und Erleuchtung bringt.

Unser Selbst, oft als Willen oder Ich bezeichnet, welches sich in der Dualität über die Gegenpole Willenlosigkeit und Ego zeigt ....

Unser Selbst ist die erlöste Mitte unseres Willens ....
dem Willen, gut für sich zu sorgen und sich willkommen zu heißen ....
dem Willen, sich zu lieben und die eigenen Werte anzuerkennen ....
dem Willen, den Schritt vorwärts zu gehen und Entscheidungen für sich selbst zu treffen ....

Der Wille ist eine gerichtete Kraft des Selbst, die nach innen und außen zielen kann. Verbindet sich der Wille mit dem Herzen zum höheren Selbst, ist die Mitte in der gerichteten Kraft des Willens zwischen innen und außen erreicht.

Ist der Wille schwach oder fehlt er ganz, gehen wir in die Willenlosigkeit, werden willenlos .... sind Spielball der Gefühle, nicht fähig Entscheidungen zu fällen und vorwärts zu gehen ....

Der duale Gegenpol der Willenlosigkeit ist das Ego, welches den Willen über das Herz erhebt und ihn somit nicht mehr nur auf uns selbst projiziert, sondern ihn auch und ganz besonders im Außen manifestiert ....

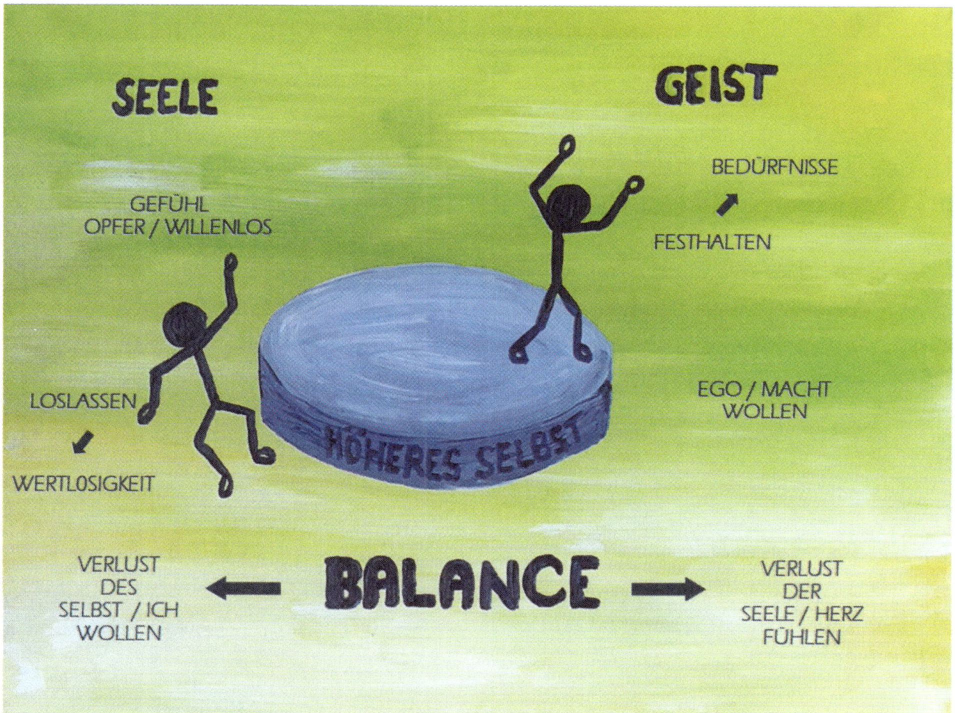

Abb. Balance

Das Höhere Selbst ist die Verschmelzung von Seele und Geist.
Das Höhere Selbst inkarnierte in die Dualität in dieser Verschmelzung, so dass in der Materialisierung des menschlichen Körpers beide Anteile hervorgebracht werden.
Beides, Seele und Geist, sind duale Partner, die sich gegenüberstehen und in entgegengesetzte Richtungen zielen.
Bewegen sie sich voneinander weg, verlieren sie ihre Verbindung und damit den Anteil des anderen Duals, mit dem sie eine Einheit bilden. Ohne den Gegenpart erfolgt eine Isolation und dies führt aus der Menschlichkeit heraus.
Bewegen sie sich aufeinander zu, erfolgt in der Mitte die Verschmelzung.
Nur die Vereinigung beider Anteile führt in die Mitte, in die Menschlichkeit …. in die Balance durch die Verbindung und den harmonischen Ausgleich beider Anteile.

Das Ego wird mit dem vom Fühlen abgetrennten, vom Herzen weg gerichteten Willen zum machtausübenden Organ und richtet sich komplett ins Außen ....

In unserem Ego sitzen unsere Ängste und Zweifel, unsere Kontrolle und unsere Macht .... unser Widerstand und unsere Sabotage .... unsere Begrenzungen und Blockaden .... unsere Unsicherheit und Minderwert .... unser Neid und unsere Gier .... unsere Wertung, unsere Rationalität ....

Wir wollen alles verstehen, was wir fühlen... kontrollieren, was uns Angst macht .... verstecken, was wir nicht ertragen können .... erklären, was wir nicht fassen können .... festhalten, was wir zu verlieren glauben .... wegmachen, was uns begegnet und im Spiegel entgegentritt .... alles strukturieren und beweisbar machen, was uns nicht erklärbar scheint ....

Das Ego ist die höchste Spanne des Willens in der Abspaltung vom Herzbewusstsein und somit ohne Fühlen. Als dualer Gegenpol zur Willenlosigkeit ist das Ego durch eine nach außen gerichtete Kraft gekennzeichnet.

Das zweite Bewusstsein ist unser **HERZ - Bewusstsein** ....

Die Liebe, das Fühlen, welches nicht (vom Ego) kontrollierbar ist ....
der Frieden, der ohne Waffen in sich ruht und voller Liebe wirkt ....
die Dankbarkeit, die loslassen und annehmen kann ....
das Vertrauen, welches keine Ängste kennt und unerschütterlich ist ....
die Wahrheit, die keine Lüge duldet und Sicherheit ausstrahlt ....
die Klarheit, die über jeden Zweifel erhaben und unbeirrbar ist ....
die Freude, die im Augenblick lebt und das Detail wahrnimmt ....
die Würde, die um ihren Selbstwert weiß und ihn lebt und achtet ....
die Erkenntnis, die mit Neugierde und geöffneten (Herz-) Augen sehen und wahrnehmen kann ....
die Entwicklung, die unser Motor ist und uns vorantreibt ....
die Wurzeln, aus denen wir schöpfen und unsere Kraft ziehen ....
und die Schöpferkraft, die uns als Individuum zum Ausdruck bringen möchte ....

Kopf und Herz, Denken und Fühlen, Geist und Seele inkarniert in einem Körper…

Körper, Geist und Seele ....

Zu SEIN heißt zu fühlen und zu denken, Herz und Kopf in Harmonie zu vereinen, um heil zu sein. Das Herz ist unser Wegweiser, die Verbindung zu unserem Seelenkörper und da wir inkarniert in einem physischen Körper auf diese Erde gekommen sind, benötigen wir eine Schaltzentrale, unseren Kopf, um diesen Körper auch zu bedienen – das höhere Selbst mit unserem Geist, mit unserem Willen, um Entscheidungen zu treffen und uns entwickeln zu können .....

All diese Dinge beschäftigen uns mehr oder weniger bewusst ....

Unser physischer Körper macht uns menschlich ....

Er ist Ausdrucksorgan unserer Seele in der direkten Verbindung zur Materie .... über den wir die Materie, unser Umfeld wahrnehmen und fühlen können ....

Unser Körper spricht direkt zu unserem höheren Selbst, ohne dass das Ego dieses kontrollieren und filtern kann .... er ist Ausdruck unserer Seele und Werkzeug zu unserem höheres Selbst ... um uns selbst zu erkennen und zu begreifen ....

Somit ist auch klar, dass nichts ohne Grund passiert, nichts zufällig ist, eine Krankheit uns nicht grundlos trifft .... es ist immer unsere Seele, die zu uns spricht .... denn wenn der Kopf zu stark ist und das Herz nicht mehr gehört wird, hat die Seele nur den Weg über den physischen Körper, um zu uns zu sprechen .... um uns ins Fühlen zu bringen...in den Schmerz .... denn diesen fühlen wir noch ....

DER MENSCHLICHE WILLE

Der freie Wille des Menschen wird immer wieder beschrieben und zitiert. Er ist im Grundgesetz verankert und jeder kennt wohl in der ein oder anderen Intensität Situationen, die den freien Willen betreffen ....

Doch wer hinterfragt schon, was damit eigentlich gemeint ist?
Wir haben einen Willen bekommen, allein für uns selbst, um Entscheidungen zu fällen .... zu entscheiden **ob** wir diesen Schritt gehen oder eben nicht .... zu entscheiden **welchen** Weg wir gehen ... zu entscheiden **wie** wir unseren Weg gehen, in welcher Geschwindigkeit, welche Richtung wir einschlagen, ob wir eine Situation lösen oder nicht .... also zu entscheiden, ob wir etwas tun oder nicht ....
Ohne unseren Willen wären wir willenlos, wir würden stillstehen!
Ohne unseren Willen könnten wir keine Erfahrungen sammeln, denn wir wären willenlos und ohne Entscheidungsfähigkeit .... ein Spielball der Natur und Gesetzmäßigkeiten, nicht fähig, eigene Entscheidungen zu treffen .... nicht fähig, die Richtung zu wechseln .... nicht fähig, zu leben ....
Betrachten wir jedoch den Spielraum des Willens in der Dualität, ist die Mitte der Möglichkeiten, auch Erleuchtung genannt, genau dies eben Beschriebene. Wir sorgen mit dem Willen für uns und treffen Entscheidungen, die aus unserem Herzen kommen, die unser Bauchhirn uns rät und die uns guttun und menschlich sind. Es ist dementsprechend eine Vereinigung von Herz und Kopf, die das höhere Selbst ausmacht.

Doch die Polarität innerhalb der Dualität gibt uns viele Möglichkeiten. So können wir ganz in die Leere gehen, ohne Willen sein, willenlos, und im Gegenzug dazu wiederum den Willen überordnen, uns nur über den Kopf zu definieren und das Bauchgefühl und Fühlen völlig ausschließen, und zusätzlich noch den Focus von uns selbst wegnehmen und auf andere projizieren ....
Ergebnis ist, dass wir alles dem Willen unterwerfen, in diesem Falle nicht nur uns selbst, sondern auch unsere Umwelt und unser Gegenüber ....

Das heißt aber im Umkehrschluss: wir selbst haben die Entscheidung wie unser Leben verläuft, zwar nicht die Entscheidung über unseren Seelenweg .... denn diesen haben wir uns selbst vorbestimmt…aber die Entscheidung **wie** wir unseren irdischen Weg gehen ....

Wir können mit unserem Willen entscheiden, ob wir unseren Weg voller Angst gehen …, hilflos und schwach, krank und gebeutelt, unselbstständig und abhängig, übersäuert und starr, unbeweglich und beschwerlich ....
Oder mit Macht und Gewalt, immer im Kampf mit der Welt, rücksichtslos jedem gegenüber, äußerlich stark und gewaltig, mit großspuriger Fassade doch innerlich leer und zerfressen ....
Oder voller Zweifel und Misstrauen, unstet und getrieben, schuldig vor sich selbst und klein ....
Oder voller Manipulation, mit Missgunst und Neid im eigenen Mangel gefangen, innerlich minderwertig und zerstört……

Der Wille wird im dualen Gegenspiel oft von einem seiner Gegenpole, dem Ego, missbraucht und mit unseren aufgeprägten Verantwortungen manipuliert .... mit all den Egokräften, die uns suggerieren, sie wissen den Weg und meinen es gut mit uns ....
Diese Egokräfte lassen uns glauben, dass auch in einer Krankheit oder in der Macht ein Vorteil für uns liegt .... und überlagern, unterdrücken die Menschlichkeit in uns ....

Der andere Gegenpol erzeugt genau das Gegenteil, die Willenlosigkeit. Hier verlieren wir unseren Willen vollständig und werden zum Spielball des Umfeldes …. zum Opfer ….

Wir haben immer eine Wahl ....

Wir können also ebenso entscheiden menschlich zu sein, entscheiden, ob wir unseren Weg glücklich und in Liebe gehen, mit dem inneren Frieden im Herzen und vertrauensvoll, dass all das, was uns begegnet, zu unserem Besten unseren Weg kreuzt und immer mit uns zu tun hat… uns hilft, uns zu entwickeln, hinzuschauen, ins Fühlen zu kommen… und letztendlich unsere Erkenntnis hervorbringt ....

Dafür ist der Wille in uns angelegt, nur für uns selbst, um uns zu entwickeln, um unseren Weg anders zu gehen ....
Unser Wille ist unser Antrieb, es gibt nichts, was wir nicht möglich machen können, in all die verschiedenen Richtungen.
Wenn es unsere Aufgabe ist und wir uns entscheiden diese Aufgabe anzunehmen, wird uns der Weg einfach sein, als würde uns jemand den Weg ebnen, als würden unsichtbare Helfer heimlich ein paar Dinge in Gang setzen .... und er wird uns schneller als wir denken können an unser Ziel bringen, und so werden wir mit Leichtigkeit in unsere Erfüllung kommen ....

Um erkennen zu können, welches unser Weg ist, brauchen wir unser Bauchgefühl, unsere innere Stimme, unser Fühlen, unser Herzbewusstsein ....
Denn dies ist die Landkarte, an der wir uns orientieren können.
Darauf zu hören macht uns den Weg erkennbar .... klar und einfach .... leicht zu gehen und mit der Sicherheit aus dem Herzen heraus, dass es genau der richtige Weg ist.

Unser Herzbewusstsein weiß auch um all den Ballast und all die Päckchen, die wir mit uns schleppen und von denen wir meinen, wir brauchen sie .... von all den Glaubenssätzen, die uns in der Kindheit geprägt wurden .... nach deren aufgepressten Schablonen wir meinen uns orientieren zu müssen ....

Unser Herz weiß, wer wir wirklich sind und kann in Frieden und Liebe das LOSLASSEN, was nicht zu uns gehört .... und ZULASSEN, was der Kopf sich selbst auf Grund der Glaubenssätze verbietet .... und eröffnet uns damit die Möglichkeit, uns selbst zu begegnen ....

Unser Wille ist unser Instrument der Verwirklichung, unseren Weg nach der Landkarte, die unser Herz malt, zu gehen ....

Leider wird der menschliche Wille oft von uns missbraucht, um Entscheidungen für **Andere** zu fällen!

Anderen ihre Päckchen abzunehmen, auch wenn es noch so gut gemeint ist, ist übergriffig! Nur weil wir meinen, es besser zu wissen und es ja gut mit dem anderen meinen, dürfen wir trotzdem nicht eingreifen in den Prozess der Entwicklung ....

Der Mensch ist so gestrickt, dass, solange er in seiner „Komfortzone" ist und sich innerhalb dieser Grenzen bewegt, für ihn alles in Ordnung ist. Er geht seinen Weg so weiter wie bisher, denn es ist ja alles in Ordnung. Warum sollte man auch etwas ändern, was ja gut ist. Wobei dieses „GUT" relativ breit gefächert ist ....
Es kann für den Einen vieles noch recht gut erträglich sein, bis er merkt, dass es ihm eigentlich nicht gut tut. Damit wäre es aber immer noch im Bereich von „Gut" angesiedelt, weil er es für sich als normal einordnet. Für einen anderen reicht schon sehr wenig aus, um sich total unwohl zu fühlen und das Empfinden für „Gut" entscheidend zu beeinflussen ....
Es ist also abhängig von der Leidensfähigkeit abhängig, vom Vermögen, zu ertragen und sich selbst zurückzustecken, oder sogar nicht mehr fühlen zu können ....
Die Leidensfähigkeit des Einzelnen ist dabei sehr unterschiedlich ausgeprägt ....

Der wenig Leidensfähige ist von Grund auf eher im Bauchgefühl und nicht so sehr der Kopfkontrolle unterworfen... er hat weniger Päckchen, die er trägt und er merkt sehr schnell, wenn es ihm zu viel wird und wenn er sich nicht mehr wohl fühlt .... er wirft seine Last relativ früh ab und möchte so nicht weiter .... er sucht nach anderen (Aus-) Wegen ....
Er geht einen Schritt, der eine andere Richtung anzeigt, ... er bewegt sich vorwärts und möchte Veränderung .... raus aus diesem Leidensdruck ....
Er hört sein Herz ....

Der stark Leidensfähige ist mehr im Kopf orientiert, eher rational und pflichtbewusst, und hört auf die Egokräfte, die ihm Verantwortlichkeiten einflüstern ....
Er trägt Päckchen um Päckchen auf seinem Rücken, egal wie schwer ....

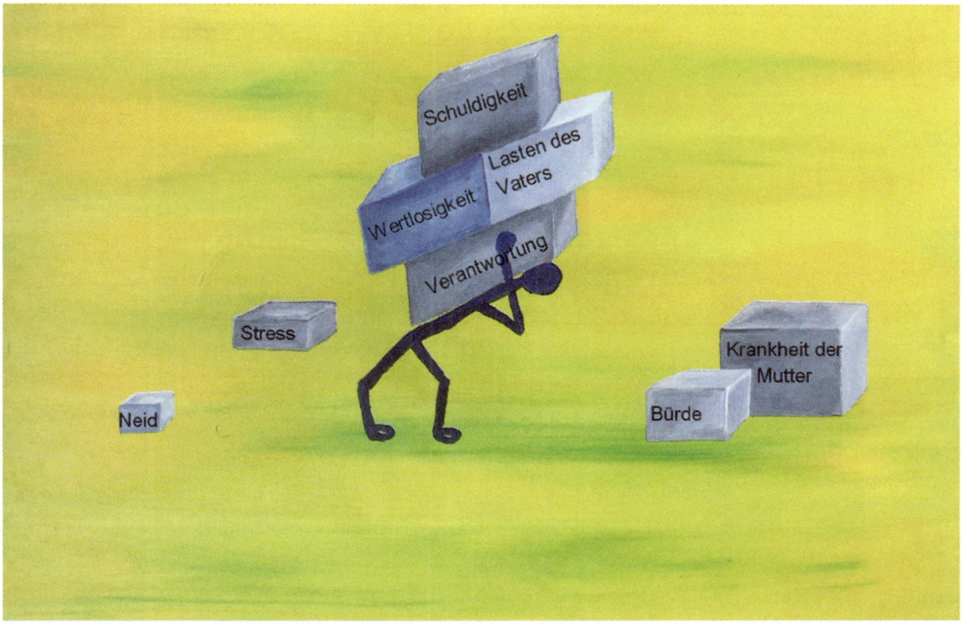

Abb.: Paketbote

Es werden alle Päckchen und Pakete mitgenommen, die man tragen kann, ohne zu hinterfragen, wem sie gehören.
Nur derjenige, dem sie gehören, ist in der Lage sie zu öffnen und auszupacken, er kann für sich die Erlösung darin finden....
Trägt man jedoch fremde Päckchen, fehlen sie demjenigen und so ist derjenige immer auf der Suche danach.
Man selbst jedoch beschwert sich mit Lasten, die den eigenen Weg beschwerlich bis unmöglich machen ....
Zusätzlich fehlt die Empfängeradresse, der Bestimmungsort des Päckchens ist dem Träger völlig unbekannt ....

Ja er nimmt sogar alle Päckchen, die er kriegen kann und nimmt anderen die Lasten ab und trägt diese Päckchen auch noch .... weil er es ja gut mit den ihm Anvertrauten meint und es für seine Verantwortlichkeit hält ....
Er glaubt, dass es seine Verantwortung ist, seine Aufgabe .... dabei weiß er gar nicht, wo sie hingebracht werden sollen .... welches der Ort ihrer Bestimmung ist ....

Obwohl er kaum noch gehen kann, wird mit aller Macht alles getragen was sich anbietet.
Das ist leidensfähig .... es ist Opferbereitschaft bis hin zum Opfertum!

Erst wenn das allerletzte Päckchen dann zu viel ist und er unter seiner Last im wahrsten Sinne des Wortes zusammenbricht, entsteht die Möglichkeit, dass dieser Mensch ins Fühlen kommt und die Kontrolle über sein Tun verliert. Dann kann er bewusstwerden und seinen Weg ändern!

Bewusst darüber werden, in welcher Misere er steckt!

Er hat natürlich die Möglichkeit, dem Ego zu folgen, und die Schuldigen im Außen zu suchen und verantwortlich zu machen und darauf zu warten, dass er gerettet wird .... die klassische Opferrolle, die auch Vorteile mit sich bringt wie wir bereits besprochen haben .... Dann wird dieser Mensch im Zusammenbruch verharren und stillstehen und leiden und daran zugrunde gehen, denn die Seele verliert ihren Weg .... verliert ihre Menschlichkeit ....

Der Zusammenbruch eröffnet aber die eigentliche Chance für ihn, nämlich, dass sich die natürliche Intelligenz einschaltet und hinterfragt .... dass der Mensch ins Fühlen kommt und feststellt: Hier stimmt etwas nicht! Es muss doch einen anderen Weg geben, jetzt muss ich vielleicht doch mal etwas ändern ....
Der Zusammenbruch eröffnet die Chance, dass der Mensch anfängt darüber nachzudenken, dass vielleicht sein Weg nicht richtig ist .... und mit diesem Bewusstsein erstmalig in der Lage ist, eine neue Richtung einzuschlagen .... auf sich selbst zu zu gehen, um zu sich selbst zu finden ....
Dass er anfängt etwas zu verändern, einen ungewohnten Schritt zu tun und er eine neue Richtung einzuschlagen kann ....

Eine weitere Seite seines Märtyrertums, im Päckchen anderer Menschen tragen, ist zusätzlich auch, dass er nicht nur sich selbst unglaublich quält, nein, viel schlimmer noch ist sein Märtyrertum in Hinblick auf die vielen Päckchen die ihm gar nicht gehören!

All diese Menschen, denen der Leidensdruck genommen wird, weil man es ja gut mit ihnen meint .... diese Menschen bleiben in ihrer Entwicklung stehen, denn ihnen fehlen die Spiegel, die den benötigten Leidensdruck in ihnen erzeugen .... ihre Päckchen, die sie drücken und ihnen den Weg beschwerlich machen, um mit diesem Leidensdruck die Chance auf Entwicklung und Wachstum zu eröffnen ....

Dadurch, dass ihnen die Last abgenommen wird, ist der Leidensdruck nicht groß genug, um etwas verändern zu wollen und in ihre Entwicklung zu gehen .... es bedeutet Stillstand!

Man stürzt sich also nicht nur selbst in die Zerstörung .... Nein, es ist übergriffig, indem man für andere die Päckchen trägt! Man schadet also denen, die man liebt und gernhat .... denen man eigentlich Gutes tun möchte ....

Wenn man begreift, dass man den Weg nicht für andere gehen kann, dass es mitunter sogar eine Gefährdung für den Weg des anderen bedeutet, dann wird es einfacher, loszulassen. Dass man dem anderen hilft oder auch mal aufhebt, sollte er fallen und liegenbleiben, schließt sich dabei nicht aus. Jedoch dem anderen die Würde zuzugestehen, selbst zu entscheiden, wie er seinen Weg geht, sollte uns allen eine Selbstverständlichkeit werden ....

Niemand! kann für jemand anderen krank werden!
Niemand! kann für jemanden anderen gesund werden!
Niemand! kann für jemand anderen sterben!
Niemand! kann für jemand anderen leben!

Wir können alle nur jeder für sich unseren eigenen Weg gehen!

ES GIBT KEINE SCHULD!

Der unbewusste Mensch ist so gestrickt (solange er nicht in seinem Bewusstsein angelangt ist), dass er immer im Außen einen Schuldigen sucht, jemanden, der verantwortlich dafür ist, was ihm passiert.
Jemanden, dem er die Schuld für alles geben kann ....
Jemanden, dem er die Verantwortung aufbürden kann, für seine angeblichen Fehler, seine angeblichen Schwächen, sein angebliches Unvermögen, seine angeblichen Unzulänglichkeiten, seine angeblichen Leiden ....

Auf keinen Fall ist er selbst dafür verantwortlich!

Jemanden, von dem er erwartet, dass er ihn auch höchstpersönlich wieder aus dem Loch zieht, in welches er von genau dieser Person gestoßen wurde .... egal ob diese Person es eigenhändig getan hat oder zumindest den Auftrag für das Unglück gab, welches dann passierte ....
Auf jeden Fall ist diese Person in den Augen des unbewussten Menschenschuldig und muss dafür auch die Verantwortung tragen .... !

Um bloß nicht selbst vorwärts gehen zu müssen und womöglich an sich arbeiten zu müssen ....
Das würde ja bedeuten, man müsste die Spiegel anschauen, die da auf einen zukommen ....
Man müsste sich selbst in die Augen schauen, um dann zu begreifen und zu verstehen, dass man selbst dafür verantwortlich ist ....

Es ist doch viel einfacher, wenn es einen Schuldigen gibt ....

Man fühlt sich gleich viel besser, erst recht, wenn der als schuldig Auserkorene zudem noch in der festgelegten Wiedergutmachungspflicht uns gegenüber steht ....

Wie schnell schlüpft man dann in die Opferrolle und missbraucht Begrifflichkeiten, wie zum Beispiel: Karma ....

„Es ist nicht meine Schuld, ich kann nichts dafür, das ist mein Karma!".

Wie viele Ausreden es gibt, um die eigenen Schatten nicht ansehen zu müssen, um die Verantwortung nicht selbst tragen zu müssen, um sich nicht entwickeln zu müssen ....
„Ich hatte eine schwierige Kindheit .... meine Mutter/mein Vater ist/sind schuld, dass ich so bin! Sie/Er hat mich so werden lassen. Ich kann nichts dafür! Ich bin nicht so!"

„Das war schon immer so in unserer Familie .... unsere Familie trägt eine große Schuld .... seit Generationen tragen wir diese Schuld und sie muss abgearbeitet werden." ....

„Ich kann nichts daran ändern .... nur weil mir dies angetan wurde, bin ich so, ich wurde zu dem gemacht, was ich jetzt bin und ich kann überhaupt nichts dafür .... derjenige der mir das angetan hat, ist schuld daran, dass ich so bin ...."

„Ich bin ein Opfer .... ein Opfer der Umstände ...."

„Ich kann doch nichts tun .... Es ist nicht zu ändern .... ich komme aus dem Hamsterrad nicht raus!!" ....

„Es ist meine Verantwortung .... ich bin verantwortlich, verantwortlich für die Wiedergutmachung .... ich muss das tun .... ich muss mich dafür (auf)opfern ....!"

Dabei bedeutet die Begrifflichkeit Karma lediglich Reaktion .... Reaktion auf eine Aktion .... Eine Aktion, die irgendwann einmal geschehen ist und auf die jetzt eine Reaktion erfolgt!

Ursache und Wirkung ....

Das heißt, indem uns ein Karma bewusst wird, ist es schon die Reaktion auf diese damalige Aktion und damit hat sich ein Karma erfüllt .... !

Die erste Tat oder Aktion, die wir für uns selbst entscheiden, ist, in welche Familie wir inkarnieren! Das heißt, es gibt keine Schuldigen ....

Wir selbst haben es so entschieden!

Wir haben uns selbst ausgesucht, welche Lernerfahrung wir hier auf der Erde, in der Dualität, erfahren wollen und welche Entwicklung wir lernen möchten ....

Wir selbst haben entschieden, in welcher Entwicklungsstufe wir hier auf der Erde weitermachen, welche Spiegel wir benötigen und was unsere Lernerfahrung sein soll.

Auch in der Schule würden wir nicht wieder in der ersten Klasse beginnen, wenn wir zuvor in der siebten Klasse aufgehört hätten ....

Je bewusster unser Seelenweg ist, desto klarer und eindrücklicher werden unsere Spiegel ....

Die Seele ist immer bestrebt sich zu entwickeln, denn durch Entwicklung allein ist die Mitte möglich, die Erkenntnis und Erleuchtung, die Vereinigung aller Dinge zu einem Ganzen, zur allumfassenden und bedingungslosen Liebe des Universums .... zum ALL-EINS- SEIN ....

Wir inkarnieren, um uns zu erfahren und zu entwickeln, denn nur in der Dualität gibt es die Erkenntnis .... nur in der Dualität liegt der Weg ins Universum ....

HERZ UND KOPF – LIEBE UND EGO

Das Thema Herz und Kopf begleitet mich schon mein ganzes Leben. Interessanterweise nannte mich meine Mutter Corinne, vom lateinischen Cor = Herz abgeleitet, übersetzt Herzchen .... Zufall???

Das Herz kennt jeder als den Sitz der Liebe, dieses großen, starken Gefühls, dieser unglaublichen, bergeversetzenden Kraft ....

Wenn man vom Herzen und den Gefühlen des Herzens spricht, fühlt man im Bauch dieses wunderschöne Kribbeln, dieses Gefühl von Schmetterlingen im Bauch, diesen warmen wohligen Strom im Körper. Ein Lächeln überzieht das Gesicht, die Muskulatur wird wohlig warm, man ist aufgeregt und doch macht sich im Inneren ein wunderbarer Frieden breit .... im Herzen fühlt man das Glück, die Liebe, das Vertrauen .... all die wunderbaren Dinge, die uns gegeben sind, um unser Menschsein zu verwirklichen ....

„Nur mit dem Herzen sieht man gut!" sagte schon der Fuchs des kleinen Prinzen in dem Buch von Antoine de Saint-Exupéry. Gemeint ist dieses starke Gefühl aus dem Herzen heraus, was Sicherheit und Klarheit vermittelt, Wärme und Liebe.

Der Kopf ist unsere Schaltzentrale, Sitz des (Kopf-) Bewusstseins = Sitz unseres ICH, der Sitz unseres Willens und unserer Erkenntnis .... aber auch Sitz der vielen Egokräfte ....
Der Zweifel, der Hass, die Gier, der Neid, die Wut .... nur um einige zu nennen .... all diese Kräfte, die aus Angst und dem Streben nach Macht heraus geboren werden.

Beide, Herz und Kopf, müssen in einem Tempel, nämlich unserem Körper miteinander in einer Harmonie leben, in Symbiose miteinander das Menschsein gestalten ....

Dies ist nicht so ganz einfach für Mensch, denn statt für uns selbst zu sorgen, indem wir die Entscheidungen für uns selbst treffen und damit den uns eigenen Willen auf unser eigenes Menschsein projizieren, suggeriert uns unser Ego falsche Gefühle .... Emotionen, die wir scheinbar fühlen, die jedoch, wenn man genau hinschaut, nur Rationalitäten des Egos sind. Diesen „Emotionen" sind wir scheinbar ausgeliefert.

Doch wenn man dahinter schaut, sind es nur unsere Spiegel .... Spiegel in denen wir uns selbst sehen könnten .... erkennen könnten ....

Mensch erkenne Dich selbst!

Ein Ausspruch von derartiger Tragweite und Bedeutung .... derer wir uns oft gar nicht bewusst sind.
Es ist die schwierigste unserer Aufgaben hier auf dieser Erde .... uns selbst zu begegnen ....

Stellen Sie sich vor, Sie schauen in den Spiegel und sehen sich mit verzerrtem Gesicht, einer Maske aus Hass und Zorn oder aus Schmerz und Hilflosigkeit .... Was ist der erste Impuls? Sie schauen weg .... können es nicht ertragen, sich selbst so zu sehen, sich selbst so zu begegnen ....

Nun haben wir als Mensch zwar ein Paar Augen erhalten, dummerweise aber sind sie jedoch so ausgerichtet, dass man sich selbst nicht in die Augen schauen kann ....

Die Augen als der Spiegel der Seele ....

Man selbst ist nicht in der Lage, sich in die Augen zu schauen, es sei denn, man benutzt einen **Spiegel**!

Und doch sieht man im Glas nur die Körperlichkeit und kann nicht auf den Grund der Seele schauen ....

Unsere Seele ist immer bestrebt, in die höchstmögliche Anbindung mit dem Universum zu gehen. Und so hat sie sich vor ihrer Inkarnation Hilfestellungen in den Seelenplan eingebaut, wohlwissend, dass die Wahrnehmung als inkarnierter Mensch oft nicht so freie Sicht erlaubt, wie es als Seele in der allumfassenden Liebe möglich ist.

Diese Hilfsmittel sind die sogenannten Spiegel in unserem Leben, die uns bewusst oder unbewusst begegnen .... nicht der Spiegel aus Glas, dem wir uns entgegenstellen können, um uns selbst zu betrachten.
Was wir hier sehen ist ein Abbild von uns, allerdings nur äußerlich! Wir können im Spiegel nur unser Äußeres betrachten, unsere Fassade, unsere Außendarstellung .... aber nicht unsere Seele ....

Einem Glasspiegel können wir ganz einfach ausweichen .... man muss nur die Augen schließen .... oder einfach den Blick auf das lenken, was man sehen möchte .... den Filter einstellen und all das, was unangenehm ist, ausblenden ....

Mit Hilfe unseres Egos ist es wunderbar einfach, diesen physischen Spiegel zu umgehen, denn das Ego suggeriert uns: „Das brauchen wir doch nicht! Das muss ich mir nicht anschauen!“ ...

Und so können wir für uns die Entscheidung treffen, einfach nicht sehen zu **wollen**, was unsere Aufgabe ist, um sich wirklich zu erkennen und zu erlösen .... nicht sehen zu wollen, was unsere Seele gerne betrachtet haben möchte .... einfach ausweichen, wegsehen, weggehen, nicht hinschauen, im schlimmsten Falle den Spiegel zerschlagen .... ganz einfach, aus den Augen - aus dem Sinn .... Problem gelöst ....

Oder wir weichen diesem Glasspiegel aus, indem wir die Entscheidung treffen, den unbewussten Weg zu gehen, einfach nicht sehen zu wollen oder können, weil man ja in die Opferrolle gezwungen wurde und „keine Wahl“ hatte ....

Die nichtmateriellen Spiegel, die Spiegel im Außen, sind Spiegel unserer Seele, sie zeigen uns unsere innere Ansicht! Sie sind nicht so einfach zu umgehen! Und das ist unser großes Glück! Denn wenn wir es genauso leicht umgehen könnten, wie unsere physischen Spiegel aus Glas, würden wir uns die Chance, uns selbst wirklich zu erkennen, und uns dadurch zu entwickeln, nehmen ....

Wenn diese Spiegel auf uns zu kommen, haben wir keine Möglichkeit wegzusehen, weil sie in direktem Wege auf uns treffen, unter Umgehung des Egos .... es wird etwas mit uns gemacht, etwas in uns wird in Resonanz gebracht .... Wir werden konfrontiert, wach gerüttelt .... wir fangen an zu fühlen, hören plötzlich unsere innere Stimme .... kommen in unser Fühlen, in unser Herz ....

Plötzlich fühlen wir uns nicht gut, fühlen uns erkannt, getroffen, erniedrigt, enttäuscht, ungeliebt, unsicher, wertlos ....

Was auch immer da im Außen auf uns zukommt, plötzlich und unerwartet, aus „reinem Zufall“, hat immer mit uns zu tun.

Wenn es nicht mit uns zu tun hätte, könnte es uns nicht BERÜHREN!

Ein kleines Beispiel dazu:

Stellen Sie sich vor, Sie haben eine wundervolle Vase aus Ton geschaffen, modelliert. Sie sind sehr zufrieden mit sich und ihrer Arbeit, betrachten ihr Werk voller Stolz und freuen sich über ihre wundervolle Tonvase.

Nun kommt jedoch jemand daher, der Ihnen ins Gesicht sagt, dass diese Vase nicht gut ist, dass die Vase nicht perfekt ist, dass sie da und dort eine nicht gelungene Stelle hat, dass sie nur mittelmäßig ist und man sie auf keinen Fall irgendwo hinstellen und benutzen kann, dass Ihre Arbeit nicht gut geworden ist und nichts taugt!

Wenn Sie mit sich und ihrer Arbeit zufrieden sind und Ihre Arbeit selbst wertschätzen, wissen, Sie haben gut gearbeitet und alles gegeben, was Sie können und was für Sie möglich war, und das Ergebnis ist für Sie selbst gut so, wie es ist .... wenn das für Sie in Ihrem Inneren klar ist, läuft dieser Angriff an Ihnen vorbei ....
Sie nehmen dann wahr, dass dieser Mensch ein Thema mit Ihnen oder der Unzulänglichkeit hat, aber wissen genau, dass es nicht ihr Thema ist! Es ist nicht Ihr Format!
Es lässt Sie gefühlsmäßig kalt und vielleicht sagen Sie: „Ich bin zufrieden mit meiner Vase, mir gefällt sie, sie ist genauso wie ich sie haben wollte. Ich sehe, dass Du ein Thema damit hast, aber das ist nicht mein Thema. Es ist Dein Thema!“
Und damit ist das Thema für Sie erledigt.

Wenn Sie aber Ihre Arbeit vor sich selbst nicht wertschätzen können, egal wieviel Mühe Sie sich gegeben haben und egal wie gut es geworden ist .... wenn Sie nur auf das Urteil im Außen angewiesen sind, Ihr Wertesystem sich nur nach der Anerkennung im Außen orientiert, Sie selbst denken, ich hätte das besser machen können und müssen, es ist nicht perfekt, **es ist nicht gut genug ....** dann kommt dieser Mensch und spricht genau das aus, was sie vor ihrem Inneren selbst denken, dann hat er einen Haken gefunden, wo er sich einhaken kann ....

Sie gehen in Resonanz mit dem Thema der Unzulänglichkeit und der Wertlosigkeit!

Plötzlich kommt das Gefühl in Ihnen auf, dieser Mensch da im Außen weiß jetzt, dass ich nichts wert bin, dass ich nicht gut genug bin, dass ich es nicht kann ....
Sie fühlen sich als wertlos erkannt und müssen sich nun verteidigen, angreifen, schützen, zurückziehen ....

In dieser Situation werden Urinstinkte aktiviert, alte archaische Prinzipien. Man muss sich entweder schützen, weil man ja nicht verletzt werden will oder man zieht in den Krieg, um diesen Angriff abzuwehren .... auf der einen Seite erstarren oder flüchten, auf der anderen Seite Angriff.

In beiden Fällen jedoch ist man getroffen ....

Dieser Spiegel, der uns da entgegentritt, eröffnet uns jedoch überhaupt erst die Möglichkeit zu erkennen, dass ein Thema uns belastet ....
Er gibt uns die Chance uns selbst zu betrachten, uns zu sehen, uns in die Seele zu schauen, uns zu erkennen, unser Thema zu erkennen ....

Zu erkennen:

Das Problem ist nicht das Gegenüber!
ICH bin unzufrieden mit MIR.
ICH habe meinen inneren Frieden nicht.
MEIN Gefühl der Wertlosigkeit wird mir nur gespiegelt ....
ICH habe meinen Wert noch nicht erkannt und fühle mich vor meinem inneren Auge wertlos.
ICH gehe nicht liebevoll mit mir um, ich bin nicht in der Lage MICH SELBST zu lieben, mich selbst als der wundervolle Mensch ANZUNEHMNEN, der ich bin ....

Zu erkennen:

.... dass die Entfaltung der Selbstliebe und des Selbstwertes im Herzen die wichtigsten Schritte auf uns selbst zu sind .... Schritte, um in die bedingungslose Liebe zu gelangen .... der einzig wahren Liebe .... der Liebe, die nichts erfüllen muss, nur SEIN darf .... und wir uns über dieses Werkzeug selbst begegnen dürfen ....

.... und jeder Einzelne von uns das Potential und den Willen dazu erhalten hat, es für sich frei zu entfalten ....

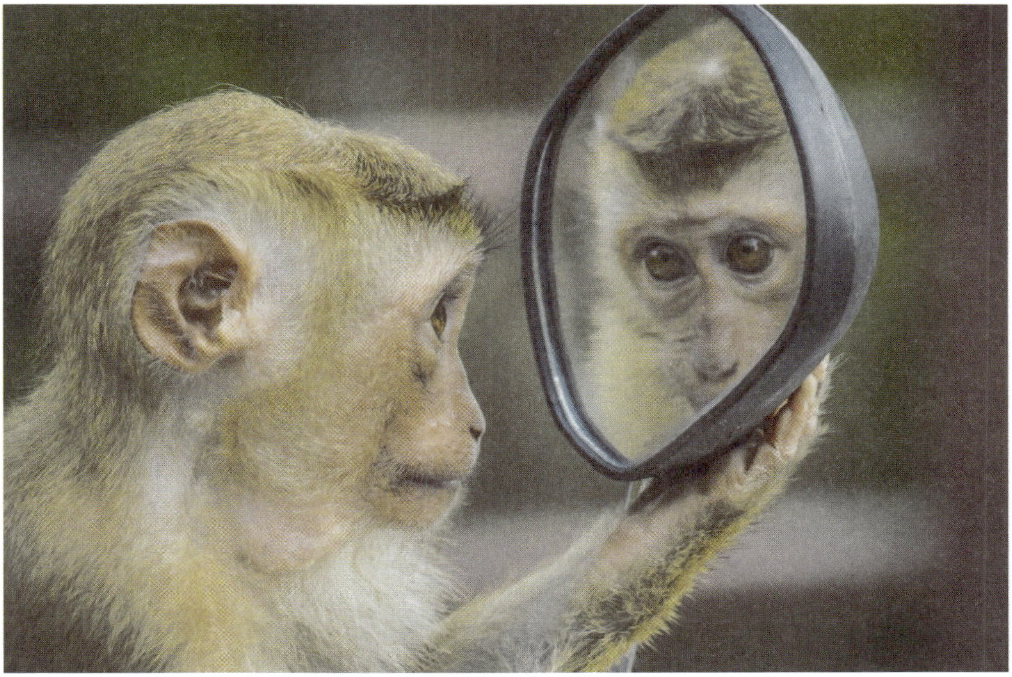

Selbsterkenntnis
https://pixabay.com/de/photos/affe-spiegel-starren-denken-3512996/

MENSCH, ERKENNE DICH SELBST

Diese Forderung Abaelards aus der antiken Philosophie kennt wohl jeder. Ein Ausspruch von enormer Tragweite.
Mich beschäftigt seit ich denken kann die Frage: Was bedeutet eigentlich „Mensch“ sein? Was macht unser Menschsein aus?

Wie bereits angeführt identifiziert sich der Mensch über Körper, Geist und Seele .... die Trinität. Dazu gehören die Möglichkeiten, die diese Einheit eröffnet .... leben, denken und fühlen ....

Doch wie lebt man? Wie „denkt“ man? Wie „fühlt“ man? Was macht „Leben“ aus? Was macht „Denken“ aus? Was macht „Fühlen“ aus?

Das sind Essenzen des Menschseins, und sie lassen sich nicht in zwei Sätzen erklären .... wir werden das zu einem späteren Zeitpunkt noch einmal näher betrachten ....

Aber wer bin ich nun wirklich? Was macht mich aus? Wie bin ich gedacht? Und wie erkenne ich, wer ich bin und was ich bin?

Nun denkt vielleicht der ein oder andere von Ihnen, das Einfachste wäre erst einmal, sich genau zu betrachten. Was sehen Sie? Einen Körper, der sich bewegt, verschiedene Sinnesorgane zur Verfügung hat, und der sich in verschiedenen Situationen anpassen kann ....

Doch es ist nur der äußere Mantel, den man sehen kann ....
Sehen Sie, wie dieser Mensch lebt? Sehen Sie, wie er denkt oder gar, wie er fühlt?

Vielleicht, wenn man der Physiognomie, der Antlitzdiagnose, mächtig ist, oder der Sensibilität und Wahrnehmung Raum in sich gegeben hat, kann man einiges davon erkennen und wahrnehmen, denn in jeder Zelle des Körpers speichert sich das gesamte SEIN ....

Doch die wenigsten von uns tun das, obwohl wir alle es könnten ....

Das, was wir mit unseren Augen sehen oder im Glasspiegel, wenn wir ihn für uns benutzen, ist nur ein Bruchteil von dem, was in dem betrachteten Körper wohnt .... wir sehen also nur das Äußere, unsere Fassade, unsere Begrenzung ....

Wie sonst kann ich mich selbst erkennen?

Durch
ANNEHMEN .... annehmen, was da im Außen zu mir kommt,
WAHRNEHMEN .... wahrnehmen, was mir da gespiegelt wird,
ZULASSEN .... zulassen, was mir zu teil werden darf und
LOSLASSEN .... loslassen, was mich hemmt ....

Es erfordert also, den Blick auf sich selbst zu richten, also genau hinzuschauen, was uns begegnet und nachzuspüren, was es mit uns macht.
Nicht wegzuschauen, wie es allzu oft praktiziert wird.
Nicht den Schuldigen für das suchen, was da gerade mit uns passiert .... denn es gibt keine Schuld und keinen Schuldigen!

Wir sind immer am richtigen Ort .... an der richtigen Stelle zur richtigen Zeit, um Erfahrungen zu sammeln .... immer ....
Man kann mit einfachen Hilfsmitteln erkennen, welches Thema uns in der jeweiligen Situation begegnet .... denn diese Situation hat ja immer mit uns zu tun und soll uns wach rütteln .... wenn wir nur ehrlich zu uns selbst sind und bestrebt, unsere Themen zu erkennen ....

Wenn wir uns fragen, was diese Situation, in der wir uns gerade befinden oder die uns plötzlich begegnet, mit uns macht .... wozu sie uns zwingt .... und woran sie uns hindert .... haben wir eine Möglichkeit hinzuschauen .... zu sehen, was das Thema für uns ist.

Beantworten wir diese Fragen ehrlich vor uns, erhalten wir Antworten .... Hinweise welche Schritte für uns als nächstes nötig sind ....

Wenn wir die Angst vor dem, was wir noch nicht kennen, überwinden, die Angst vor unserer eigenen Unzulänglichkeit, die keine ist, überschreiten, und uns selbst in die Augen schauen, uns wirklich anschauen und versuchen all die wundervollen Facetten kennenlernen zu dürfen, die wir in uns haben .... ohne Angst, es könnte etwas Unvollkommenes oder Wertloses in uns sein .... dann haben wir die Chance, uns zu entfalten und zu der Persönlichkeit zu reifen, die in unserem Herzen angelegt ist ....

Dann haben wir die Chance zu begreifen: Es gibt keinen Menschen der perfekt ist .... niemanden!

In jedem von uns sind Stärken angelegt, Dinge, die einem besonders leicht von der Hand gehen, Dinge, die man gern macht, wenn man sie für sich entdeckt hat, Dinge, die besonders und einzigartig sind.

Und es gibt keinen Menschen, der keine Potentiale hat, keinen Menschen, der nichts kann .... niemanden!

Jeder Mensch kann irgendetwas gut, man muss nur herausfinden, was es ist ....

Ins Vertrauen zu gehen, mit genau diesem Wissen, dass es keinen einzigen Menschen auf dieser Erde gibt, der keine Potentiale hat, gibt uns Kraft für unseren Weg ....

Und somit kann die Neugierde in uns hervorbrechen und über unsere Angst der Unzulänglichkeit erwachsen .... die Frage nach dem Sinn unseres Daseins stellen und nach der Aufgabe unseres Lebens .... der Wissensdurst und die Sehnsucht nach Erfüllung, die in uns angelegt sind, um erfahren zu wollen, wer wir wirklich sind, welche wundervollen Stärken in uns selbst wohnen ....

Mit diesem Vertrauen sind wir in der Lage, unseren Willen zu aktivieren .... den Willen, auf uns zu schauen und uns weiter zu entwickeln .... den Mut hervorzubringen, vorwärts zu gehen, auf dem Weg der Erkenntnis ....

Wir können uns bewusst werden, wer wir wirklich sind .... uns bewusst mit uns selbst beschäftigen .... bewusst einen Schritt zu tun ... einen Schritt in Richtung unseres Selbst ....

Daraus erschließt sich uns die Möglichkeit, uns immer mehr kennenzulernen, all die Ecken und Kanten als unseren schöpferischen Selbstausdruck zu erfahren und immer mehr unsere Einzigartigkeit zu (er-) leben ....

Und zu erkennen wer wir wirklich sind ....

DIE AUGEN DES HERZENS

„Man sieht nur mit dem Herzen gut!" Diesen Ausspruch des Fuchses des kleinen Prinzen von Antoine de Saint-Exupéry kennt wohl jeder ....
Wie kann man denn mit dem Herzen sehen ....? Man kann! So wie der kleine Prinz in Liebe zu seiner Rose, seiner Rose die einzigartig ist, weil es SEINE Rose ist, nicht die Rose von jemand anderem, sondern einzig und allein seine Rose .... so wie er sie sieht, in bedingungsloser Liebe, ist sie besonders ....

Diese bedingungslose Liebe unseres Herzens, die aus Selbstliebe und Selbstwert heraus den anderen im Gegenüber bedingungslos sein lässt, so wie er angelegt ist .... diese Liebe, die mit dem Herzen auf Seelenebene sehen kann, wie ich meine Aufgabe erfülle und was mein Gegenüber für mich bereit hält .... bedingungslos .... diese Liebe lässt uns aus dem Herzen sehen, es lässt die Besonderheiten erkennen, die uns in unsere Erfüllung bringt ....

Unser Herz weiß es immer .... klar und sicher ....

Dieses alte Wissen, tief im Herzen verankert, welches unerschöpflich ist und von einer derartig großen Weisheit getragen wird, die von unserem Verstand nicht immer logisch zu belegen ist .... dieses Wissen ist Grundlage unseres Seins ....
Es ist unser Herz, der Sitz unserer Seele, welches dieses Wissen in sich trägt, tief verankert .... jederzeit abrufbar, wenn man die Kontrolle und das Ego ausschaltet, ganz bei sich ist und fühlt ....

Das Herz kennt keine Zweifel und keine Ängste .... es ist immer klar und wahrhaftig. Klarheit und Wahrheit, Frieden und Liebe sind die Wegweiser des Herzbewusstseins. Sobald Zweifel oder sogar Ängste im Spiel sind, hat der Kopf sich eingeschalten.
Eine Entscheidung in Liebe und Vertrauen ist immer eine Entscheidung aus dem Herzen heraus.

Der Mensch hat zwei Augen bekommen, um sehend in der physischen Welt zu werden .... doch wirklich sehend wird man nur mit dem inneren Auge ....
Unsere physischen Augen sind oftmals nicht in der Lage, hinter das Physische zu schauen, hinter die Fassade, die sich uns präsentiert ....

Zwischen den Zeilen zu lesen, Schwingungen zu fühlen, etwas wahrzunehmen, was im Außen nicht sichtbar ist .... das können wir mit den Augen unserer Seele .... den Augen des Herzens .... sie sind nach innen gerichtet, um zu erkennen, wer wir wirklich sind und was nötig ist für unseren Seelenweg, wahrnehmend für das, was wir an der physischen Hülle nicht erkennen können, ehrlich, ohne Bedürfnisse und Verlangen ....

Haben wir erkannt, welche Aufgabe unsere Seele in dieser Dualität übernommen hat, erkennen wir unseren Weg und können wir all den materiellen Bedürfnissen entsagen ....
Es bleibt nur wenig übrig, was wir zum Leben wirklich brauchen .... es wird leicht und friedlich um uns und die Liebe findet mehr und mehr Raum in uns ....
Wir können dann das genießen und in Dankbarkeit annehmen, was uns darüber hinaus geschenkt wird, in dem Wissen, dass wir es nicht brauchen, um leben zu können ....

In dieser Liebe sehen wir mit den Augen des Herzens, die in Liebe und Frieden, in Klarheit und Wahrheit, in Wertschätzung und Dankbarkeit das Gegenüber wahrnehmen .... ohne Wertung und Bedürfnisse ....

DIE BEDINGUNGSLOSE LIEBE DES HERZENS

Das Herz ist niemals zu täuschen, der Kopf lässt sich täuschen. Wie kommt das?
Kennen Sie das Gefühl der inneren Sicherheit? Wenn Sie ganz tief in Ihrem Inneren so unabdingbar sicher sind, dass nichts auf der Welt sie zweifeln lassen würde ....?
Das sind Klarheit und Vertrauen aus dem Herzen, sie sind nicht rational zu erklären, und doch ist man sich soooo sicher .... man weiß eigentlich gar nicht, warum man sich dessen so sicher ist und weiß auch nicht, woher diese Klarheit in einem kommt .... aber man weiß es ist so.

Der Kopf denkt, er misst sich an äußeren Kennzahlen. Dingen, die nicht aus ihm selbst kommen .... sondern äußere Faktoren, die zu einer Berechnung oder Strukturierung zurate gezogen werden. Dinge, die man sehen und anfassen kann oder zumindest einordnen. Dinge, die zur Erklärung nötig sind, um die eigene Meinung oder Glaubwürdigkeit zu beweisen ....

Doch all die Dinge, die es darüber hinaus gibt, die vielleicht (noch) nicht erklärbar und beweisbar sind, nicht unbedingt klar sichtbar, jedoch in uns allen verankert sind .... die uns auf einer anderen Ebene fühlen und wahrnehmen lassen .... diese Dinge machen unser Menschsein aus! Sie machen uns menschlich ....
Es sind unsere ureigensten tiefsten inneren Potentiale, unsere größten Gefühle und Emotionen .... unsere archaischen Gesetze nach denen das Leben ausgerichtet ist ....
Sie sind im Herzen verankert, dem Zentrum unseres Fühlens und dem Zentrum unseres Seins ....

Wir haben als Menschen unser Herz nicht nur als Regent unseres physischen Körpers bekommen, der wie ein Kaiser für all seine Untertanen sorgt, indem er Taktgeber des Lebens ist, alle Organe mit dem nötigen Blut und daraus folgend mit Sauerstoff und Nährstoffen versorgt und alles am Leben erhält ....

Das Herz ist auch Sitz unserer **bedingungslosen und wahren** Gefühle .... der Gefühle, die unkontrolliert und vom Kopf nicht beeinflussbar sind!
Der Kopf kann nicht bestimmen, in wen ich mich verliebe oder wen ich liebe! Wenn das Herz in Resonanz mit einer anderen Seele geht und beginnt zu tanzen und zu schwingen, entscheidet es das selbst, unwillkürlich, mit dem eigenen Bewusstsein! Dem Herzbewusstsein! Der Kopf kann niemals über unsere wahren Gefühle bestimmen, allenfalls unterdrücken und kontrollieren.

Der Kopf und hier allen voran unser Ego kann natürlich mit Macht und Angst diese wahren Gefühle verschleiern, unterdrücken, blockieren .... uns Kontrollverlust und damit Verletzbarkeit suggerieren .... diese Liebe oder welches Gefühl auch immer gesehen werden möchte, unerwünscht machen, um ja nicht selbst in Hilflosigkeit zu verfallen und womöglich noch verletzt zu werden. Dann reagiert der Betroffene mit Angst, Rückzug, Verletztheit, Hilflosigkeit, Trauer, Wut, Hass, Krieg und vieles mehr ....
All dies kann unser Ego veranlassen, aber fühlen, lieben, kann das Ego nicht!

Eines dieser wahren Gefühle ist die Liebe .... die echte Liebe .... die bedingungslose Liebe! Was bedeutet denn bedingungslos? Es heißt ohne Bedingung im Außen zu sein, zu lieben, ohne dass irgendeine Aufgabe oder Bedingung daran geknüpft ist.

In dem Moment indem ein Gefühl bedingungslos ist, entbehrt es jeglicher Kontrollmechanismen .... Es kann nicht mit Rationalität bewiesen werden, wie es unser Ego mit allem gern tut. Etwas, was frei und ungebunden ist, kann nicht in Struktur gebunden werden oder an Bedingungen geknüpft werden oder an physischen Rationalitäten bewiesen werden ....
Bedingungslos heißt ohne Bedingungen, ohne Bedürfnisse ohne Einschränkungen und Verantwortlichkeiten .... und ohne das eine Aufgabe dafür erfüllt sein muss ....

Um das näher zu betrachten schauen wir uns einmal die Liebe an, die wahrhafte oder bedingungslose Liebe ....

Die Grundlage zur Bedingungslosigkeit der Liebe ist die Selbstliebe. Die Selbstliebe einzig ist in der Lage, uns all das zu geben, was wir brauchen, um Liebe schenken zu können und uns geliebt zu fühlen ....
Sie verankert sich im Frieden, im Vertrauen und der Klarheit, im schöpferischen Selbstausdruck und den Wurzeln, der Lebensfreude und der Erkenntnis unseres Selbst.
Erst wenn wir uns selbst erkannt haben .... all die wundervollen Ecken und Kanten, die uns, wohlgemerkt, besonders und einzigartig machen! .... erst dann können wir uns lieben, wie wir sind und uns genauso annehmen, wie wir uns selbst erkannt haben. Dann ist auch kein anderer, ob Mensch oder Tier, dafür verantwortlich, uns Liebe zu schenken .... sondern wir haben alles in uns selbst und indem wir es leben, können wir es teilen und schenken ....

Das Glück ist das Einzige, was sich verdoppelt,
wenn man es teilt!
(Albert Schweitzer)

Wir leben hier auf der Erde in der polaren Dualität.
Alles ist dual, nichts geht ohne das andere Gegenstück denn nur zusammen ergibt es ein Ganzes .... Ohne Dunkelheit gäbe es kein Licht, ohne Schmerz gäbe es keine Erkenntnis, ohne Verlust keine Dankbarkeit und ohne Zweifel keine Klarheit ....

Das heißt, es gibt nichts auf dieser Welt, was nicht auch immer den Funken des Lichts in sich trägt. Wenn man mit dieser Erkenntnis sich selbst betrachtet, werden die vermeintlichen Schwächen plötzlich zu Potentialen. Wer sich für chaotisch hält und (vergeblich) versucht Struktur in sein Leben zu bringen, weil er diese angebliche Schwäche versucht unter Kontrolle zu bringen, der nimmt sich selbst sein wundervolles Potential der Flexibilität und Vielschichtigkeit.

Zu erkennen, dass es nicht Chaos ist, sondern eine enorme Flexibilität, bringt Frieden ins Herz und mit dem Zulassen des ureigensten Potentials, in diesem Falle der Flexibilität, findet dieser Mensch endlich seine Stärke und kann seinen Weg leichter gehen.

Sich in vorgegebene Muster zu zwängen, sich eine Jacke anzuziehen, die einem zu groß oder zu klein ist, nur weil jemand anderes von uns verlangt, eine Kopie von irgendjemandem oder von irgendetwas zu sein, bedeutet immer die Aufgabe unserer Individualität ....

Anders zu sein, Individualität, das ist unser Weg in dieser Dualität, dafür haben wir uns von der Einheit, vom großen Ganzen abgespalten und mit einem Selbst ausgestattet ....

Indem wir versuchen uns anderen gleich zu machen, unsere Ecken und Kanten zu verbergen, verbiegen wir uns und verlieren unseren Weg .... verlieren wir das Fühlen in uns .... werden innerlich leer ....

Dann müssen wir im Außen auffüllen, was wir (glauben) im Inneren verloren zu haben, und kommen so ins Verlangen, in Erwartungen, in Süchte, in Ängste .... Wir suchen im Außen das, was uns im Inneren fehlt, anstatt im Inneren zu suchen, was das Außen gar nicht geben kann ....

Wir selbst und allein haben die Verantwortung für unser Sein und wir allein können sie nur tragen.
Sobald wir jemand anderem die Verantwortung für uns übertragen, indem dieser uns das geben muss, was wir selbst in uns verloren haben, sind wir weit entfernt von Bedingungslosigkeit ....

Die Verantwortung für unser Leben tragen ganz allein wir, niemand kann uns diese Verantwortung abnehmen und niemand ist dafür bestimmt ....
Niemand kann für uns den Weg gehen, niemand kann uns heilen .... wir heilen uns nur durch uns selbst ....

Erst wenn wir uns wiedergefunden haben, erkannt haben und leben, können wir in die bedingungslose Liebe zurückkehren ....

DIE 12 GEBOTE DES HERZENS

Wie bereits angesprochen, ist die Stimme des Herzens immer klar und trägt eine Sicherheit in sich, die keinerlei Zweifel an der Wahrhaftigkeit dieses Wissens zulässt ....
Wenn man dieses „Bauchgefühl" wieder wahrnehmen kann und sich selbst vertrauen kann, wird das Leben so wunderbar und leicht. Wenn wir mit staunenden Augen wieder die Welt betrachten, dankbar jede Minute dieses kostbaren Lebens im Augenblick genießen und innehalten, liebevoll dem Gegenüber begegnen und seine Einzigartigkeit ehren, dann sind wir in unserer Mitte angekommen.

Es gibt Wegweiser diese Mitte wieder zu finden und sich auf den Weg dorthin zu machen. Diese Wegweiser sind unsere Diamanten im Herzen, einfache und wahrhafte Gefühle, die niemals trügen .... die Gebote des Herzens sind, denn nur dieses Fühlen macht uns menschlich und bringt uns ins Herzbewusstsein.

In einfachen Schritten wieder zurück ins Herz, ins Fühlen zu gelangen, das ist mein Wunsch für die Menschheit!

Es ist nicht kompliziert, im Gegenteil, es ist wunderbar einfach. Sich selbst wieder zu hören und zu fühlen, sich selbst im inneren Frieden und Vertrauen zu lieben, Grenzen liebevoll setzen zu können, mit der Gewissheit, dass jeder seine eigenen Spiegel behalten darf, um die Chance zur Entwicklung zu bekommen .... all dies sind Schritte, die uns zurück in die Einfachheit führen, heraus aus der verworrenen Komplexität, in der man seinen Weg nur zu gerne verliert ....

DIE
12
GEBOTE
DES HERZENS:

LIEBE

FRIEDEN

DANKBARKEIT

VERTRAUEN

WAHRHEIT

KLARHEIT

LEBENSFREUDE

WÜRDE

ERKENNTNIS

ENTWICKLUNG

WURZELN

SCHÖPFERKRAFT

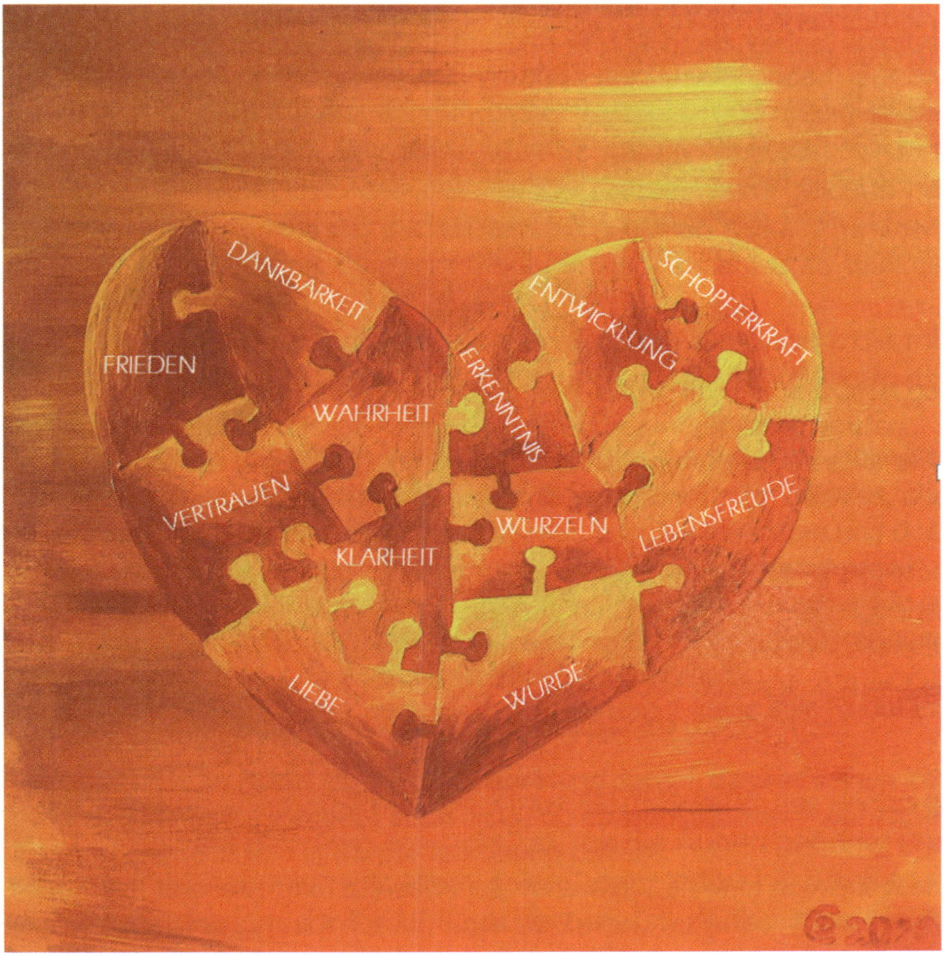

Abb.: Die Gebote des Herzens

1.

LIEBE

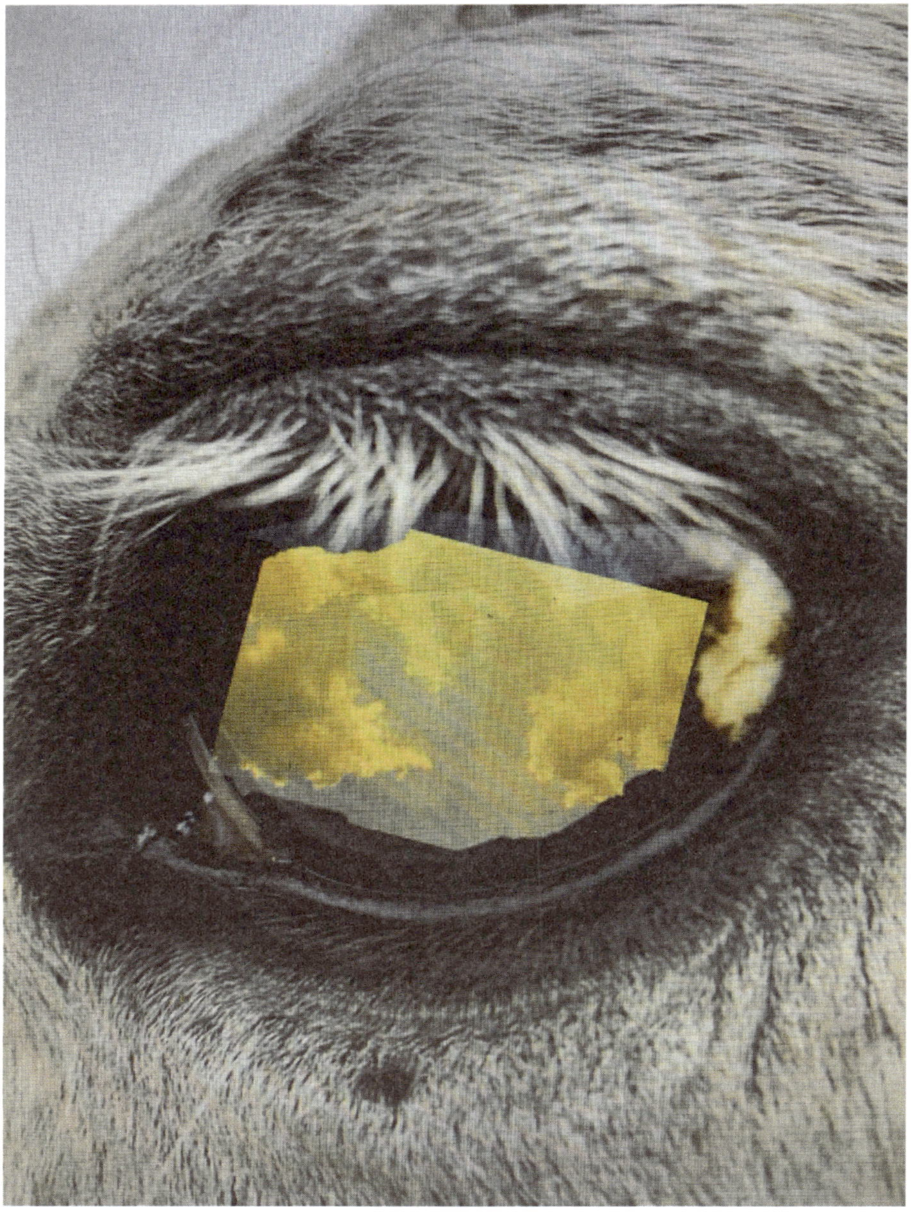

Dr. Susanne Lam, Klagenfurt, September 2019

LEBENSFREUDE

SELBSTWERT

SELBSTERKENNTNIS

SELBSTFÜRSORGE

KLARHEIT

SICHERHEIT

SELBSTLIEBE

LOSLASSEN

VERTRAUEN

Wenn wir von der Liebe sprechen, dem ersten Gebot des Herzens und dem allerersten Anspruch des Menschseins überhaupt .... dann geht es um die wahrhaftige und allumfassende Liebe, um die bedingungslose Liebe ....

Was aber heißt bedingungslose Liebe?

Wortwörtlich: Eine Liebe ohne Bedingungen ....

Das heißt keinesfalls: willenlos zu sein oder keine eigenen Wünsche, Ziele, mehr zu haben .... heißt keinesfalls: immer lieb und angepasst zu sein und nie Grenzen zu zeigen .... heißt niemals: stillzuhalten und als Opfer durchs Leben zu gehen! Und es heißt auch nicht, dass man alles mit sich machen lassen darf .... das wäre völlig an der Bedeutung vorbei ....

Bedingungslos heißt: Liebe IST .... sie fließt, ohne dass irgendjemand eine Bedingung oder Aufgabe dafür erfüllen muss .... die bedingungslose Liebe braucht nichts im Außen, sie genügt sich selbst. Sie ist nicht steuerbar vom Kopf, kommt als reines und klares Gefühl aus dem Herzen .... nur das Herz allein entscheidet, wem oder wofür sie sich offenbart .... sie ist keinerlei Mechanismen unterworfen .... nicht zu beeinflussen und nicht zu unterdrücken, nicht zu verändern und nicht auszulöschen ....
Aus dem Herzen heraus kommt sie in einer Klarheit und Sicherheit, dass sie niemals durch irgendetwas ausgelöscht werden kann .... sie ist unsere stärkste Kraft und von unbewussten, ego-gesteuerten Menschen gefürchtet, weil sie wahrhaftig, friedvoll, unbeugsam, klar, unbestechlich, unbeeinflussbar und unbezwingbar ist ....

Der Weg in die bedingungslose Liebe führt allein durch uns selbst .... durch unser tiefstes Inneres, durch unser SEIN ....
Nur über uns selbst, wenn wir uns selbst erkennen .... erkennen, welche Bedürfnisse unserer Seele wir noch nicht gestillt haben, welche Teile unserer Seele wir noch integrieren müssen, um GANZ zu sein .... welche Potentiale wir noch nicht erkannt haben, um sie hervorzubringen und leben zu können .... denn erst dann sind wir vollständig ....

Nun ist der Mensch so gestrickt, dass er es vorzieht, den einfacheren Weg zu gehen .... anstatt den Unbequemen und Anstrengenderen zu nehmen und wenn uns etwas im Inneren fehlt, wir etwas nicht haben, was wir aber benötigen, um uns ganz zu fühlen .... dann versuchen wir es im Außen zu erlangen, anstatt uns selbst zu betrachten und in uns hinein zu schauen ....
Um dieses Defizit in uns zu füllen, projizieren wir unsere Verantwortung auf andere .... auf irgendjemanden, der uns das geben muss, was uns fehlt ....
Irgendjemandem, dem wir die Verantwortung aufbürden können .... unsere Verantwortung, welche wir selbst nicht bereit zu tragen sind ....
Irgendjemand bekommt dann die Aufgabe, dafür da zu sein, dass es uns besser geht, er muss etwas für uns tun oder uns etwas geben ....
Dieser Mensch ist dann dafür verantwortlich, uns das zu geben, was wir nicht haben und uns selbst nicht geben können ....

Wenn wir uns selbst nicht lieben können, nie gelernt haben, unsere Ecken und Kanten zu lieben und darüber unsere Einzigartigkeit zu begreifen .... wenn wir uns selbst nicht als der wundervolle Mensch betrachten, der wir in unserem ganzen Sein sind und stattdessen versuchen, uns zu verbiegen und irgendetwas zu sein, was wir gar nicht sind .... oder irgendjemand anderes zu sein .... wenn wir nicht in der Lage sind, uns selbst zu lieben .... unsere Selbstliebe nicht vorhanden ist und wir ein großes Loch, eine riesige Leere im Herzen spüren .... dann versuchen wir dieses Loch aufzufüllen, durch äußere Dinge .... uns im Außen das zu holen, was uns fehlt und unvollständig macht .... so dass wir vollständig werden und uns wieder GANZ fühlen ....
Das heißt, wir verlangen von irgendjemanden, dass er uns auffüllt, dass er uns etwas gibt, was uns scheinbar fehlt ....
Jemand ist also verantwortlich dafür, uns Liebe zu geben, so dass wir uns geliebt fühlen!
Aber das ist eine Bedingung .... Und damit keine bedingungslose Liebe. Sondern an die Bedingung geknüpft, dass dieser Mensch die Verantwortung (für uns!) trägt, so dass wir uns geliebt fühlen und die Leere in unserem Herzen nicht mehr spüren müssen ....

Nur weil WIR SELBST nicht bereit sind, uns selbst Liebe zu schenken, muss jemand anderes diese Aufgabe erfüllen ....

Entzieht nun dieser (für uns verantwortliche) Mensch seine Liebe, fühlen wir uns sofort wertlos und ungeliebt .... wir brauchen doch diese Liebe .... das geht doch nicht, dass dieser Mensch seine Aufgabe nicht erfüllt, schließlich haben wir ihm doch diese wertvolle Aufgabe übertragen ....
Sofort kommt die Verlustangst in uns hoch .... Angst, diese Liebe zu verlieren und dann zu spüren, dass man ungeliebt ist, nicht geliebt wird... zu spüren, dass eine große Leere im Herzen ist ....

Nichts schmerzt so sehr wie ein leeres Herz, denn das Herz ist der Sitz der Seele .... der Sitz des Herzbewusstseins .... wenn unser Herz leer ist, fehlt uns unsere Seele .... die Freude, das Vertrauen, die Klarheit, die Liebe, die Dankbarkeit .... all das, was uns ausmacht und woran wir uns erkennen können .... und so versuchen wir alles, was uns an Repertoire möglich ist, um all dies von jemandem zu bekommen ....
Doch wir werden im Außen nicht finden, was wir suchen ....

Es ist alles in uns selbst, wir selbst sind die Quelle der Liebe, sie sprudelt in unserem Herz und aus unserem Herzen heraus .... versorgt unseren Körper mit der Herzenswärme, in der dieser gedeihen, wachsen und bestehen kann ....

Ohne unsere Liebe ist unser Körper eine Hülle, eine willenlose Marionette, die fremdgesteuert werden kann. Ohne die Liebe sind wir nicht echt, sind wir nicht klar, sind wir nicht lebendig ....

Was liegt also näher als unseren Körper mit der Seele zu erfüllen und ihn zu wärmen und liebevoll mit ihm umzugehen .... denn er ist unser Tempel, der Tempel, in dem unsere Seele wohnt ....?

So ist die erste Aufgabe für uns, uns um uns selbst zu kümmern, uns gut zu versorgen, so wie wir einen geliebten Menschen versorgen würden .... uns willkommen zu heißen auf der Erde und in diesem Leben und ja zu sagen zu diesem Leben .... uns gut zu nähren, mit all dem, was das Leben uns geben kann .... liebevoll mit uns umzugehen, so wie wir mit dem allerbesten Freund, der allerbesten Freundin, einem über alles geliebten Menschen, umgehen würden ....

Zuhören, so wie wir dem anderen, der uns wichtig und wert ist, zuhören würden .... hinschauen, so wie wir den geliebten Menschen, der uns Weggefährte ist, anschauen und sehen würden ....
All unsere Sinne sind Augen unserer Seele, über die wir uns wahrnehmen können .... sie nähren unsere Seele mit den Wahrnehmungen und geben uns die Möglichkeit, uns als das zu erkennen, was wir sind .... vorausgesetzt wir nutzen sie für uns und nicht, um auf andere zu schauen und diese zu werten ....
Wenn wir uns selbst sehen, hören, riechen, schmecken, fühlen, spüren, annehmen und loslassen können... dann sind wir in unserer Selbstliebe angekommen .... der Voraussetzung für die allumfassende und bedingungslose Liebe ....

Ein Mensch, der in der bedingungslosen Liebe angekommen ist, wird erfüllt von dieser inneren bedingungslosen Liebe und erstrahlt im Licht der Liebe. Jeder kann es sehen an den Augen, an der Ausstrahlung, an dem Licht was diesen Menschen umgibt.
Nicht umsonst fühlt man sich zu diesem Menschen hingezogen, denn er ist erfüllt von der göttlichen Energie, die uns allen als Nahrung unserer Seelen dient ....

Liebe strahlen zu lassen, hat zwei wunderbare Effekte, es erhellt uns selbst und erfüllt uns mit Frieden und Vertrauen .... und es schenkt denen Licht, die bereit sind vorwärts zu gehen und wird ihnen Vorbild sein ....

Wenn der Mensch in sich zufrieden ist, weil er sich selbst so liebt, wie er geschaffen ist und weiß, dass genau diese Einzigartigkeit ihn zu etwas Besonderem macht, dann kann er den anderen sich gegenüber mit seinen Besonderheiten genauso annehmen und lieben wie er ist. Er muss ihn dann nicht verändern .... er liebt ihn genauso, wie er ist ....

Im Gegenteil, er erkennt an den Ecken des Anderen genau die vielleicht noch verborgenen oder auch schon gelebten Potentiale, die dahinterstehen. Er erkennt im Gegenüber das Besondere, Einzigartige .... und achtet und wertschätzt ihn genau dafür ....

Indem keine Bedürfnisse offen sind in einem selbst, kann man loslassen, was man meinte zu brauchen und annehmen, was einem geschenkt wird, in Dankbarkeit ....
Unsere Einzigartigkeit ist ebenso an den Sinn unseres Lebens, an unsere Aufgabe, geknüpft ....

All die vielen Potentiale, die in uns ruhen und in unserer Schöpferkraft zum Ausdruck kommen wollen, sind Werkzeuge für unsere Aufgabe, die wir im großen komplexen Getriebe übernommen haben ....
Das Wissen, dass diese Potentiale nötig sind, für diese uns zuteil gewordenen Aufgabe, gibt uns die Möglichkeit zu erkennen, wer wir sind und uns anzunehmen und genau dafür zu lieben .... bedingungslos .... denn genau dafür sind wir inkarniert ....

Uns selbst bedingungslos gegenüberzutreten, ist ein riesiger Schritt ins Vertrauen und lässt allen unnötigen Ballast los .... ebenso wie unsere vermeintlichen Bedürfnisse ....
Damit sind wir frei von Verhaftungen im Außen .... frei für unsere Aufgabe in diesem Leben, auf dieser Erde .... frei unserem Gegenüber so zu begegnen, dass wir diesen wahrhaft wahrnehmen können und unsere eigene Verantwortung selbst tragen können und wollen .... auch frei, dem anderen uns gegenüber seine Verantwortung zu lassen und zu erkennen, welche Aufgabe dahinter steht ....

Jeder der die bedingungslose Liebe einmal kennengelernt hat, weiß um dieses Geschenk des Himmels, weiß um die Unbeirrbarkeit des Herzens, weiß um die Stärke dieser Liebe und dass sie nichts erfüllen muss im Außen .... weiß, dass sie zu einem kommt und man sie weder erzwingen noch kontrollieren kann .... weiß, dass sie unbeirrbar ist und selbst entscheidet für wen sie brennt ....
Diese Liebe kann jemanden lieben, ohne mit diesem Menschen das Leben zu teilen .... sie kann loslassen ....
Diese Liebe kann die Schwächen einfach zulassen, weil man die Stärke dahinter sehen kann .... diese Liebe kann loslassen und den anderen seinen Weg gehen lassen, denn man hat keine eigenen Bedürfnisse, die dieser Mensch erfüllen muss ....

Die bedingungslose Liebe im Herzen zu tragen .... es erfahren zu haben, wie es ist, wirklich lieben zu dürfen .... ist ein so wunderbares Geschenk des Lebens .... eine große Erkenntnis, wegen derer wir hier auf dieser Erde sind und welche uns den Weg zu uns selbst zeigt ....
Der Ausspruch: „Wenn Du etwas wahrhaft liebst, so lass es frei .... Kommt es zu Dir zurück, so ist es Dein .... Kommt es nicht zurück, ist es nie Dein gewesen ....“, macht die Bedingungslosigkeit deutlich.
Es gibt keinerlei Besitzanspruch in der Liebe!

Aus diesen zwei Ebenen heraus .... der bedingungslosen Liebe für sich selbst und damit für das Gegenüber und dem damit verbundenen Verständnis für die Besonderheit des anderen .... ist es nun möglich, sich auf Seelenebene zu begegnen .... eine gegenseitige liebevolle Verbindung zu erschaffen, nämlich genau dann, wenn das Herz in der gleichen Schwingung schlägt wie das Herz des anderen .... und sich somit die Herzen gegenseitig erkennen ....

Eine Begegnung der Herzen .... eine Begegnung der Seelen ....

Wenn die Seelen sich erkennen und ihre Verbindungen spüren, wenn die Herzen im Einklang schlagen und jegliche Resonanz von ungelösten Themen aufgelöst ist... dann sprechen wir von der erfüllenden und bedingungslosen Liebe hier in der Dualität, auf dieser Erde ....

DIE LIEBE IN DER NATUR

Die Liebe in der Natur ist allgegenwärtig. Vielleicht gerade deshalb erkennen wir sie nicht mehr, nehmen sie nicht mehr wahr .... weil sie selbstverständlich ist ....

Auch vielleicht deshalb, weil der Kreislauf der Natur ein völlig normales Umgehen mit dem Werden und Vergehen, also mit Leben und Tod, an den Tag legt. In der Natur ist der Umgang mit dem Tod etwas ganz Normales, etwas, was zum Leben dazu gehört. Der Mensch jedoch, versucht sich über den Tod zu erheben, das Leben festzuhalten und zu kontrollieren, sich als Beherrscher der Natur einen Stand zu schaffen, der sich aus dem Zahnradgefüge des großen Komplexes herauszieht.

Seinen Platz einzunehmen und dafür zu leben, diesen Platz auszufüllen, gibt jedem Individuum seine Existenzberechtigung, seinen Sinn im Leben. Diese Erfüllung führt dazu, das Leben als Geschenk anzunehmen und zu begreifen, dass jedes Individuum eine Berechtigung zu leben hat.
Keine Pflanze und kein Tier, kein Individuum außer dem Menschen zweifelt an seiner Existenzberechtigung ....
Kein Individuum in der Natur lehnt das Leben ab .... auf solche Ideen kommt nur der Mensch ....

Diese Erfüllung ist der Nährboden für die Erkenntnis, dass alles gegeben ist, was gebraucht wird. Es ist das Grundgerüst dafür, nichts im Außen zu fordern, weil bereits alles angelegt und vorhanden ist ....
Es ist Grundlage für die Selbstliebe, aus der die bedingungslose Liebe geboren wird ....

Wenn man sich anschaut, wie zufrieden und liebevoll eine Katze sich mit ihrer Fellpflege beschäftigt, sich wohlig in der Sonne aalt, genussvoll den Bauch zum Kraulen entgegenstreckt, dann hat man ein Gefühl für die Selbstliebe.

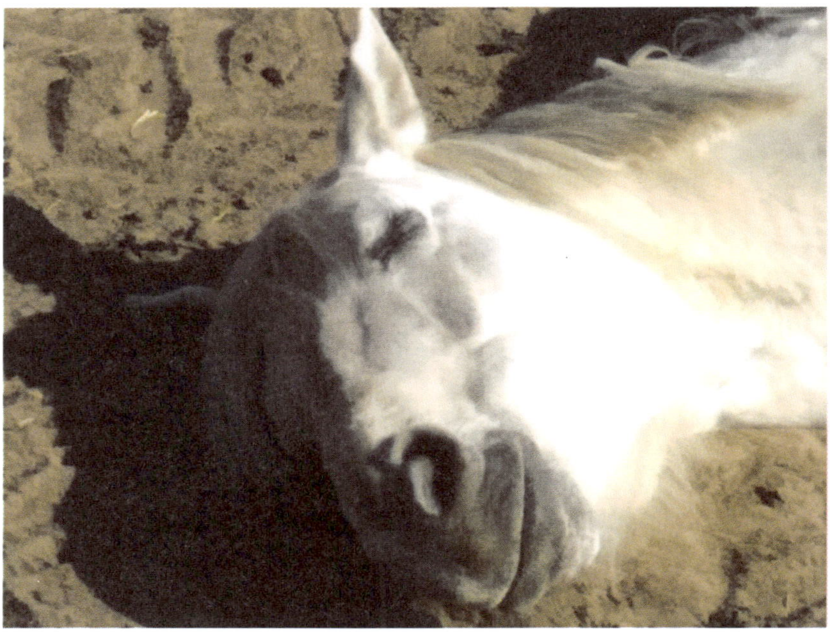

Sonnenbad
Foto: Katja Aach, Gütersloh, April 2020

Wenn ein Hund uns liebevoll und freudig begrüßt, egal wieviel Zeit vergangen ist …. er sich uns ohne Bedingung zeigt, egal, ob wir gerade schlecht drauf sind, wütend oder traurig …. dann können wir erkennen, wie selbstlos er in seiner Liebe ist ....
Selbst wenn er gerügt wird, ist er voller Liebe zu uns und möchte uns zeigen, wie sehr sein Herz für uns schlägt.

Wie oft hört man von den treuen Weggefährten, die uns selbstlos begleiten und uns ihre Liebe geben, egal was sie von uns bekommen.
Die Tiere sind oft so gutmütig und leisten, was wir von ihnen verlangen .... in Liebe …

Unsere Pferde, die uns tragen und alle erdenklichen Dinge für uns tun, obwohl sie solch eine Stärke in sich tragen .... sie könnten mühelos den Menschen zerstören, umrennen, mit einem gezielten Tritt töten ....
Doch sie tun es nicht. Sie sind im Frieden mit sich, liebevoll und gutmütig und versuchen zu erfüllen, was von ihnen gefordert wird.

Dabei maßt sich der Mensch an, sich dieses Tier zu unterwerfen, um diese Kraft und Stärke für sich zu nutzen ....
Wenn der liebe Gott es so gewollt hätte, so hätte er das Pferd mit Sattel auf die Welt gebracht!

Die Liebe in der Natur ist immer bedingungslos, denn kein Tier und auch keine Pflanze fragt, ob es richtig ist zu lieben oder ob das Gegenüber es überhaupt wert ist, geliebt zu werden ....

Mutter Erde gibt allen ihren Kindern das, was sie zum Leben brauchen. Sie fragt nicht, wer was vorweisen kann oder ob er es wert ist .... sie gibt und nimmt, in einem wunderbaren Gleichgewicht ....

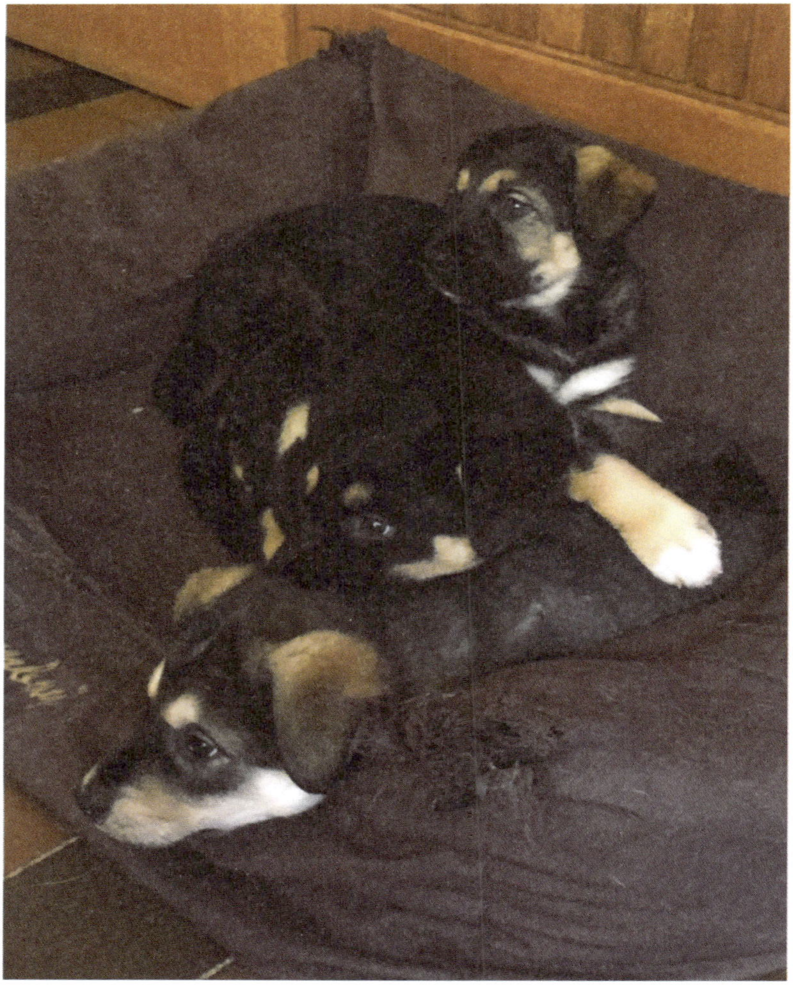

Geschwisterliebe

QUINTESSENZ ZUM GEBOT DER LIEBE

SELBSTLIEBE

Liebe ist das Annehmen der eigenen Schwächen und Stärken als die Ecken und Kanten, die uns einzigartig und unsere Seele im Außen sichtbar machen. Die Erkenntnis darüber führt in das Wissen, dass alles in uns vorhanden ist und nichts außerhalb von uns selbst gebraucht wird und führt somit ins Loslassen der darin begründeten Bedürfnisse.

IHRE GEDANKEN

2.

FRIEDEN

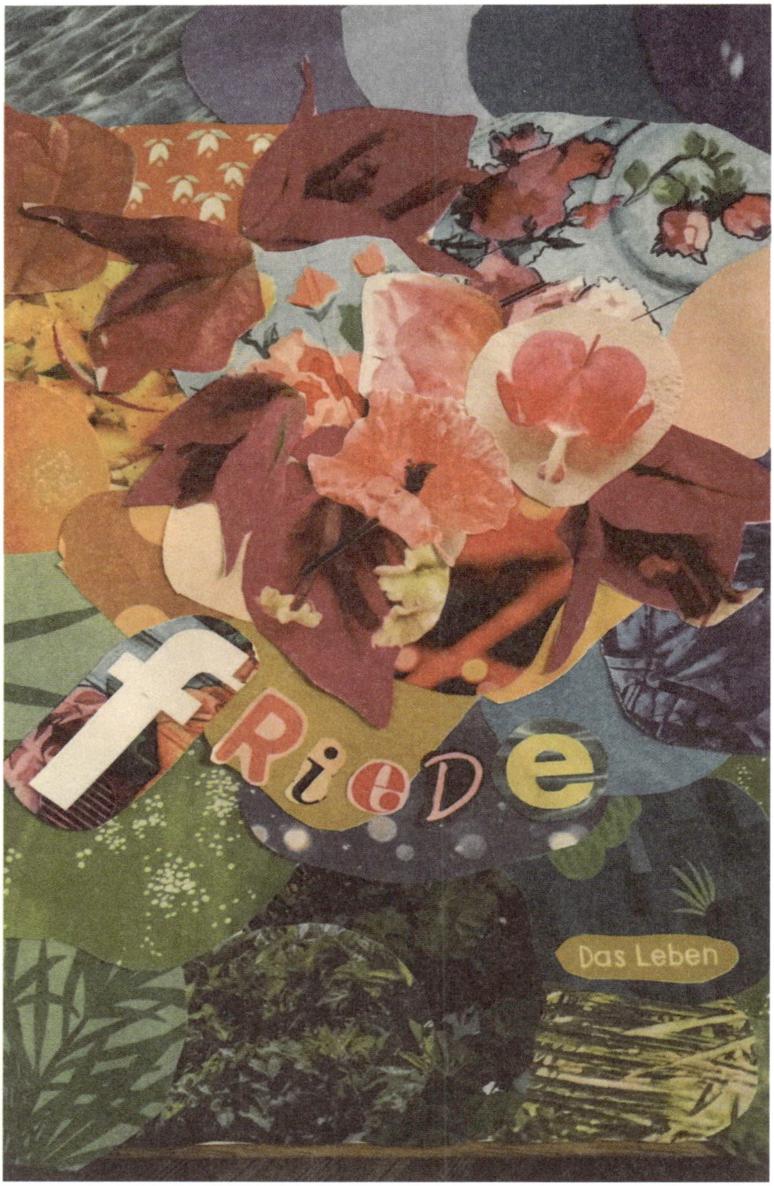

Katharina Fratzl, Wien, August 2019

KENNTNIS DES KRIEGES

FEINDBILD

GRENZEN

SICHERHEIT

INNERER FRIEDEN

ZUFRIEDENHEIT

ERFÜLLUNG

Der Frieden ist eines unser heroen Gesetze und bedingt, dass man das Gegenstück, den Krieg, (er)kennt. Um in den Kampf zu ziehen, benötigt man ein Feindbild, etwas, was bekämpft werden muss .... ohne Feindbild entsteht kein Kampf, ohne Kampf kein Krieg ....

Wer aber ist ein Feind? Warum ist er unser Feind? Warum wird er überhaupt für uns zum Feind?

Ein Feind ist ein Spiegel für unser Inneres .... er spiegelt unseren Selbstwert .... spiegelt unsere Selbstliebe, testet unsere Grenzen, unsere Sicherheit, unser Vertrauen .... prüft unsere Klarheit und Wahrheit .... erzeugt eine Resonanz in uns .... zeigt uns ein unerlöstes Thema, welches sich mit der Resonanz ein Gehör verschaffen möchte ....

Ein Feind ist für uns ein Machtkampf .... ist jemand, der in unsere inneren Grenzen eindringt .... jemand, der uns dominieren will, der uns zeigen will, dass wir keinen Wert haben .... der uns mit aller Gewalt zeigen will, dass wir unsere Grenzen nicht sicher haben.... dass wir unsicher sind, wer wir überhaupt sind .... nicht wissen, wo wir stehen und was wir dürfen .... dass wir nicht im Vertrauen sind und dass wir unseren Wert nicht gefunden haben ....

Sind unsere Grenzen sicher, signalisieren wir im Außen diese klare Grenze auch mit der Botschaft, dass wir es uns wert sind, dass respektvoll und achtsam mit uns umgegangen wird .... dass wir es uns wert sind, fair und liebevoll behandelt zu werden .... dass die Grenzen, die wir eingerichtet haben, respektiert werden .... dass wir es uns wert sind, für uns zu kämpfen ....

Wir signalisieren, dass, wenn es eng wird, wir diese Grenze sogar verteidigen und dafür sorgen, dass diese Grenze nicht fällt und achtlos überrannt wird .... dass wir sie verteidigen, notfalls mit allen Kräften und bis zum Ende.

Eine sichere Grenze wird geachtet, ein sicheres Wertesystem respektiert.

Was bedeutet also Frieden? Es heißt auf keinen Fall, dass man kampflos und mit Liebe alles ertragen muss, was da im Außen auf uns zu kommt, heißt nicht, dass man nicht kämpfen darf .... heißt nicht, alles zu erdulden und liebe Miene zum bösen Spiel zu machen .... heißt nicht, alles mit innerer Stärke und kampflosen Widerstand über sich ergehen lassen zu müssen!

Das Gesetz des Friedens verlangt demnach unbedingte Kenntnis des Krieges .... die Kenntnis des Kampfes... die Kenntnis der klaren Grenzen .... die Kenntnis der inneren Sicherheit .... die Kenntnis der Zufriedenheit .... die Kenntnis der Erfüllung ....

Aber wie kommt man nun in den Frieden? Wie findet man seinen inneren Frieden?

Der Weg dahin führt nur durch sich selbst ....
durch innere ZuFRIEDENheit .... durch den inneren Frieden ....

Jeder Mensch möchte etwas tun, was ihn zufrieden macht, was ihn im Inneren erfüllt .... jeder Mensch sehnt sich danach, seine Bestimmung, seine Berufung zu finden ....
Wir wollen durchs Leben gehen und uns gut fühlen, Freude haben, zufrieden sein und unseren Teil im großen Gefüge beitragen, unseren Platz einnehmen.
Wenn wir unseren Platz, auf dem wir richtig sind, gefunden haben .... um unsere Aufgabe wissen und diese mit Erfüllung leben .... fühlen wir, dass es genau DAS ist, weswegen wir leben, weswegen wir inkarniert sind ....

Ein Leben, ohne zu wissen, warum man lebt .... ohne seine Aufgabe im Leben zu kennen .... ohne seinen Platz im Leben gefunden zu haben .... macht den Menschen unzufrieden und SUCHEND .... macht eine innere Leere sichtbar, die keiner sehen darf .... ja, die man am liebsten selbst gar nicht sehen und fühlen möchte .... und so wird versucht, sie mit allem, was uns einfällt, zu füllen ....

Zum einen können das dann materielle Dinge sein ... Dinge, die der Mensch dann meint, unbedingt zu brauchen .... die dann gekauft, erworben, erkämpft, erobert und gestohlen werden ....
Doch das Seltsame ist: wenn man es erworben hat und sein Eigen nennt, reicht es nicht aus. Es kann die Sehnsucht in uns nicht stillen, und so suchen wir weiter und weiter .... gehen unseren Eroberungsfeldzug weiter, in der Hoffnung mit dem nächsten Besitz die innere Ruhe und Zufriedenheit endlich zu finden ....

Zum anderen versuchen wir aber auch, unsere seelische Leere zu füllen, unsere Lieblosigkeit, unseren geringen oder gar nicht vorhandenen Selbstwert zu erlösen ....
Und so sind wir auf der Suche nach Menschen, die uns Liebe, Wertschätzung, Anerkennung geben .... Menschen, die uns auffüllen ... uns bereitwillig etwas geben von dem wir brauchen .... in der Hoffnung uns dann geliebt, wertvoll und verwurzelt zu fühlen ... angekommen an unserem Platz, auf den wir gehören ....

Beide, materielle und emotionale Ebene, liegen jedoch IN UNS, in unserem Herzen, und können nur durch uns selbst aufgefüllt werden .... nur durch uns gelebt werden ....
Diese Ebenen können nicht mit Dingen im Außen aufgefüllt werden .... diese Dinge können uns zwar scheinbar beruhigen .... zumindest für einen Moment .... sie können uns sogar suggerieren, dass wir zufrieden sind .... Scheinbar ....
Doch sie verschleiern nur unseren Blick auf uns selbst, lassen die innere Stimme, die da ruft und nach Beachtung schreit, etwas leiser werden oder auch kurzfristig verstummen, denn erst einmal ist ja etwas da, was uns gegeben wird .... und von dem wir glauben, die Leere in uns „wegmachen“ zu können ....

Der Kopf beruhigt uns dann und versucht uns glauben zu machen, dass wir aufgefüllt wurden mit diesen Dingen und zufrieden sein können .... doch das Herz ist untrüglich und schon bald wird es weiter rebellieren.... bis es erhört wird ....

Die emotionale Ebene des Friedens ist eng mit der bedingungslosen Liebe verbunden. Die bedingungslose Liebe gibt uns durch die Bedingungslosigkeit die Kraft in die Erfüllung und die innere Zufriedenheit zu gelangen, indem wir uns lieben lernen und darüber erkennen wer wir sind ....
Emotional suchen wir immer das, was wir im Inneren noch nicht erlöst haben .... wir suchen es jedoch nicht in uns selbst, sondern meinen, es im Außen finden zu können .... Es scheint uns, als würden wir es von anderen bekommen können, wir suchen es nicht bei uns - da wäre alles vorhanden!
Nein, denn dazu müssten wir uns selbst betrachten, auf uns schauen, innehalten, in uns hineinhorchen, uns selbst erkennen, uns reflektieren und uns lieben .... doch davor haben wir Angst!
Angst etwas zu sehen, was wir nicht sein wollen (dürfen), weil unser geprägtes Wertesystem es ausschließt .... etwas, was uns in unseren Augen schrecklich macht .... etwas, weswegen uns andere zurückweisen .... was uns nicht liebenswert erscheinen lässt ....
Wir haben Angst davor, zu erkennen, dass wir einzigartig sind .... und Einzigartigkeit heißt, dass wir ANDERS sind! Und Anderssein grenzt aus .... trennt uns von anderen ab .... macht uns eigenständig .... und wenn man eigenständig ist, ist man selbst für sich verantwortlich!
Eigentlich etwas Wunderbares, jedoch durch die Prägung unseres Zeitgeistes ein Kriterium für den Ausschluss aus der Gesellschaft ....

Nein, wir suchen es nicht bei uns, wir suchen es bei anderen Menschen, im Außen... .... und übergeben die Verantwortung an einen anderen Menschen, der dann dafür verantwortlich ist, uns Liebe, Wertschätzung, Frieden oder was auch immer zu geben!

Es ist ja auch viel einfacher, etwas von jemandem zu verlangen, was der uns geben muss .... genauso, wie es einfacher ist, jemand anderem die Schuld für irgendetwas zu geben .... immer einfacher, als die Schuld selbst tragen zu müssen .... oder sich selbst mit der nötigen emotionalen Nahrung zu versorgen.

Beides nimmt uns aus der Eigenverantwortung und führt uns gleichzeitig in die Abhängigkeit ....

Durch die Abgabe der Eigenverantwortung sind wir immer abhängig .... abhängig vom Außen und angewiesen auf andere .... und unser Ego sagt uns, es ist richtig so .... schließlich ist es viel einfacher, jemand anderem die Schuld für etwas zu geben, was uns passiert!

Wenn wir aus der Eigenverantwortung gehen, müssen wir dafür nicht diese unglaubliche Verantwortung tragen, selbst für unser Schicksal, für unseren Weg, verantwortlich zu sein!
Eine wunderbare Ausrede um ein Opfer zu werden, nichts dafür zu können, was einem passiert .... und das Mitleid als Seelenbalsam einfordern zu können ....

Die emotionale Ebene in uns erlöst sich immer über die Selbstliebe und den Selbstwert ....

Wenn wir uns selbst erkennen, erkennen mit all unseren Stärken und Potentialen .... erkennen welcher Wert in uns verankert ist und bereit sind, ihn zu leben ... dann brauchen wir keine Leere auffüllen, denn wir sind erfüllt mit uns selbst ....

Die materielle oder physische Ebene ist unser schöpferischer Geist .... unser Selbst-Ausdruck, der unsere innere Schönheit im plastischen Außen zeigen möchte ....
Unsere Schöpferkraft die gelebt und gesehen werden möchte... indem wir das, was unsere Fertigkeit ist, nach außen tragen ....
Es sind Ideen und Vorstellungen aus unserem Inneren, die unser schöpferischer Selbstausdruck in die Materie transformiert. Mag das ein geistiges Gut sein, welches in Form von Vorträgen, Schriften, Büchern, Gedichten, Botschaften weitergegeben wird. Oder mag es sein, dass etwas Physisches seinen Ausdruck in der Materie finden möchte .... dass etwas erbaut, erschafft, erzeugt werden möchte...
Diese Zufriedenheit, die sich in uns ausbreitet, wenn man ein (selbst-) erschaffenes Werk betrachtet, ist es .... dieses innere Gefühl der Zufriedenheit, weil etwas den Platz gefunden hat, auf den es gehört und wo es seine Aufgabe erfüllen kann ... wo es gesehen wird und wahrgenommen wird und neue Impulse setzen kann ....

Diese Zufriedenheit ist es, die uns erfüllt, wenn wir diesen Teil in uns aus der Quelle ans Licht bringen .... aus dem Herzen tief in uns in die schöpferische Materie ....
Diesen Teil in uns nicht klein zu halten und zu unterdrücken oder sogar in falsche Bahnen zu lenken, die sich dann oftmals gegen uns selbst richten, selbstzerstörerisch werden .... sondern ihm den Weg in die Erfüllung zu zeigen .... ist unsere Aufgabe.

Etwas, was in uns schlummerte und seinen Weg gehen möchte, wie ein Kind, welches geboren werden möchte und sich seinen Weg bahnt... ein geistiges Kind .... welches nun endlich hervorgebracht wird .... genauso wie auch ein physisches Kind nur einen Weg auf die Erde hat: den Weg ins Leben .... so geht auch der Weg für unsere geistigen Kinder nur durch das Hervorbingen in die Erfüllung ....

Seine Erfüllung zu finden und sie zu leben, ist ein tragendes Gefühl, eine Zufriedenheit im Herzen.
Unser Herz ist ERFÜLLT von dem, was wir tun .... von dem, was unser Herz in Schwingung versetzt ....
Wenn wir also die emotionale und physische Ebene ausfüllen, ist unser Herz also nicht mehr leer, sondern angefüllt mit der Seelennahrung, die unser Herz nährt ....

Der Weg in die Erfüllung seiner selbst, ist somit der Weg in den inneren Frieden, in die ZuFRIEDENheit.

Würde jeder Mensch den Blick auf sich selbst richten, wieder lernen sich selbst zu fühlen und auf sich zu achten, seine Grundbedürfnisse zu stillen und für sich zu sorgen, seine Entscheidungen aus dem Bauch heraus, nur für sich selbst zu fällen .... um dann aus der Liebe im Inneren hervorgebracht seine Fähigkeiten und Stärken zu leben und wieder bedingungslos geben zu können .... dann würde so viel weniger Neid und Missgunst und Gier auf dieser Welt herrschen ....

Doch stattdessen richten wir den Blick auf den anderen, der etwas hat, was ich nicht habe .... ohne zu wissen, dass der Vergleich meiner selbst mit anderen immer in den Mangel führt…!

Wer im Mangel ist, wertet sich selbst ab, leidet und kommt somit in die Verlustangst .... und Angst ist immer der Motor der Ego-Bedürfnisse ....
Unser Ego suggeriert uns dann, dass wir unbedingt dies oder jenes zum Leben brauchen, ohne diese Dinge nicht leben können und die Angst, nicht weiterleben zu können, es nicht zu erhalten, nicht zu bekommen, nicht zu finden .... zerstört unser Gefühl für Menschlichkeit .... zerstört unser Herz…

Ein Mensch der seinen Selbstwert integriert hat, der in seiner Selbstliebe lebt, der Grenzen setzen kann und sie sichert, der seine eigenen Ecken und Kanten lieben gelernt hat, der sich nicht vergleichen muss, um sich wertvoll zu fühlen, der sich nicht im Äußeren bemessen lässt ..... dieser Mensch hat den Mangel besiegt und lebt in seiner Stärke und seinem Rhythmus .... in seinem Herzen .... in seiner Einzigartigkeit und mit all seinen verfügbaren wundervollen Potentialen ....

Er weiß sich schöpferisch auszudrücken .... weiß um seinen Wert .... weiß, wer er ist und wohin er gehört .... weiß um seine Aufgabe und um seinen Platz im Leben ....

Er ist im FRIEDEN angekommen ....

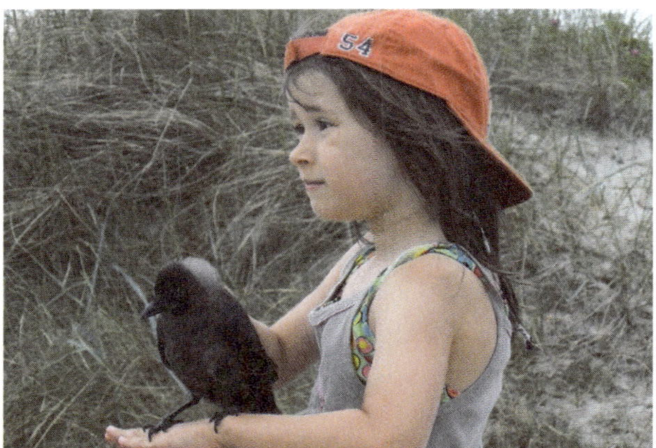

DER FRIEDEN IN DER NATUR

Wenn man die Natur betrachtet, so sieht man einen Frieden, der wegweisend ist, vorbildlich für das Wachsen und Werden des Lebens.
Kein Tier in der Natur käme auf die Idee, nur des Krieges willens zu kämpfen. Kein Tier käme auf die Idee, dem anderen etwas zu neiden. Es ist ein vertrautes Miteinander. Wenn die Grundbedürfnisse, die elementaren Bedürfnisse, gestillt werden müssen, dann wird Nahrung gesucht und gefressen, ob das nun pflanzliche Nahrung oder tierische Nahrung ist.
Die Erde stellt alles zur Verfügung was wir benötigen.

Betrachtet man eine Herde Rehe, die friedlich grasend auf einer weiten Fläche miteinander Schritt für Schritt vorwärts gehen, so sieht man niemals, dass ein Reh die Weidefläche eines anderen Rehes beansprucht. Jeder für sich nimmt das, was er zum Leben benötigt. Und lässt dem anderen neben sich das gleiche Recht ....
Kein Reh hortet das Gras und missgönnt es einem weiteren .... wenn wenig da ist, wird das wenige genauso in der Herde geteilt, wie wenn es im Überfluss vorhanden ist. Man hungert gemeinsam und teilt was da ist .... denn nichts ist in der Natur schlimmer für ein Herdentier, als wenn man seine Herde verliert, ausgeschlossen wird oder allein auf sich gestellt ist. Die gesellschaftlichen Bande, Familienbande, zählen in der Natur mehr als der Besitz .... Das Zusammenspiel all der vielen Puzzleteile in der Natur ist jedem Individuum bewusst ....
Nur der Mensch erhebt sich selbst über dieses Wissen ....
Jedes Tier weiß, wenn ich nicht mehr Teil meiner Herde bin, werde ich viel schneller zur Beute, als wenn ich in der Gesellschaft geschützt und integriert werde ....
Auch ein Raubtier hat sein Rudel, seine Gemeinschaft. Es herrscht eine Hierarchie, in der jedes Mitglied seinen Platz mit den entsprechenden Aufgaben bekommt. Keiner wird ausgeschlossen, jeder hat eine Aufgabe und muss mitarbeiten .... Und niemals frisst der Rudelführer die Beute allein .... bis zum letzten Glied des Rudels wird geteilt und übriggelassen .... Und wenn es im Kampf nötig ist, wird auch das schwächste Mitglied des Rudels verteidigt und beschützt ....

Aber auch ein Raubtier würde nie töten, um des Tötens willen.
Es jagt und tötet, um die Elementarbedürfnisse zu stillen und sein Rudel zu versorgen ....
Niemals jedoch nur um zu töten!
Es jagt auch nicht um sich Reserven anzuschaffen oder daraus Profit zu schöpfen oder um im Konkurrenzkampf andere zu zerstören ....
In Zeiten der Dürre sieht man Raubtier und Beute friedlich an einer Wasserstelle zusammen trinken, wohlwissend, dass keiner ohne den anderen existieren kann .... es herrscht ein friedliches Nebeneinander und es ist, als hätten Raubtier und Beute eine Waffenruhe vereinbart.

Begegnen sie sich auf anderer Ebene, wird die Beute wieder zur Jagd freigegeben, jedoch nicht an der Wasserstelle, die für das gemeinsame Überleben wichtig ist.

Auch wenn das Raubtier satt ist, wird es nicht jagen, nur weil eine Beute auftaucht. Im Gegenteil, die Beute weiß ganz genau, wann es vor dem Jäger fliehen muss und wann er satt ist und keinerlei Interesse an der Jagd hat ....

So schließt sich der Kreislauf der Natur, indem alle füreinander sorgen und das Gefüge achten und friedvoll miteinander leben!

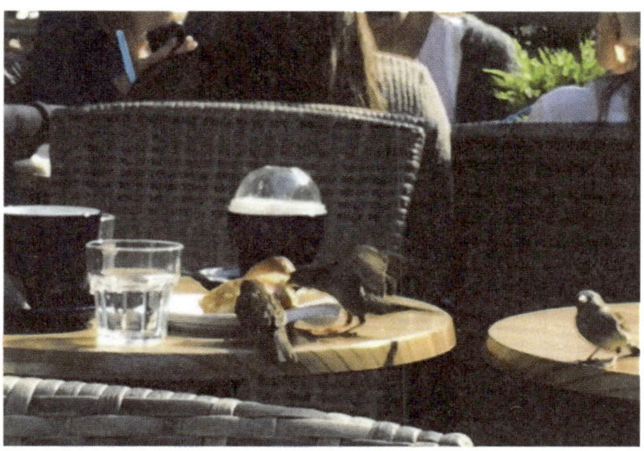

Friedvolles Miteinander

QUINTESSENZ ZUM GEBOT DES FRIEDENS

ANKOMMEN

Frieden ist die Kenntnis der eigenen Grenzen und die innere Erfüllung im SEIN über unsere Einzigartigkeit. Es ist das Ende einer Reise auf der Suche nach sich selbst. Frieden ist Leben und Entfaltung des Herzens und Ankommen in dem Tempel der Menschlichkeit.

IHRE GEDANKEN

3.

DANKBARKEIT

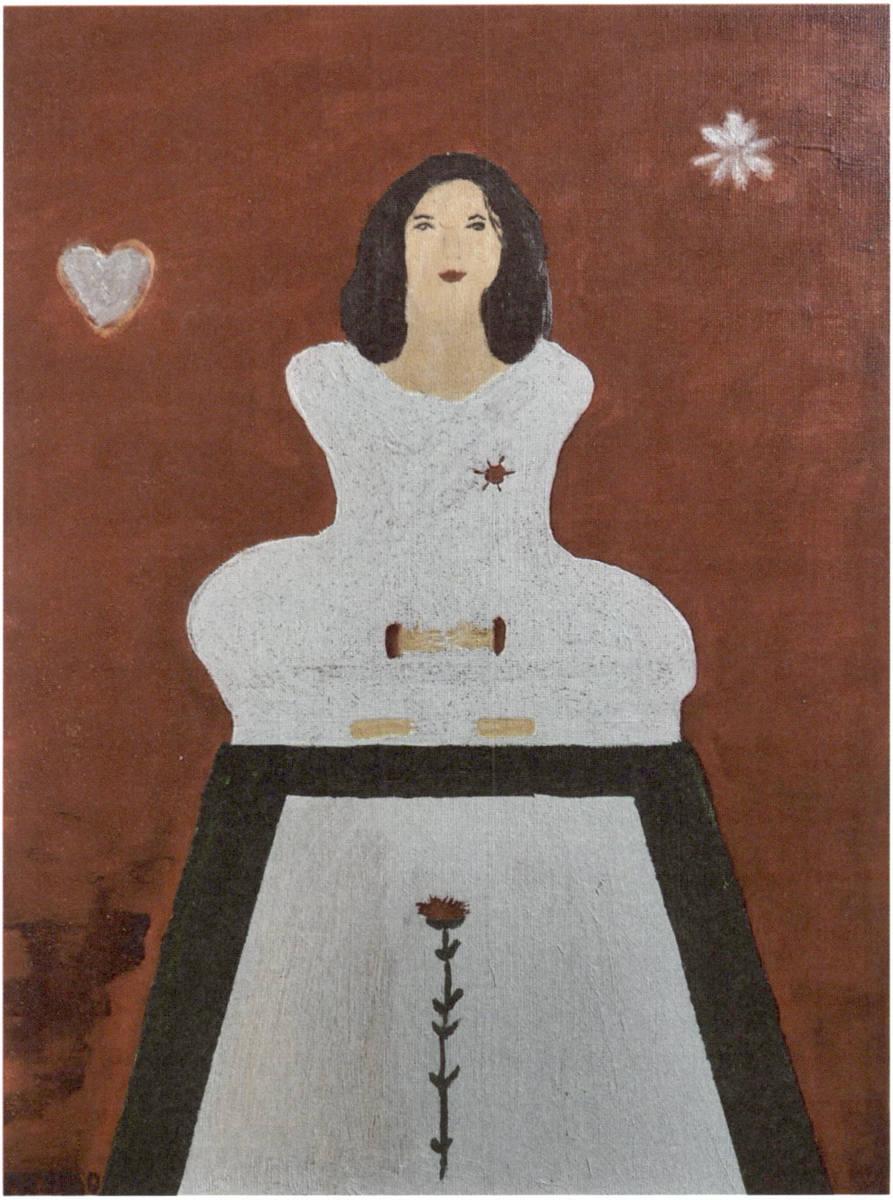

Michaela Hölzl, Steinhagen, März 2020

JA ZUM LEBEN

WAHRNEHMUNG

SELBSTFÜRSORGE

ACHTSAMKEIT

ERKENNTNIS

SELBSTWERT

INNERER FRIEDEN

Ein Leben geschenkt zu bekommen ist nicht selbstverständlich, dessen sollten wir uns vor allem anderen bewusst sein. Dieses kleine Wunder .... wenn aus Eizelle und Samen ein neues Leben entsteht, welches 9 Monate reifen darf, geborgen und behütet im Mutterleib .... und dann das Licht der Erde erblickt und SEIN darf ....

Leider haben das viele von uns vergessen und gehen durch das Leben als wäre es eine Höchststrafe .... als müsste es abgearbeitet werden, als müssten die Parameter und Kennzahlen erfüllt werden, um dann am Ende endlich in den wohlverdienten Tod zu fallen und zur Ruhe zu kommen .... schrecklich dieser Gedanke!

Alles ist so anstrengend .... kein Lachen und keine Freude mehr .... für alles muss man arbeiten .... nichts wird einem geschenkt .... ständig bekommt man Steine in den Weg gelegt .... ständig will jemand etwas von einem .... alles ist schwer .... keine Leichtigkeit mehr .... man muss nur noch funktionieren um jeden Preis ....

Diese Wahrnehmung steht im Vordergrund!

Sicher auch aus dem Hintergrund heraus, dass es unserem Zeitgeist entspricht, der sich immer hereditär vererbt, das heißt, zeitlich versetzt und wir somit den Zeitgeist der Kriegs- und Nachkriegsgeneration tragen, die funktionieren musste ....
Damals waren keine physischen Werte mehr vorhanden, man musste aufbauen und physische Werte schaffen. Es war keine Zeit für Müßiggang und Faulenzen, für Kultur und Bildung ....
Doch wir leben heute im Überfluss, es ist von allem genügend da und trotzdem kann man nicht aufhören zu funktionieren, denn das wird schließlich erwartet!
Die Orientierung einzig und allein auf das Materielle ausgerichtet ....

Wir machen weiter und weiter, können nicht innehalten und auftanken, denn es muss weiter gehen... noch mehr, noch weiter, noch größer, noch schneller ....

Unser Zeitgeist, den wir als Kinder geprägt bekommen haben, und somit unsere Gesellschaft, verlangt ein Funktionieren um jeden Preis und wir begeben uns in die Opferrolle und meinen, die Verantwortung für die Gesellschaft, für unser Umfeld tragen zu müssen ....
Wir meinen, uns aufzuopfern, so dass es unserem Umfeld ja nur gut geht! Uns auszupowern, um ja allen gerecht zu werden .... und keinen Moment für uns selbst und des Innehaltens übrig zu haben ....
Dabei sind wir auf diese Erde gekommen, um Erkenntnis zu erlangen, um uns SELBST zu erfahren, um zu fühlen und zu lernen .... um zu LIEBEN und zu SEIN! Es geht nur um uns selbst, das ist unsere Lebensaufgabe!

Wie erlange ich nun Dankbarkeit? Was muss ich dafür tun?

Wahrnehmen! Und zwar sich selbst! Wahrnehmen, was brauche ich, um mich gut fühlen zu können. Wahrnehmen, was brauche ich für meine Entwicklung?

Zuallererst stellt sich somit die Frage: nehme ich dieses wundervolle Geschenk an? Nehme ich mein Leben an? Bin ich bereit zu leben?

Um wieder in Ihrem Herzen die Dankbarkeit zu finden, ist diese Entscheidung unabdingbar .... zu entscheiden, ja zu sagen, zum Leben ....
„Ja, ich möchte dieses Leben leben .... !"
Denn wenn ich das Leben ablehne, dann lehne ich mich selbst ab und kann niemals gesund werden und in Liebe und Dankbarkeit leben ....

Wie viele Menschen gibt es mit Allergien? .... soooo viele. Haben Sie sich mal gefragt welche Botschaft der Seele dahinter steht? Es ist eine Ablehnung der Dinge, die wir zum Leben brauchen .... also eine Ablehnung, das Leben zu führen, welches uns geschenkt wurde .... eine Ablehnung der lebensnotwendigen Dinge!
Der Dinge, die uns eigentlich Kraft und Energie schenken sollen, wie zum Beispiel Nahrungsmittel oder Bäume oder Gräser oder Blumen, die uns nähren und wachsen lassen sollen und uns gesund halten .... all diese Dinge werden abgelehnt, indem der Körper sich weigert sie anzunehmen, ja sogar dagegen das Kriegsregiment in den Kampf schickt!

Unser Schutzsystem, unser Immunsystem, welches uns eigentlich beschützen und sicher bewahren soll, richtet sich gegen uns selbst! .... gegen die Dinge, die uns guttun sollten! Es richtet sich gegen die Natur, die unser Elixier darstellt, woraus wir Sauerstoff und Seelennahrung erhalten ....

Wenn ich nicht begreifen kann, dass es ein wundervolles Geschenk ist, leben zu dürfen und dankbar bin für dieses Leben, wie soll ich dann leben können, mit all den Dingen, die es lebenswert machen?
Wenn wir uns entschieden haben, das Leben anzunehmen und es zu leben, so wie wir es uns in den Seelenplan geschrieben haben, dann fängt das Leben an .... in Dankbarkeit ....

Es beginnt im Detail! Es liegt in diesen vielen kleinen Dingen, die uns Freude bereiten, die uns guttun, die unser Herz schneller schlagen lassen und uns einen warmen Strom durch unseren Körper fühlen lassen ....
Dankbar zu sein, dass man auf dieser Erde die Möglichkeit hat, all diese Erfahrungen zu sammeln ....

Zu sehen, was für wundervolle Dinge uns umgeben und sie wahrzunehmen und zu schätzen .... es sind die kleinen Dinge des Lebens .... die Momente des Glücks .... das Innehalten im Herzen .... das Staunen über die Wunder die uns umgeben ....die Neugierde hinter die Dinge zu schauen und zu erfahren ....

Fühlen Sie wie ein Kind, welches alles neu entdeckt .... die Erde neu entdeckt .... alles ist interessant .... alles ist unbekannt .... und man muss genau hinschauen, um es bewusst sehen zu können .... sich eine Minute lang Zeit nehmen, um es auf die Sinnesorgane wirken zu lassen ....

Doch es ist immer eine Sache der Prioritäten! Sich wieder Zeit für sich selbst zuzugestehen, sich 5 min zu stehlen, um bei sich selbst zu sein, das kann jeder leisten! Die Frage ist: ob man es sich wert ist!

Und damit sind wir beim Selbstwert ....

Welchen Wert habe ich vor mir selbst…?
Was bin ich in meinen Augen wert? Bin ich überhaupt etwas wert?

Dazu muss ich erkennen, wer ich bin, was ich bin und welche Aufgabe, welche Bestimmung mein Leben ausmacht ....

Selbstwert heißt nicht umsonst SELBST-WERT ....

Die eigene Messlatte anzulegen, zu messen und zu erreichen, liegt ganz allein bei uns selbst. Kein anderer kann festlegen, wo mein Selbstwert liegt. Doch leider lassen wir uns alle bestimmen von äußeren Messlatten, die an uns gelegt werden und nach denen wir uns dann ausrichten. Wir meinen nur wert zu sein, wenn andere für uns Ziele aufgestellt haben, wir uns daran orientieren können und wir damit messbar werden .... messbar, welchen Wert wir haben ....
Wir meinen dann, diese Ziele erreichen zu müssen, meinen, uns damit gut fühlen zu können, denn wir wurden ja als gut gemessen .... oder auch uns als wertlos zu degradieren und schlecht zu fühlen, wenn wir den angelegten Maßstab nicht erfüllen können ....

Wie anmaßend ist doch die Menschheit, ein Wertesystem zu erschaffen, in welches alle gepresst werden .... alle reinpassen müssen .... welches an alle angelegt wird und nach dem geurteilt und verurteilt wird ....
Sich über andere zu erheben und zu (ver-)urteilen, Richtlinien und Maße festzulegen und diejenigen auszugrenzen, die aus dem aufgestellten Raster fallen .... ist hier die Ungeheuerlichkeit .... anstatt das riesige Potential als Maßstab jedes Einzelnen zu sehen .... anstatt die Verschiedenheit als Erkenntnis- und Entwicklungsmöglichkeit zu begreifen ....
Wie anmaßend ist doch der Mensch, sich selbst über andere zu erheben, indem er seine eigene Messlatte an andere legt und sie damit bemisst .... sie damit beurteilt und wertet ....
Indem er sich selbst vergleicht und meint, sich mit seinem Wert zu erheben und zu beweisen .... indem er seine eigene Wertigkeit und damit seine Messlatte als Maß der Dinge festlegt, wird er übergriffig und geht automatisch in die Macht und Manipulation .... und bringt den anderen in den Mangel ....

Macht und Manipulation jedoch versucht nur die eigene Wertlosigkeit zu verdecken. Indem man andere klein macht, kleiner als man selbst, kommt eine scheinbare Größe hervor ....
Das dies nicht real ist, versteht sich von selbst, denn kein Mensch ist mehr oder weniger wert als ein anderer .... der Mensch ist immer wert, gleich wert ....
Drückt jedoch der eine, der in der Macht lebt, den anderen in den Mangel und damit in die Wertlosigkeit, verschiebt er das Verhältnis der Wertigkeiten ....
Er kann nicht mehr wert sein und ist nicht mehr wert als der andere, doch indem er seinen Maßstab anlegt und diesen als Maß der Dinge festlegt, bleibt er auf seiner Linie der Wertigkeit und drückt den anderen weit weit unter sich .... damit entsteht für ihn die Größe, resultierend aus der Macht, die er ausübt ....
Lässt sich der andere vergleichen und nimmt die fremde Messlatte als seine eigene, bringt er sich automatisch in die Wertlosigkeit .... in den Mangel ....

Man hat immer die Wahl ....

Zu erkennen, dass es gar nicht die eigene Messlatte ist, die da als Absolutum dargelegt wird .... zu erkennen: „dies ist gar nicht mein Thema“ .... „dies ist nicht mein Format“ .... das ist die Lösung!

Ist der eigene Wert erkannt und, was noch viel wichtiger ist, dieser auch gelebt, indem man sich selbst WERTschätzt .... ändert sich die Blickrichtung .... sie ist nicht mehr auf das Defizit ausgerichtet, nicht mehr auf den Mangel .... sondern auf die Stärken und Potentiale in uns und um uns herum .... so fällt der Blick im Außen auf all die wertvollen Dinge, die man plötzlich wahrnehmen kann, wenn man aus dem Mangel herauskommt und in seinem neuen Wertesystem ankommt. Auf all die kleinen Dinge, die das Leben lebenswert machen .... und diese Wahrnehmung - nämlich des eigenen Wertes und damit des Wertes um uns herum .... erst diese Wahrnehmung ermöglicht uns zu erkennen, welch ungeheuren Wert es für uns hat .... dann kann man es WERTschätzen…
Hier beginnt die DANKBARKEIT ....

DIE DANKBARKEIT IN DER NATUR

Die Natur ist grundsätzlich dankbar, denn sie zweifelt niemals an ihrem Wert, an ihrer Daseinsberechtigung.
Sie regelt sich selbst über den Rhythmus des Lebens ....
Das heißt, nach der Dürre kommt wieder die Flut, nach der Dunkelheit das Licht, nach der Kälte die Wärme ....
Die Jahreszeiten gehen ineinander über und jedes Individuum kennt den Ablauf und passt sich an ....
Und alles hat seine Berechtigung. Alles regelt sich in einem Rhythmus, dem das gesamte Leben unterworfen ist.

Da unsere Natur im Hier und Jetzt verankert ist und sich nicht über das Ego hinterfragt und im außen platziert, lebt alles nach den rhythmischen Wiederholungen.
Angefangen von den Tagesrhythmen, über Monatsrhythmen und schließlich Jahreszeitenrhythmen.
Der Körper ist dem Erdrhythmus angepasst und mit dem Bauchgefühl und Instinkten erkennbar und damit steuerbar.

Die Tiere verlassen sich auf ihre Instinkte, auf ihr Bauchgefühl und leben es ....

Jedes Tier sucht sich in der Nacht einen Schlafplatz und erholt und regeneriert sich. Jeden Morgen ist die Freude groß, dass es wieder Licht wird und die Kraft in den Tag gegeben werden kann.
Jedes Tier ist dankbar für seine Nahrung, ob der Pflanzenfresser über eine üppige Weide oder der Fleischfresser über ein großes Stück Beute.

Sind die Grundbedürfnisse gestillt, ist jedes Tier in einer dankbaren Zufriedenheit mit sich und seinem Leben.

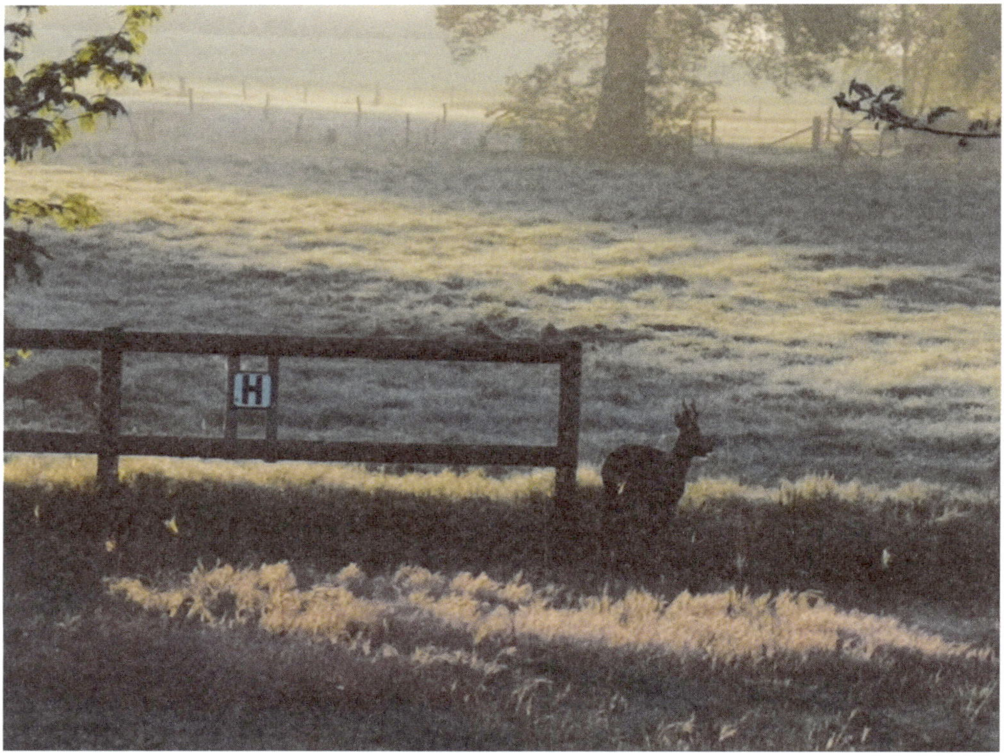

Morgenerwachen
Foto: Dr. Peter Borgmann, Osnabrück, April 2020

Besonders deutlich kommt die Dankbarkeit bei unseren Haustieren oder den Tieren im Tierschutz zum Ausdruck, die beispielsweise nie ein Dach über den Kopf hatten oder aus schlechter Haltung kommen.
In freier Natur sind die Wildtiere zufrieden, denn sie haben ihr Gefüge und sind verwurzelt. Doch unsere Haustiere sind mit uns verwurzelt.

Die Domestikation des Tieres hat nicht nur schöne Seiten für unsere Tiere gebracht. Wie oft kommt es auch heute noch vor, dass der Mensch durch seine anmaßende Art sich berechtigt fühlt, Tiere zu misshandeln ....

Trotz allem, was viele von ihnen erleben, sind sie oft noch in der bedingungslosen Liebe und bereit, zu verzeihen ....
Sie sind dankbar, für die Hilfe und Rettung aus dieser Situation, ohne zu verurteilen und zu hadern, dass es auch der Mensch war, der sie in diese Situation gebracht hat ....
Sie sind dankbar für unsere Nähe, bedeutet es schließlich auch die Gemeinschaft und Sicherheit für sie.

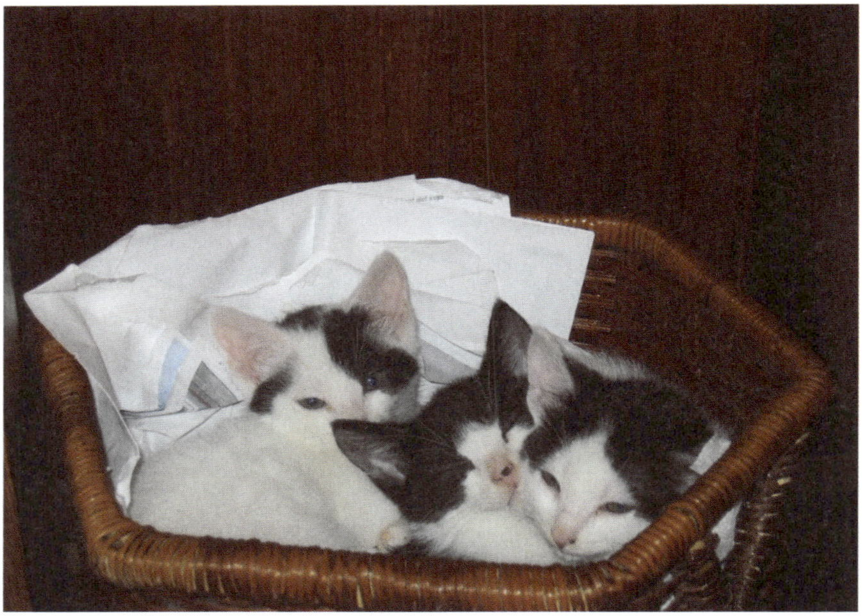

Dankbarkeit für Wärme, Nähe, Schlafplatz, Schutz, Verbundenheit

QUINTESSENZ ZUM GEBOT DER DANKBARKEIT

ANNEHMEN

Dankbarkeit begründet sich in der Erkenntnis, dass jedes Leben ein Wunder und keine Selbstverständlichkeit ist. Dankbarkeit ist Annehmen der eigenen Wertigkeit, gemessen an unserer ganz persönlichen Messlatte und damit der Lebendigkeit in uns, welches ein Geschenk der Menschlichkeit ist.

IHRE GEDANKEN

4.

VERTRAUEN

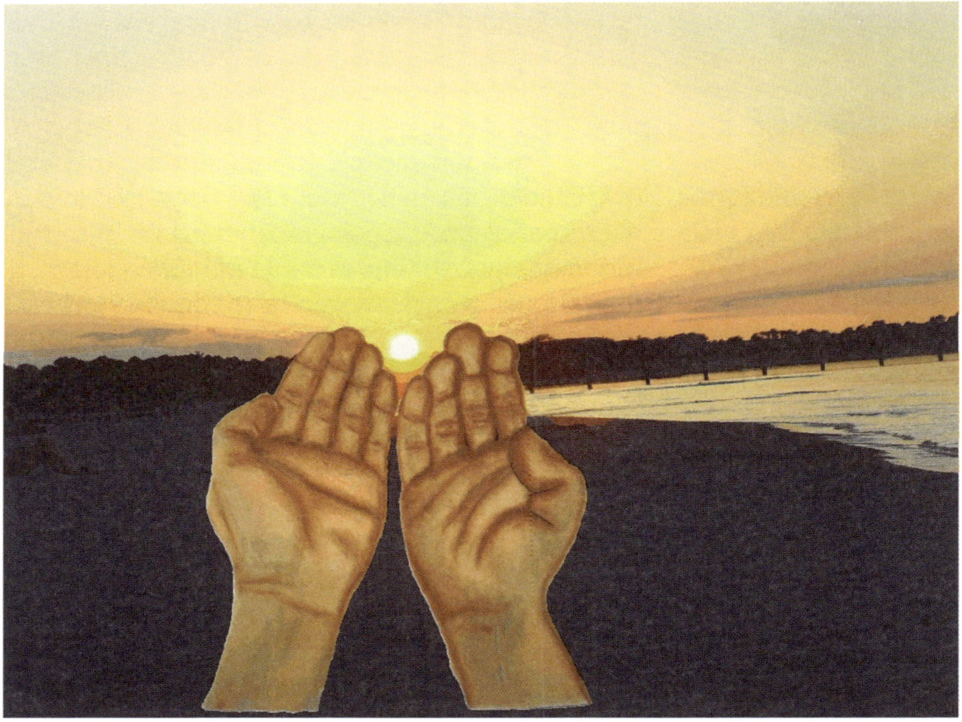

Gunda Thieme, Herzebrock, Februar 2020

LOSLASSEN

INNERE SICHERHEIT

FRIEDEN

DANKBARKEIT

SELBSTWERT

SELBSTLIEBE

ANNEHMEN

Völlig konträr zu dem, was sich die meisten Menschen unter Vertrauen vorstellen, beinhaltet das Gebot des Herzens VERTRAUEN in allererster Linie das LOSLASSEN ....

Viele verbinden mit der Begrifflichkeit Vertrauen eine Sicherheit, eine Kontrolle, die alles im Griff hat, einen Schutz, dass einem nichts passieren kann, denn wenn nichts passiert, dann ist man ja auch sicher .... „dann kann man Vertrauen haben" ....

Nein! Vertrauen ist kein statischer Zustand! Im Gegenteil, es ist das Flexibelste was wir kennen ....

Vertrauen ist an kein Sicherheitssystem gebunden, zumindest an kein Äußeres .... Vertrauen kann man mit keinem Sicherheitssystem der Welt aufbauen und erlangen, mit keiner noch so übergreifenden Kontrolle und Absicherung aller Eventualitäten.

Vertrauen kann nicht im Kopf erzeugt werden, es kommt nur aus dem Herzen .... es kann nicht mit Gedanken erzeugt werden, sondern es ist nur fühlbar .... man muss es in sich fühlen können .... diese Sicherheit in einem, dass man gut aufgehoben ist und all das, was uns begegnet zu unserem Besten beiträgt.

Überlegen Sie doch mal, kein noch so sicher ausgetüfteltes Sicherheitssystem der Welt kann Ihnen die innere Ruhe geben, sich sicher zu fühlen, egal, welche Statistiken dieses Sicherheitssystem erfüllt, egal wie hochprofessionell es ist .... die Unsicherheit und Zweifel bleiben, weil dieses komische, mulmige, ungute und unkontrollierbare Gefühl im Bauch nicht weg geht .... weil das Herz nicht überzeugt ist und damit das Vertrauen und die innere Sicherheit fehlt ....

Selbst unser Verstand weiß, dass es niemals hundertprozentige Sicherheit gibt und sofort wertet der Kopf dieses Gefühl in uns als die einprozentige Möglichkeit, dass es doch in unserem speziellen Falle vielleicht schief gehen könnte ....

Egal welches Sicherheitssystem wir betrachten, ein solches System kann nur den Kopf und unseren Verstand beruhigen, denn dieser misst sich an Kennzahlen und Rationalität .... und verlässt sich auf die logischen Erklärungen ....

Dann kommt unser Ego hervor, welches uns einredet, alles zu kennen und zu wissen .... denn der Verstand hat ja alles geprüft und logisch eingeordnet.
Es redet uns dann die Situation schön, es sagt dann auch immer wieder zu uns in Gedanken: „Du bist absolut sicher!“ .... „Was soll passieren?“ .... denn ... und dann führt es alle möglichen rationalen Erklärungen an... „denn schließlich gibt es genügend Statistiken, dass dieses Sicherheitssystem zu einem hohen Prozentsatz sicher ist“ .... aber eben nur hochprozentig, nicht zu hundert Prozent .... und damit muss selbst unser Ego zugeben, dass es doch eine, wenn auch nur winzige Chance gibt, dass doch etwas passieren könnte ....
Jedoch wird es alles daransetzen, diese minimale Chance so weit runter zu spielen, dass es rein rational und logisch gesehen gar keine Chance darstellt ....
Doch diese kleine winzige Chance des Versagens reicht aus, um unseren Verstand zu irritieren und sofort ist Unruhe in den Gedanken: „Was, wenn es doch ausgerechnet bei mir versagt ....?“ „Was, wenn doch etwas passiert...?“

Vertrauen kann also nicht im Kopf geboren werden und Logik und Rationalität kann unser Herz nicht beruhigen... unser Herz fühlt mit uraltem Wissen, mit einer Wahrnehmung die fern jeder Rationalität liegt ....
Es fühlt die Einbindung ins große Gefüge .... es fühlt die eigene Verantwortlichkeit .... es fühlt die eigene Aufgabe ....

Das Herz fühlt, wenn etwas passiert .... es fühlt, warum es passiert und was der Weg daraus sein wird .... Nur unser Herz kann fühlen, dass dies, was geschieht, wichtig für uns ist und mit dieser Erkenntnis entsteht ein ANNEHMEN der jeweiligen Situation und ein LOSLASSEN der Bedürfnisse, die man meint zu brauchen .... nur aus Annehmen und Loslassen kann Vertrauen entstehen ....

Vertrauen ist deshalb so flexibel, weil es in jeder wie auch immer gearteten Situation zum Tragen kommt, egal was passiert, unabhängig vom Geschehen ....

Wir werden mit dem Urvertrauen geboren .... hilflos und darauf angewiesen, dass die Mutter uns versorgt, uns willkommen heißt, uns nährt und schützt ....

Als Baby zweifeln wir niemals an, was im Außen auf uns zukommt... unser Herz ist noch nicht vom Ego beeinflusst und mit einem unbändigen Vertrauen gibt sich der Säugling in die Hände der Mutter .... egal was die Mutter tut, der Säugling vertraut ihr bedingungslos ....

Diese innere Sicherheit, dass für mich gesorgt wird, dieses Urvertrauen, wird geprüft, wenn unser Bewusstsein, unser Verstand stärker und stärker wird .... wenn sich unsere Ego-Kräfte wie die Angst, der Zweifel, die Gier, der Neid, die Macht usw. immer mehr ausbilden und an Kraft gewinnen .... Wenn unser Urvertrauen nicht stark genug ist und diese Kräfte übermächtig werden und der Verstand beginnt unser Herz zu kontrollieren .... dann wird unser Vertrauen in uns kleiner und kleiner, bis es vielleicht sogar ganz verschwindet.
Das heißt nicht, dass es verloren gegangen ist, nein, es wird verschüttet, überlagert von Ängsten und Zweifeln und so glauben wir immer mehr, kein Vertrauen mehr zu haben ....
Doch wir können unser Vertrauen wiederfinden, wieder entfachen, wieder leben .... es bedarf lediglich des LOSLASSENS .... des Loslassens der Schutzmechanismen, die uns absolute Kontrolle vorgaukeln ....
Diese Schutzmechanismen, wunderbar verschleiert, produziert im Ego, sind nicht wirklich Schutz und Sicherheit .... sondern unsere eigenen Begrenzungen .... um nicht zu sagen: Ausgrenzung.

Indem wir uns zurückziehen aus der Situation, die schmerzvoll für uns ist und entscheiden, dass wir nicht freiwillig hinschauen, was uns da begegnet, sondern uns lieber mit unserem Verstand „schützen“ und von dem Spiegel, der uns begegnet, zurückziehen müssen ....

Indem wir dies tun, entfernen wir uns von uns selbst .... schneiden wir uns vom Fühlen ab .... grenzen uns von unserem Herzen ab .... zerteilen uns in Teile .... sind wir zerrissen und nicht mehr EINS, nicht mehr ganz ....
In dem Moment, wenn wir dies entscheiden, nehmen wir uns aus dem Fühlen, aus dem Wahrnehmen, aus dem Herzen .... und begeben uns völlig in die Rationalität, in den Kopf .... in die Kontrolle des Egos ....
Wir berauben uns unseres wichtigsten Organs, dem Herzen, dem Sitz unserer Seele, unseres Seins ....
Wir berauben uns unseres Gefühls, unseres Bauchgefühls .... unseres Herzbewusstseins ....

Der Kopf suggeriert uns Sicherheit und Kontrolle .... sagt uns, wir brauchen uns nicht um Gefühle zu kümmern, denn sie sind schmerzhaft und unberechenbar, verwirren unseren klaren Blick und beeinträchtigen uns in unserem logischen Tun, beeinträchtigen unsere Funktionalität .... sagt uns, diese Emotionen verwirren uns nur und hindern uns in der Entwicklung, machen uns weich und verletzbar, angreifbar und schwach .... sagt uns, aus diesen Gefühlen entstehen die Angst und der Zweifel ....
Und so wollen wir uns lieber auf Zahlen und Statistiken verlassen .... Wir wollen dieses berechenbare Vertrauen und diese logische Sicherheit .... Schließlich sind Zahlen und Struktur erklärbar, berechenbar, kontrollierbar, vorherbestimmbar .... sicher ....

Jedoch im Inneren ist Unruhe .... denn das Vertrauen aus unserem Herzen kann seinen Empfänger nicht erreichen .... Unser Herz, welches nicht mehr gehört wird, kommt nicht zur Ruhe, es klopft, ist unruhig, rumort und versucht sich bemerkbar zu machen .... es beeinflusst die unwillkürlichen Körperregionen, denn diese sind direkt mit dem Herzen verbunden und nicht vom Willen beeinflussbar ....

Erst ist da so ein Unwohlsein, ein komisches Gefühl im Bauch .... oder es ist eine Unruhe in uns, von der man nicht weiß, woher sie stammt .... der Darm macht was er will, rumort, bläht, verweigert sich .... man kommt nicht zur Ruhe, fühlt sich getrieben, kann nicht entspannen .... steht unter Strom, unter Dampf ....
Die ersten Zeichen, dass unser Vertrauen verloren gegangen ist ....

Zu diesem Zeitpunkt hat der Kopf noch alles im Griff, hat Erklärungen und Schlussfolgerungen parat, die beruhigen sollen ....
Doch die Seele gibt keine Ruhe, denn sie möchte ihren Weg gehen, wofür sie inkarnierte .... sie nutzt also unsere Ausdrucksmöglichkeit über den Körper und wird lauter ....

Und so spielt der Blutdruck verrückt, weil der schöpferische Selbstausdruck unserer Seele so unterdrückt wird, dass sich diese gewaltige Ausdruckskraft in innere Wut verwandelt und das Blut zum Kochen bringt .... aus Verzweiflung, sich selbst so verbogen zu haben, und nicht sein Selbst leben zu dürfen .... um sich über diese Ausdrucksmöglichkeit endlich Gehör zu verschaffen ....
Oder wir verleugnen uns so sehr, um den Anforderungen, die an uns gestellt werden, dem Profil, was man von uns erwartet, gerecht zu werden, dass wir uns selbst verlieren und nicht mehr wissen, wer wir wirklich sind, nur noch als Kopie von irgendjemanden oder irgendetwas durchs Leben gehen .... innerlich leer, nicht mehr wir selbst .... und versuchen, unseren Wert durch Anerkennung und Wertschätzung im Außen zu definieren und zu finden ....
Dann reagiert der Darm, der Sitz unseres Selbstwertes, mit Durchfall, zeigt uns an, dass wir vor unserem inneren Auge nichts wert sind und vor uns selbst durchgefallen sind .... denn wer sich im Wert außen definiert, wird immer in den Mangel fallen .... wird immer durchfallen ....

Oder unser Herz klopft so stark, dass es die umliegenden Strukturen zum Schwingen bringt und versucht, sich durch übermäßige Pulsation zu zeigen, um uns klar zu machen, dass es sich unterdrückt fühlt, dass es eingezwängt ist und keinen Platz zur Entfaltung hat .... es möchte fühlen, es möchte fließen .... nicht eingeengt von Mauern und Strukturen ....
Enge führt zu Angst. Angst lähmt unser System. Wir fallen in Panik.... Doch anstatt zu schauen, was es ist, das uns einengt und in die Angst führt .... erstarren wir, lassen wir uns lähmen ....

Die Seele gibt keine Ruhe, bis sie gehört wird und sich entfalten kann... sie zeigt uns mit der Körperlichkeit, wohin wir schauen sollen .... gibt uns den Hinweis, was es ist, was nicht gelebt wird.

Sie engt uns die Atmung ein, um zu zeigen, dass wir uns selbst die Luft zum Atmen nehmen, indem wir uns den aufgezwungenen Strukturen unterwerfen ....

Die Basis für unsere Ruhe, unsere Sicherheit, unseren inneren Frieden .... für alles was wir fühlen können .... unser Vertrauen .... möchte fließen und alles versorgen ....
Es kann nur fließen, wenn unser Herz offen ist und sein darf, wenn wir fühlen dürfen .... zu fühlen ist Nahrung des Herzens, Quelle des Menschseins .... und Grundlage der Emotionen, die im Herzen verankert sind ....

Wenn das Herz nicht genährt wird, verkümmert unsere Seele, verlieren wir unsere Bestimmung und unsere Grundlage des SEINS.
Solange diese Quelle, unser Herz, nicht zugelassen werden kann, ja sogar unterdrückt und ausgegrenzt wird, solange wird Vertrauen nicht hervorgebracht werden können .... solange wird innere Unruhe und Zweifel bis hin zu Ängsten uns beherrschen .... und wir verlieren uns in einem Suchen, in einer Rastlosigkeit ....

Es ist die Suche nach uns selbst, die uns in die Rastlosigkeit treibt, die Suche nach unserem Selbstwert, nach unserem Frieden, nach unserer Selbstliebe .... all diese Dinge können wir nur in uns selbst finden .... doch wir suchen im Außen ....

Wenn wir wissen, wer wir sind, uns erkannt haben .... unsere Aufgabe und unseren Platz im Leben gefunden und eingenommen haben .... im Frieden mit uns sind und wir über unsere Selbstliebe in die bedingungslose Liebe gefunden haben .... wir in Dankbarkeit und mit Klarheit Grenzen setzen können und sie auch aufrecht vertreten .... im Hier und Jetzt leben .... dann gibt es nichts, was uns so umstoßen kann, so dass wir ins Bodenlose fallen können .... es gibt nichts, was uns schmerzt, was wir nicht als unseren Spiegel erkennen ....

Wo also sollen der Zweifel und die Angst ansetzen? Es gibt dann keinen Haken, an dem sie sich festhaken könnten ....

Und wenn Angst und Zweifel fehlen, hat die Unsicherheit keinen Boden, um zu gedeihen ....
Vertrauen heißt also Annehmen .... uns selbst annehmen .... bereit zu sein, zu sehen, dass man fehlbar ist .... zu sehen, dass man verletzbar ist .... zu sehen, dass man nicht immer stark sein kann .... und gleichzeitig zu erkennen, welch wunderbare Potentiale daraus erwachsen können .... und wie vollkommen wir in unserer Unvollkommenheit sind.
Annehmen was uns passiert, was uns entgegengebracht wird .... genau das annehmen, wovor wir Angst haben und meinen uns davor schützen zu müssen .... und loszulassen, was wir meinen zu brauchen, um zu erkennen, dass wir alles bereits in uns haben ....

Genau hinzuschauen und nicht in den Krieg zu ziehen, ohne zu wissen, was es ist, was da auf uns zukommt ....

Vertrauen heißt, in den Frieden zu gehen, nicht in den Krieg ....
Wer im Frieden mit sich ist, erkennt sich selbst und sein Umfeld, weiß um die Muster des anderen und versteht sie nicht als Angriff, sondern als liebevolle Spiegel ....dankbar und voller Liebe ist dieser Mensch offen, weil er gelernt hat, seine Grenzen deutlich zu machen und zu sichern .... in der bedingungslosen Liebe .... die Grundlagen für absolutes Vertrauen ....

Mein eigener Weg ins Vertrauen war die Geburt meines dritten Kindes. Es war von Anfang an eine andere Schwangerschaft als bei meinen ersten beiden Kindern.
Zu diesem Zeitpunkt in meinem Leben hatte ich eigentlich nicht mehr mit einem dritten Kind gerechnet, obwohl ich mir immer ein drittes Kind gewünscht hatte .... aber wie es immer so ist, erst passte der Zeitpunkt nicht, dann war etwas anders wichtiger und irgendwann verliert man es aus den Augen und vergisst es ....

Es waren Sommerferien und mein Mann war mit unseren beiden Erstgeborenen schon in den Urlaub gefahren.
Ich wollte zwei Tage später hinterher reisen, ich musste noch zur Fohlenauktion, um unser Fohlen zu verkaufen ....

Der Tag war sowieso stressig, da ich alles erledigen musste und schließlich als treusorgende Ehefrau und Mutter das Nest noch sauber hinterlassen wollte, um bei der Rückkehr ein wohliges Gefühl des Heimkehrens bei allen Familienmitgliedern zu erzeugen ....

Zuerst machte Cosy, unsere Hündin mir einen Strich durch die Rechnung. Sie spürte die ganze Unruhe und entgegen dem Verbot ins Bett zu kommen, sprang sie mitten in der Nacht zu mir ins Bett und wimmerte schrecklich. Ich hatte gerade mal 2 Stunden geschlafen und war in der Tiefschlafphase angekommen. Bis ich, noch völlig schlaftrunken, bemerkte, was sie mir sagen wollte, erbrach sie auch schon die gesammelten Werke des Tages in unser Bett ....
„Na wunderbar", dachte ich schlaftrunken das Bett abziehend, damit haben sich die restlichen zwei Stunden Schlaf, die ich noch hätte haben können, wohl auch erledigt .... Als hätte Cosy meine Gedanken gehört, sprang sie wieder ins Bett und ehe ich reagieren konnte, erbrach sie auf die abgezogene Decke. Diese musste also auch gewaschen werden ....

Nachdem ich nach 1,5 Stunden völlig erschöpft wieder in den immerhin noch restlichen Schlaf versank, passierte etwas Seltsames:
Ich befand mich mit dem Wissen, gleich aufstehen zu müssen und der völligen Übermüdung in einer Art Traumzustand. Plötzlich kam eine Wesenheit in mein Zimmer .... Sie sprach zu mir: „Ich möchte mich bedanken, für alles, was Du für mich getan hast!".
Ich erkannte eine schwerkranke Patientin von mir, der ich in den letzten Monaten ermöglicht hatte, viele Dinge, die sie sich in Ihrem Leben gewünscht hatte, noch zu verwirklichen und zu erleben ....
Es war klar, dass sie sterben würde, doch sie hatte bereits die Prognose der 3 Monate, die ihr die Ärzte vorausgesagt hatten, um weitere 6 Monate überlebt ....
In meinem Delirium war meine erste Reaktion, ihr zu sagen, dass dies jetzt nicht der richtige Zeitpunkt wäre, und sie jetzt nicht gehen dürfte, weil ich keine Zeit für sie hätte ....
Doch sie ließ sich nicht abbringen von ihrem Abschiednehmen und auch nicht abschütteln und zu bewegen, das Zimmer zu verlassen ....

Ich dachte bei mir, wenn mich hier jemand so sieht und sieht, dass ich mit jemanden rede, der eigentlich gar nicht da ist, dann werde ich für verrückt erklärt ....
Ehrlich gesagt, zweifelte ich selbst an mir und meinem Zustand ....
Schließlich wusste ich mir nicht anders zu helfen, denn die Zeit war knapp, als ihr eine gute Reise zu wünschen. Da sprach sie zu mir: „Ich schenke Dir ein Kind!“ Das berührte mich im Herzen und ich war wach! „Nein“ sagte ich zu ihr, „die Zeiten sind vorbei, ich habe damit abgeschlossen. Ich habe ganz andere Sachen im Focus, ich möchte meinen Hof und die Praxis erweitern und und und ....“. Sie lächelte mich mild an und sagte: „Ich schenke Dir ein Kind. Es ist ein besonderes Kind, es ist wie die Sonne ....! Ich danke Dir für alles ....“.
Dann war sie weg ....
Wie ich später erfuhr, starb sie genau in dieser Nacht, in Frieden und voller Liebe ....

Ich schüttelte mich und dachte: „wie ein schlechter Traum, wahrscheinlich schläfst Du mehr als das Du wach bist ....“.

Aber es kam genau so .... ich wusste es in dem Moment der Zeugung, dass eine Seele in mir heranwuchs. Als die Bestätigung der Schwangerschaft kam, wusste ich genauso sicher, dass es ein Junge wird, dass er blond und blauäugig wird und dass er wie die Sonne Licht verstrahlen würde .... ich sah ihn vor meinem inneren Auge, lebendig und voller Wärme ....

Ich spürte seine unglaubliche Stärke, seinen klaren Charakter, seine wundervolle Seele .... und seine Aufgabe im Leben ....
Ebenso spürte ich, wann er das Licht der Welt erblicken würde .... denn obwohl der Geburtstermin auf den 04.06. datiert wurde, wusste ich, er wird am 13.05. geboren ....

Ich spürte das erste Mal im Leben, dass es wirklich eine Art Seelenplan gab und dass wir uns leiten lassen dürfen, denn es hat immer einen Grund, warum etwas passiert ....

So ging ich voller Liebe und in tiefer Verbundenheit durch die Zeit dieser Schwangerschaft bis kurz vor die Geburt. Ein Arzt sagte mir noch ein paar Tage vor der Geburt in einer mystischen Art, dass dies eine Grenzerfahrung für mich werden wird ....
„Naja, wenn man schon zwei Kinder geboren hat, kennt man seine Grenzen“, dachte ich bei mir .... Wie recht er hatte, sollte ich bald erfahren ....

Wie bei den ersten beiden Kindern begannen die Wehen viel zu früh .... Das war mir bereits bekannt und so machte ich mir darüber erst einmal keine Gedanken. Doch dann, 4 Wochen vor Geburtstermin, veränderten sich die Schmerzen, es wurde stark und richtig unangenehm. Wir fuhren ins Krankenhaus, wo man eine Verlegung der Harnröhre durch das Baby feststellte und dadurch ausgelöst eine Nierenkolik ....
Ich erhielt etwas Krampflösendes und die Schmerzen wurden besser. Da ich aber sonst keinerlei Medikamente nahm, legte mich der Buscopan-Tropf völlig lahm .... ich fühlte mich schwebend, leicht, nicht mehr von dieser Welt ....
Keine Wehen, keine Schmerzen, nur noch Leichtigkeit ....
Dieser Zustand hielt einen halben Tag an, dann begannen langsam wieder die Schmerzen und mit ihnen die Wehen ....
Ich war innerlich im Frieden mit mir und ganz ruhig, wusste ich doch, dass dieses Kind ein Geschenk des Himmels war .... und was sollte schon schief gehen, wenn der Himmel selbst beschlossen hatte, diese Seele zu inkarnieren ....?
Als die Schmerzen und damit auch die Wehen (ich konnte es nicht mehr auseinander halten ....) in den folgenden 2 Tagen stärker und dann unerträglich wurden, überlegte man, erneut einen Tropf zu legen und mich wieder in diesen himmelsähnlichen Zustand zu versetzen ....
Diese Seele in mir, mein Sohn, jedoch, signalisierte mir, es ist an der Zeit diese Welt zu betreten ....
So entschied ich mich, den Wehen den Vorrang zu geben. Die Ärzteschafft beschloss, mich mit einem Wehen-Tropf, der die Wehen verstärken und den Geburtsvorgang einleiten sollte, zu unterstützen ....
Ich mache heute meinen benebelten Zustand dafür verantwortlich, damals nicht dagegen gesprochen zu haben ....

Ich hatte doch bereits Wehen, und zwar zu 100% .... zeigte der Ausschlag auf dem Wehenschreiber .... Doch nichts geschieht ohne Grund ....
Mehr als 100% Wehen gehen nicht, deshalb verlief der Versuch auch wirkungslos. Ich hatte die tollsten Wehen, aber es tat sich nichts ....
Ich spürte wie mein Sohn immer mehr darauf drängte, das Licht der Welt zu erblicken, doch irgendetwas hinderte ihn daran ....
Ich fragte mich, warum er sich nicht den Weg bahnte, spürte ich doch diesen gewaltigen Druck ....

Ein Geistesblitz durchzog mich ....

Auch bei der Geburt meines älteren Sohnes war es schwierig gewesen, weil die Fruchthülle so fest gewesen war, dass sie den Weg für das Baby nicht freigegeben hatte ....
Nach kurzer Rücksprache mit der Hebamme beschloss man, die Eihülle zu öffnen, um den Weg freizugeben ....

Es war, als hätte man einen Staudamm geöffnet .... Mit einer gewaltigen Kraft bahnte sich das Baby seinen Weg .... ich spürte sofort, welche gewaltige Energie hier in Gang kam und wusste, jetzt nahm das Schicksal seinen Lauf ....

Der Anästhesist, um den ich für eine Epiduralanästhesie gebeten hatte, weil ich spürte, jetzt sind hier andere Kräfte am Werk die über unser Leben entscheiden, und mich entschied, mich vertrauensvoll in die Hände des Universums zu geben .... loszulassen .... kam gerade noch rechtzeitig, um die Geburt meines Sohnes zu erleben ....
Keiner der Ärzte und Hebammen hatte mit dieser Kraft gerechnet ....

Innerhalb von nur wenigen Minuten hatte dieser geöffnete Staudamm in mir seine Bahn für den Flusslauf gefunden .... und mit 4 Leuten auf meinem Bauch liegend und drückend, um dieses Kind lebend auf diese Welt zu bringen, erlag ich dieser gewaltigen Kraft ....

Ich weiß heute nicht mehr, wie ich diesen Moment überstanden habe ....

Das Einzige, was mir geblieben ist, ist dieses Gefühl des Loslassens .... in dem Wissen, dass alles gut ist, was kommt, sich einfach von diesem gewaltigen Strom tragen zu lassen und in einer grenzenlosen Liebe eingebettet, anzunehmen ....
Es ging alles so schnell, es waren nur wenige Minuten, doch was ich erlebte, war die Unendlichkeit des Universums ....
Ich war frei von Raum und Zeit, in einer solchen Liebe, wie ich sie nie zuvor gespürt habe .... in einer inneren Klarheit und Ruhe, die mir alle Zeit der Welt schenkte .... und einem Frieden, der in mir Wärme verstrahlte und mich lächeln ließ ....

Kein Schmerz, keine Angst, keine Zweifel ....
Unbändiges Vertrauen ....

Ich hielt für einen kurzen Moment meinen neugeborenen Sohn im Arm, verschmolz mit ihm und blühte auf wie die Sonne ....
Ich spürte nichts von meinem Körper, ich war Vertrauen pur und die Liebe in Inkarnation ....
Ich sah das geschäftige Treiben um mich herum, die angstvollen Augen meines großen Sohnes, der gerade mit meinem Mann, der eigentlich bei der Geburt unseres zweiten Sohnes zugegen sein wollte, eingetroffen war.
Ich nahm die Hand meines Sohnes und sah ihm voller Liebe in die Augen: „Es geht mir gut, hab keine Angst. Ich bin glücklich und voller Liebe .... alles ist gut und genauso wie es sein soll!

VERTRAU!“

Dann wurde ich auch schon in den Not-OP gebracht und versank im Universum, nachdem ich noch alle mit dieser Liebe, die in mir strahlte, bedacht hatte ....
Auch ich hatte schon mehrfach von Nahtoderlebnissen gehört und von diesem wundervollen Gefühl und dem Licht, welches einen dort begleitet ....

Ich kann nur sagen, es gibt nichts Schöneres ....

Dieses Gefühl ist eine Mischung aus „absolut bei sich sein“ und in der inneren Ruhe angekommen sein, im inneren Frieden und völliger Erfüllung zu schwelgen, in grenzenloser Liebe und unerschütterlichem Vertrauen zu sein .... einfach zu SEIN ....

Ich erinnere mich, in einem großen, hell erleuchteten und von Licht durchfluteten Raum gewesen zu sein, ohne dass ich die Wände oder irgendeine Begrenzung wahrnehmen konnte .... in mir dieses großartige Gefühl der Liebe und des Friedens, losgelöst von Raum und Zeit, weil nichts von Bedeutung war, es zählte einzig und allein dieses schöne Gefühl ....
Alles in mir war gut, es war eine Zufriedenheit und Ruhe, eine Erfüllung, die man sich nicht schöner vorstellen konnte. Ich hatte kein Gefühl dafür, wo ich war, und Zeit spielte überhaupt keine Rolle ....

Wenn nicht plötzlich jemand zu mir gesprochen hätte, wäre ich in diesem zeitlosen Zustand einfach verharrt. Doch dann kam die Botschaft: „Es ist noch nicht an der Zeit für Dich, Du hast noch eine Aufgabe zu erfüllen ....“.
Mir war nicht bewusst, was das bedeutete, weil ich in diesem Zustand der allumfassenden Liebe keinerlei Bedürfnisse oder sonst etwas wahrnehmen konnte ....
Erst als dieser Raum plötzlich blasser wurde, und ich das Gefühl hatte, ich entferne mich davon, obwohl ich keinerlei Bewegung ausgeübt hatte (ich hatte ja auch überhaupt kein Gefühl der Körperlichkeit), kam ich wieder in mein Bewusstsein ....

Ich erwachte im Aufwachraum ganz allein, mit den Tönen der Gerätschaften .... immer noch in diesem Gefühl der allumfassenden Liebe, aber doch wieder im Körper. Dieser kam mir so schwer vor und ich wollte mich nicht bewegen, um bloß nicht dieses wundervolle Gefühl zu verlieren, welches mich durchflutete ....
Mein Verstand kam nur langsam in Gang, ich hatte kein Bedürfnis irgendetwas zu tun, ich war ganz bei mir und völlig im Frieden ....
Seit diesem Tag habe ich dieses Gefühl nie wieder verloren. Manchmal wird es vom Alltag überlagert, doch wenn ich innehalte und ganz in mich hinein fühle, ist es da ....

Seither habe ich dieses unbändige Vertrauen in mir, dass wir geleitet werden, dass alles, was uns begegnet, seinen Sinn hat ....
Es gibt nur noch wenige Ängste in mir .... die ich aber, wenn sie mir begegnen, offen und bewusst anschaue ....

Das schönste Geschenk für mich aber war, dass ich mein Vertrauen wiedergefunden habe .... dagegen meine Angst vor dem Sterben verloren habe ....
Ich weiß, was uns erwartet, wenn wir unseren Körper verlassen .... was mir ermöglicht, anderen in diesem Prozess Mut zu machen ....

Es gibt nichts Schöneres auf Erden als dieses Gefühl des Eins-Sein mit sich selbst, und ich würde niemandem verwehren zu sterben, wenn der Zeitpunkt gekommen ist ....

Wenn ich Sterbende begleite, habe ich schon so oft Vertrauen schenken können, diese wundervolle Energie weitergeben können ....
Die Angst vor dem Sterben zu nehmen und den ins Vertrauen zu bringen, der da auf dem Wege ist .... ist das schönste Geschenk, was Sie einem Menschen und seiner Familie in diesem Prozess geben können ....

Mit diesem Wissen ist mein Vertrauen unerschütterlich. Ich kann alles loslassen und weiß, nichts wird passieren, was nicht zu meinem Erkenntnisprozess gehört ....

Vertrauen besiegt die Angst in uns, weckt die Neugierde, auf das, was uns verborgen ist, und weckt das Wissen, dass es ein großer Schatz ist, der in uns verborgen ist.

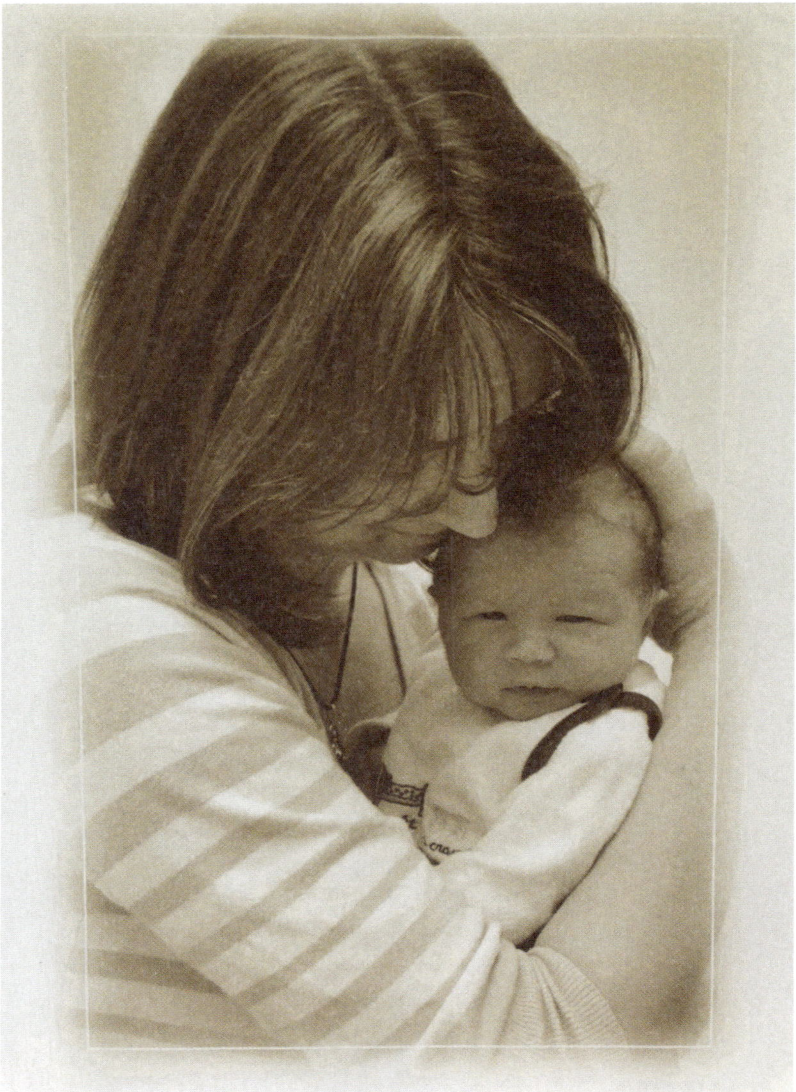

Vertrauen ....

DAS VERTRAUEN IN DER NATUR

Im Gegensatz zu uns Menschen geht die Natur und in ihr jedes Individuum ganz natürlich mit dem Werden und Vergehen im Kreislauf des Lebens um. Der Tod ist etwas Selbstverständliches und wird nicht als Verlust empfunden, sondern als Transformation, als Wechsel der Dimensionen.
Entsprechend gehen unsere Tiere auch ganz normal mit dem Sterben um. Wird in einem Rudel ein Hund verabschiedet, lassen die hinterbliebenen Rudelmitglieder nach einem kurzen Abschiednehmen los und akzeptieren diese Gegebenheit. Eine wilde Herde lässt die sterbenden Tiere zurück, um die restliche Herde zu schützen. Jeder weiß, dass es loslassen bedeutet, aber keiner opfert sich für einen anderen auf ....
Auch hier wird getrauert, jedoch ohne Bedürfnisse.

Das Leben für jedes einzelne Individuum wird jedoch im Hier und Jetzt gelebt, ohne dass Verlustängste oder Misstrauen hervorgebracht werden.
Ein Hund genießt jeden Augenblick, er fragt sich nicht was morgen sein wird. Er lebt im augenblicklichen Moment, der gerade für ihn existiert, und reagiert entsprechend der jeweiligen Situation aus den Instinkten und dem Gefühl heraus.
Jede Situation wird angenommen und gelebt und direkt umgesetzt, ob es gerade in die Freude führt, in schwierige Situationen, die Flucht verlangen oder auch Kampf, oder ob es der letzte Weg im Leben ist ....
Wenn es in den Kampf geht, vertraut der Hund darauf, dass sein Rudel mit ihm ums Überleben kämpft.
Wenn es Futter im Rudel gibt, vertraut der Hund darauf, dass er seinen Teil davon abbekommt. Er schaut auch nicht, ob es weniger oder mehr ist, er bekommt das, was ihm in der Rangordnung zusteht.
Wenn der Hund satt und zufrieden ist, verbuddelt er, was er nicht mehr fressen kann und vertraut darauf, dass zu Zeiten, wenn der Hunger wiederkommt, etwas Essbares zu finden sein wird.
Wenn die Welpen anfangen mobil zu werden vertrauen sie darauf, dass alle Rudelmitglieder ihnen wohlgesonnen sind und ihnen beibringen, was sich gehört und was nicht ....

Unsere Tiere haben alles, was sie benötigen, in sich und rufen diese Dinge, wenn sie benötigt werden, ab, entsprechend versuchen sie nicht, für etwas in der Vergangenheit oder Zukunft zu leben.

Sie leben im Vertrauen, richtig zu sein wie sie sind, und reagieren lediglich auf die Gegebenheiten, wie es ihnen möglich ist.

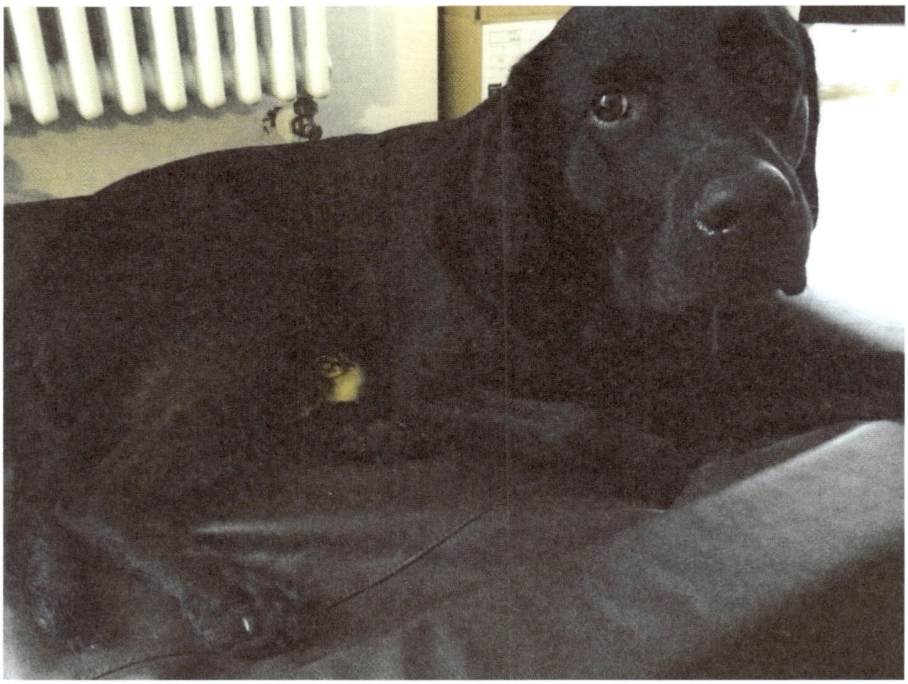

Mutterliebe

QUINTESSENZ ZUM GEBOT DES VERTRAUENS

LOSLASSEN

Vertrauen ist das Wissen im Herzen, dass alles, was uns begegnet und passiert, nicht ohne Grund passiert und wichtig für uns ist und zu unserer Entwicklung beiträgt. Die Bereitschaft, sich leiten zu lassen und die eigenen Wünsche und Vorstellungen loszulassen, eröffnet uns die Freiheit, nur für uns selbst die Verantwortung zu tragen und uns ganz von Ängsten zu lösen. Es ist die Erkenntnis, dass der andere genauso seinen Weg gehen darf, wie es ihm vorgesehen ist, und wir nicht dafür verantwortlich sind.

IHRE GEDANKEN

5.

WAHRHEIT

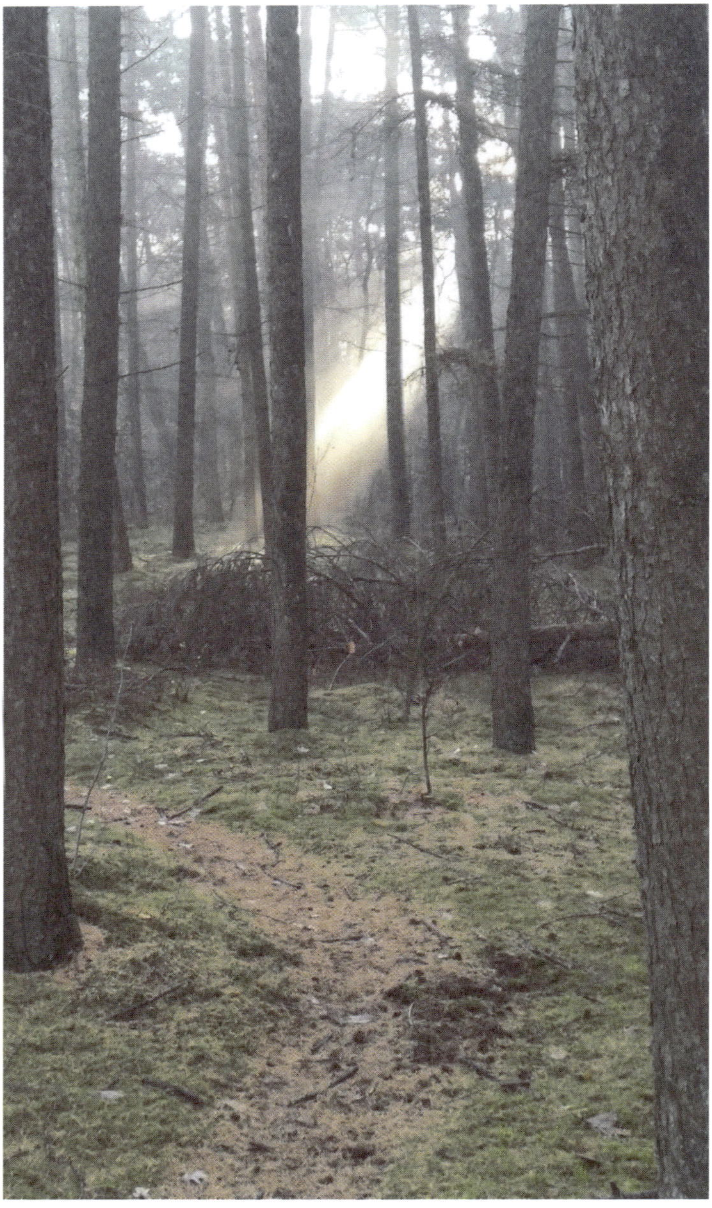

Andrea Timmermann, Steinhagen, November 2019

WISSEN

VERTRAUEN

ERKENNTNIS

WAHRNEHMUNG

ANNEHMEN

LOSLASSEN

WEISHEIT

Es gibt viele Wahrheiten, doch nur eine wahrhafte Wahrheit ....
Wahrhaftig zu sein ist immer eine Echtheitsprüfung. Echt zu sein, wirklich das zu sein, was man im Inneren ist, bedeutet: Kann ich mir bei dem, was ich tue, in die Augen schauen? Kann ich mit all dem, was ich bin, was ich lebe, was ich lehre, was ich signalisiere, was ich denke .... aufrechten Ganges - mit Rückgrat - durchs Leben gehen?

All dies gehört zur Wahrheit .... wahrhaftig .... echt zu sein ....
Und noch mehr .... Wahrheit macht das SEIN aus!

Die Künstler und Artisten kennen dies anhand der Bühnengesetze. Jeder Schauspieler weiß, wenn ich diese Linie übertrete, dann bin ich auf der Bühne, und auf der Bühne existieren andere Gesetze .... Das Publikum entlarvt schonungslos immer den, der da vorne steht. Es prüft immer, ist dieser Mensch authentisch, ist es echt, was da geboten wird ....
Ist das, was geboten wird echt, wird es von dem Publikum angenommen und verarbeitet .... ist es unecht, wird das Publikum zum Spiegel auf verschiedene Art und Weisen ....

Wir sind in unserem Leben immer auf einer Bühne, wir üben unterschiedliche Rollen in unserem Leben aus .... ob als Mutter/Vater .... ob als Kind .... ob als Freund oder Bekannter .... ob als Frau/Mann .... ob als Vorgesetzter oder Angestellter .... ob als Lehrer oder Erzieher .... und und und .... egal in welcher Rolle wir gerade stehen, es ist immer unsere Bühne ....

Es sind die kleinen Bühnen des Lebens, die wir betreten und verlassen und auf denen wir geprüft werden von denen, die unser Publikum sind .... und wenn wir echt sind, authentisch sind, werden wir Erfolg haben.

Wenn wir durch unsere Leben nicht als wir selbst gehen, wenn wir das, was wir da tun, nicht mit dem Herzen tun und uns für etwas verbiegen, was wir im Inneren anders empfinden .... wenn wir ein Schauspiel spielen und es nicht aus uns heraus leben - wird unser Publikum im Außen genau dies wahrnehmen und hinterfragen ....

Dann kommen diese unangenehmen Situationen immer und immer wieder auf uns zu .... in steigender Frequenz und Intensität .... und irgendwann kommt plötzlich ein zündender Gedanke und wir werden stutzig, weil wir erkennen, dass wir genau diese Situation bereits irgendwie kennen .... weil wir sie bereits schon einmal oder sogar mehrfach erlebt haben.

Wir beginnen zu hinterfragen und schließlich uns selbst zu fragen: Warum? Warum passiert mir das? Warum kommt genau diese Situation immer wieder auf mich zu? Was ist es, was ich nicht erkennen kann?

Unser Publikum wird uns immer das rückmelden, was wir aussenden. Wenn wir also ein schlechtes Schauspiel abgeben, weil wir nicht ehrlich vor uns selbst sind und uns nicht so zeigen können oder wollen, wie wir eigentlich sind, dann wird der Spiegel uns genau DAS zeigen ....
Er wird uns zeigen, dass wir nicht authentisch sind, denn wären wir authentisch, würden wir auch klar sehen können, was uns im Außen berührt, und nicht auf unangenehme Weise den Spiegel vor die Nase gesetzt bekommen ....

Wie können wir also authentisch und wahrhaftig sein?
Wie werden wir echt?
Wie werden wir wir selbst?

Indem wir Klarheit über uns erlangen .... indem wir ehrlich vor uns selbst sind und uns die Wahrheit anschauen .... indem wir uns erkennen und begreifen, wer wir sind .... indem wir das, was wir im Inneren fühlen, nach außen tragen und danach leben .... indem wir nicht versuchen, eine Kopie von irgendetwas oder irgendjemanden zu werden, um Anforderungen im Außen zu erfüllen, sondern zu unserem ureigensten Original werden .... indem wir aufrecht das vertreten und mit ganzem Herzen dafür einstehen, was unser Herz uns sagt ....

Haben Sie schon einmal versucht, einen ganzen Tag lang ehrlich zu sein? Nur das zu sagen, was wahr ist ....
Haben Sie schon einmal erfahren, was die Wahrheit mit einem Menschen macht?

Haben Sie an Hand der Reaktionen auf Ihre schonungslose Wahrheit erfahren, wie klar und stark die Wahrheit ist und welch scharfe Klinge Sie damit führen? Es kann sein, dass Sie plötzlich im Krieg sind, weil die Klinge der Wahrheit eine Wunde in Ihr Gegenüber geschlagen hat, die so schmerzt, dass dieser Mensch nur noch darum kämpft, seine Kontrolle aufrechtzuerhalten ....

Die Wahrheit offenbart unsere Seele .... was an sich wundervoll ist, denn die Seele möchte sich im Physischen erkannt fühlen und manifestieren ....
Mit der Wahrheit erlangt man die Klarheit und die Erkenntnis im Herzen und erfährt den Weg des SEINS auf dieser Erde ....

Aber die Wahrheit entlarvt auch all das, was unser Ego verstecken möchte, all die Dinge, die offene Wunden in uns hinterlassen haben, all die Dinge, die erlöst werden wollen in unserem Inneren ....

Unser Ego ist ein Künstler im Selbstbetrug .... ein Künstler des Schauspiels und ein Künstler der Verschleierung ....
Unser Ego ummantelt den tiefen Schmerz in uns mit Nebeln und Mauern, baut um uns einen Morast, in dem wir versinken .... bedeckt unsere Augen mit einem Schleier, um den klaren Blick auf das, was schmerzt, zu verwehren ....
Es suggeriert uns Erlösung von dem, was wir fürchten, indem es die Klarheit nimmt ....

Doch es nimmt den Schmerz nicht von uns .... sondern nährt mit diesem Schmerz, der uns in die Erkenntnis führen soll, seine eigenen Kräfte .... die Zweifel und Ängste, die Macht und die Manipulation, die Gier, den Hass, den Neid ....

Mit der Wahrheit hat unser Ego einen Gegenspieler erhalten, der exakt das Dual zu unserem Ego bereit hält – mit der Erkenntnis des Herzens, dem Wissen der Seele .... absolut ehrlich .... klar und direkt .... messerscharf .... stark und unbestechlich .... unbeugsam und aufrecht ....

Ehrlichkeit sich selbst gegenüber ist eine wahrhafte Kunst .... es ist ein klarer Blick auf sich selbst .... unverblümt und gnadenlos .... ohne Verzierungen und ohne Beschönigungen ....
Sich selbst einzugestehen, dass man nicht perfekt ist, dass man Ecken und Kanten hat, ist im ersten Moment unangenehm, denn wir versuchen einem Bild zu entsprechen, welches unser Umfeld für uns kreiert hat ....
Schließlich sind wir auf der Jagd nach Anerkennung und Liebe ....

Sich einzugestehen, dass man nicht alles kann, dass man nicht perfekt ist, dass das ein oder andere nicht zu unseren Potentialen gehört, ist nicht in unserem Weltbild eingebaut .... denn, wie wir bei der Betrachtung unseres Zeitgeistes besprochen haben, wenn man immer für die Gesellschaft funktioniert, hat man auch immer die Verantwortlichkeit es zu lösen ....
Je komplexer unsere Technologien werden, desto komplexer meint auch Mensch werden zu müssen .... Er meint annähernd perfekt sein zu müssen und wenn er merkt, dass er dies nicht ist, wähnt er sich falsch oder fehlerhaft ....

Die Wahrheit entlarvt uns als Menschen und wie wir zu Anfang dieses Buches bereits angeführt haben, ist das Fühlen eine der wichtigsten Prämissen des Mensch-Seins ....

Wahrheit zu fühlen, ist echt zu sein .... ist SEIN pur ....

Die Wahrheit entfacht den Kampf zwischen Herz und Ego ....
Sie ist einer der Schwertstreiche der Seele, sich selbst auf dem eigenen Weg nicht zu verlieren .... sich zu finden und die Entwicklung zu erfahren, die sich unsere Seele für diese Inkarnation vorgenommen hat.

Die Seele erkennt die Wahrheit, wenn sie auf uns zukommt, als Wahrheit, sie weiß im tiefsten Grunde ihres SEINS, dass es wahr ist .... und nimmt sie liebevoll als Hilfe an .... sie fühlt sich erkannt und wahrhaftig .... sie weiß, die Wahrheit ist immer eine Hilfestellung für unser Leben und so ist sie heilsam ....

Die Dinge, die uns noch schmerzen und durch die Wahrheit hervorgebracht werden in die Erkenntnis, dürfen angeschaut werden und dann losgelassen werden ....
Sie kommen aus dem Ego und unterliegen der Kontrolle oder dem Perfektionismus oder dem Widersacher oder einer anderen Egokraft .... durch die Wahrheit werden sie klar und erkannt ....
Nur was man für sich klar und erkannt hat, kann man auch loslassen.
Deshalb wird die Seele niemals gegen die Wahrheit kämpfen .... die Seele erkennt immer die wahrhafte Wahrheit und wird sich ihr öffnen.
Die Wahrheit gehört zu ihr ....

Das Ego jedoch wird dagegen ankämpfen, um sein Weltbild und seine Kontrolle aufrechtzuerhalten .... sonst würde es ja bedeuten, dass wir unsere unzulängliche Menschlichkeit zugeben müssten und annehmen lernen müssten ....
Wenn wir bereit sind, unseren Perfektionismus und unsere angebliche immer komplexer werdende Vollkommenheit loszulassen .... zu erkennen, dass wir unvollkommen sind, aber echt und gefühlvoll .... fühlend und bereit, uns zu entwickeln .... dann ist die Echtheitsprüfung bestanden und die Wahrheit integriert ....

Wenn wir echt sind, sind wir nicht angreifbar, denn es gibt nichts zu entlarven .... die Wahrheit wird gelebt und wir kennen uns, mit all unseren Schwächen und den dahinterstehenden Potentialen ....
Genauso sehen wir klaren Auges die Wahrheit in unserem Gegenüber, erkennen, welche Potentiale er noch nicht erlöst hat und erkennen auf die Reaktion unserer Wahrheit, wie sehr seine Seele bereits im Physischen integriert ist ....

Die Wahrheit lässt uns echt werden .... lässt unsere Seele im Körperlichen verankern .... lässt das wahrhaftig sein, was IST ....

Und je echter wir werden, desto unvollkommener sind wir ....
Und doch sind wir genau deshalb vollkommener denn je ....

Wahrheit ist VOLLKOMMENHEIT ....

DIE WAHRHEIT IN DER NATUR

Interessanterweise ist die Wahrheit in der Natur völlig unverschleiert!
Es gibt nichts, was unecht ist, alles ist echt und wahrhaftig ....
Alles lebt, fühlt und reagiert nach alten archaischen Rhythmen und Gesetzen ....
Kein Tier verstellt sich und gibt vor etwas andres zu sein. Jedes Individuum kennt seinen eigenen Körper und damit seine Grenzen. Jedes Individuum in der Natur erkennt, wann es was zu tun hat und auch im Angesicht des Todes laufen die archaischen Prinzipien ungehindert weiter ....
Es ist ein Akzeptieren der Gesetzmäßigkeiten, ohne zu hinterfragen, ohne etwas anderes sein zu wollen, da man den Platz, den man selbst ausfüllt, gefunden hat.

Jedes Individuum in der Natur hat seine Signatur und Körpersprache. Warum wohl findet die Biene den Blütenkelch? Warum werden sie von der Farbenpracht der Blüte angezogen und setzen sich nicht erfolglos auf ein verdörrtes Blatt?

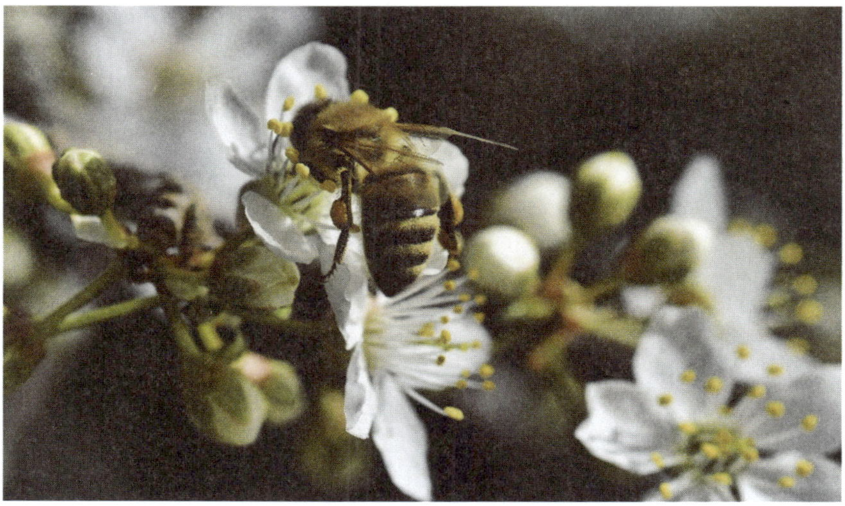

Honigbiene
https://pixabay.com/de/photos/biene-honigbiene-insekt-pollen-4931194/

Warum erzeugt eine Eiche sehr viele Eicheln, wenn ein harter Winter bevorsteht oder das nächste Jahr mit einer Dürre belegt wird?
Warum und woran erkennt ein Raubtier eine Beute?
Warum weiß ein Reh, wann es fliehen muss?
Warum weiß ein Samenkorn, wann es aufzugehen hat und mit dem Blühen beginnt?

Unsere Natur lässt sich über den Rhythmus, über das Gefühl leiten. Alle Sinnesorgane sind darauf ausgerichtet, dem entsprechenden Individuum für seine Entfaltung zu nutzen, sein Leben in aller Fülle auszuleben und die Botschaften im Außen zu verstehen.

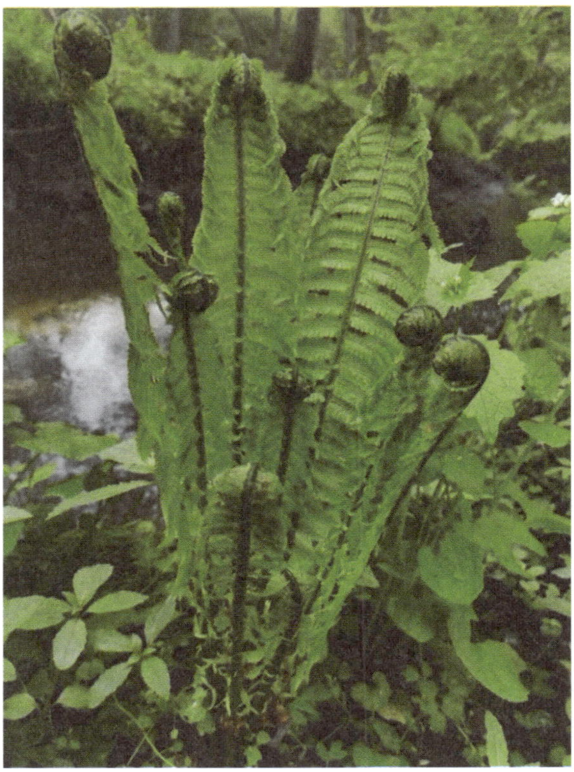

Entfaltung
Foto: Dr. Peter Borgmann, Osnabrück, April 2020

Der Mensch hat jedoch verlernt, seine Sinnesorgane zu nutzen.

Das Individuum, welches sich über die Naturgesetze erhebt, ist der Mensch. Er ist das einzige Individuum in der Natur, das versucht, die Natur zu kopieren, nachzubilden, zu beherrschen, zu verändern .... der versucht, etwas anderes zu sein, als es seine Anlage bestimmt.

Er ist als einziges Individuum mit einem Ego bestückt, welches aus reinem Bewusstsein, also Denken besteht, und nicht dem Fühlen angeschlossen ist. Nur das Ego ist in der Lage, sich aus den gesetzten Rhythmen der Natur zu lösen und Verschleierungen im Bewusstsein zu erzeugen ....
Einzig der Mensch hat es sich über sein Ego angemaßt, sich selbst aus dem Gefüge zu erheben und damit begonnen, unecht zu werden. Er strebt nach Perfektionismus und Macht, versteckt hinderliche Gefühle, die ihm im Wege stehen, um sein Ziel zu erreichen ....

Je perfekter er wird, desto weniger fühlt er .... desto beschränkter wird sein Blick und desto weniger erkennt er die Wahrheit ....
Je mehr sich der Mensch von den natürlichen Rhythmen entfernt, desto unechter wird der Mensch, und umso mehr geht er aus dem Herzbewusstsein und aus der Verbindung mit dem großen Gefüge ....

Betrachtet man zum Beispiel Hunde, die sehr stark olfaktorisch orientiert sind, das heißt über den Geruchssinn orientiert, so sieht man, dass sie sich ganz stark auf ihren Spürsinn (Geruchssinn) verlassen. Egal ob es beim Aufspüren von Nahrung, beim Wittern von Gefahr oder bei Kontaktaufnahme zu anderen Hunden oder Individuen ist.
Sie „riechen" die Wahrheit ....

Nicht umsonst werden Hunde als Spür- und Suchhunde bei der Polizei, als Suchhunde bei der Lawinenstaffel oder als Wachhunde in verschiedenen Sparten eingesetzt.
Sie sehen über ihren stärksten Sinn, was wahr ist .... was echt ist .... sehen, was der Mensch nicht mehr in der Lage ist zu sehen ....

Kommt ein Hund neu in das Revier eines anderen Hundes oder sogar Rudels, muss er eine gewisse „Etikette“ bewahren. Genauso wie man bei uns Menschen erwartet, dass an die Haustüre geklopft wird oder das erst einmal geklingelt wird ....
Bei uns Menschen wird es als „unmögliches Benehmen“, als Eindringen oder Übergriff gewertet, sollte der Gast diese Etikette missachten. Genauso ist es auch bei unseren Tieren. Der Unbekannte muss sich dem Ritual des Beschnupperns unterziehen. Der Geruch gibt dem Hund Aufschluss über den, der da Einlass begehrt.
Aber es ist noch viel mehr! Über den Geruch weiß der Hund, wer da vor ihm steht. Er prüft genau, liegen Angstpheromone in der Luft oder Adrenalin, welches für ihn einen Angriff bedeuten könnte ....
Das Beschnuppern ist gleichzeitig zur Begrüßung auch eine Echtheitsprüfung!

Was jedoch macht der Mensch? Er schaut dem Ankömmling lediglich an, möglicherweise nur ins Gesicht, mit den Augen des Verstandes, die doch so leicht zu trügen sind .... Man tauscht Worte aus, die vielleicht wahr sind, aber vielleicht auch nicht, aus Anstand und weil man sich den gesellschaftlichen Prämissen unterworfen fühlt .... Worte, die gar nicht das meinen, was man eigentlich empfindet. Doch wir achten nicht auf die Körpersprache, auf den Unterton, auf den Stressgeruch, egal, was uns signalisieren würde, „da stimmt was nicht“....

Stellen Sie sich vor, wir würden jedem, der vor unserer Haustür steht und um Einlass bittet, mal die Nase in den Rundhalsausschnitt oder unter die Achseln halten ....
„Wie peinlich...“, würden jetzt etliche von Ihnen sagen .... „Das macht man doch nicht...“.
Aber warum eigentlich nicht?
Würde es nicht vielen Missverständnissen vorbeugen, wenn man am Geruch erkennen würde, wie es diesem Menschen geht, was dieser Mensch wirklich fühlt und was er wirklich vor hat ....?
Oder ob man ihn „riechen“ kann ....?

Stellen Sie sich vor, sie würden erst einmal, wie bei unseren Primaten, den Ankömmling genaustens untersuchen .... ihn lausen, seine Haut fühlen und dabei spüren, ob er eine angespannte Muskulatur hat oder ganz locker ist, ob seine Verfassung gesund ist oder ob es ihm nicht gut geht ....

Wir könnten so viele Sinnesorgane nutzen, um die Wahrheit zu sehen, hören, riechen, schmecken, fühlen .... doch wir tun es nicht, weil es sich nicht schickt ....

Verschleierungen und Unwahrheiten sind an der Tagesordnung, denn es geht nicht mehr darum, erfüllt und glücklich zu sein, sondern darum, sich abzuheben, besser und mehr wert zu sein als andere.
Es geht um Macht und Profit ....

Würden wir nur wieder lernen, das gesamte Spektrum unserer Sinnesorgane zu nutzen, wären wir so oft weniger enttäuscht.
Die Natur zeigt es uns an so vielen Beispielen ....

Bleiben wir bei unseren Weggefährten, den Hunden. Merken sie bei ihrer Prüfung des Neuankömmlings, dass da etwas nicht stimmt, wird dieser zur Rede gestellt und notfalls aus dem Revier vertrieben. Da sind Hunde sehr konsequent. Wenn die Chemie nicht passt, wird keine Energie vergeudet.

Der Geruch ist ganz individuell und unverfälscht.
Man erkennt sich über den Geruch, wenn man sich riechen kann ....
Nicht umsonst kennen wir den Spruch: „Ich kann den nicht riechen!“ was so viel bedeutet wie: Der ist mir unsympathisch, ich mag diesen Menschen nicht ....

Doch der Mensch hat verlernt, sich auf seinen Geruch zu verlassen, ihn als Hilfsmittel zur Echtheitsprüfung zu verwenden ....
Es gibt so viele natürliche oder künstlich erzeugte Gerüche, Parfüme, Deos, Duschbäder, Cremes ....
Sie sind mit teilweise wirklich wundervollen Extrakten versetzt, die unserer Nase schmeicheln und uns wohlfühlen lassen ....

Doch es ist verfälscht, denn es ist nicht der Geruch, der den anderen ausmacht. Kaum jemand weiß noch, was sein wirklicher Eigengeruch ist, geschweige denn, wie der andere tatsächlich riecht ....

Man mag das Parfüm des anderen, und meint deshalb, man kann ihn gut riechen und liebt ihn auch, doch wenn man morgens zusammen aufwacht, oder nach einem arbeitsintensiven Tag mit viel Schweißproduktion, wird einem übel beim Geruch des Gegenübers .... Dann muss dieser schnell duschen und sich mit dem wundervollen Duft bekleiden, so dass man ihn wieder mag ....

Würden wir uns nur einmal Gedanken dazu machen, warum uns der Geruch an unserem Gegenüber stört, würden wir der Wahrheit, der Echtheit, näher kommen ....
Entsprechend fällt dieses Kriterium aus unserer Prüfung der Echtheit heraus und trägt unter anderem dazu bei, dass der Mensch nicht mehr merkt, dass man eigentlich gar nicht zueinander passt ....

Paare, die sich eigentlich gar nicht riechen können, leben zusammen und bilden Familien, sind zusammengeschweißt und halten aus, obwohl sie gar nicht füreinander bestimmt sind.
Beide sind unglücklich, aber erkennen erst nach vielen Jahren, dass es gar nicht passt, was da gelebt wird. Oft fragt man sich dann, warum habe ich das nicht gesehen? Man könnte auch fragen, warum habe ich es nicht gerochen ....?

All unsere Sinnesorgane sind dafür da, die Wahrheit zu erkennen, doch der Mensch hat verlernt, seine Sinnesorgane einzusetzen und zu verstehen, da er sich von den Rhythmen des Lebens abgewendet hat.

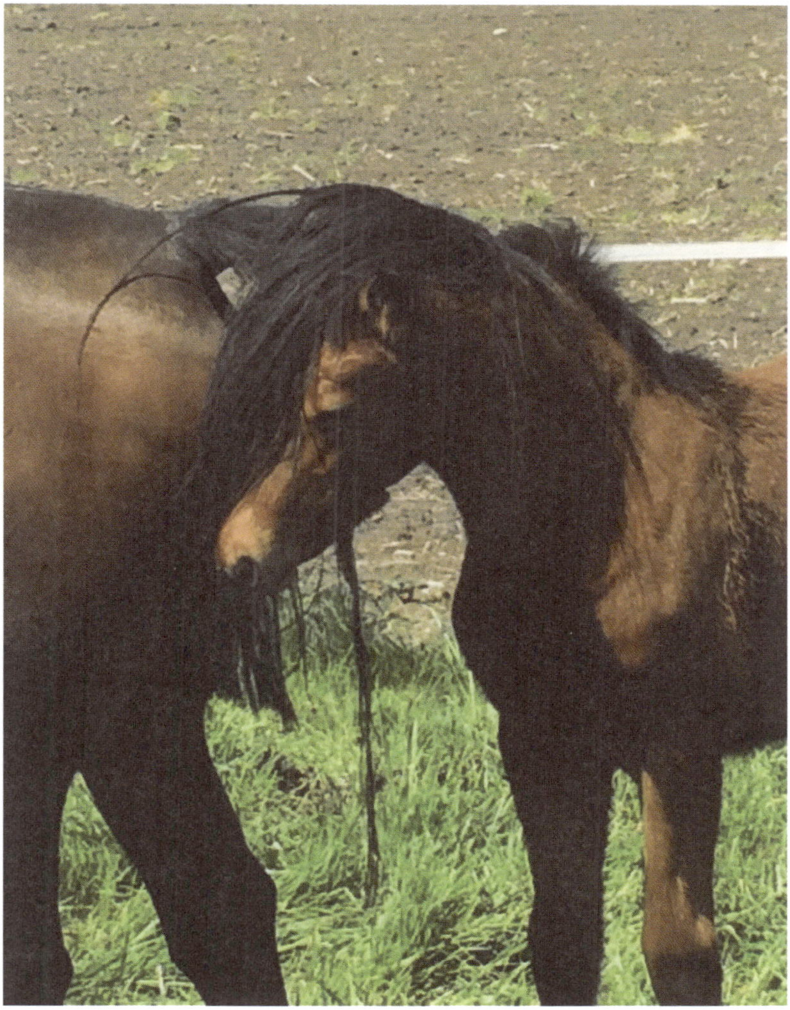

Vertrauter Geruch ....

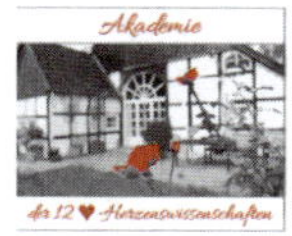

QUINTESSENZ ZUM GEBOT DER WAHRHEIT

ECHTHEIT

Wahrheit ist die Bühne des Lebens, auf der wir geprüft werden und uns selbst erkennen. Hier haben wir die Chance, authentisch und echt zu werden, zu dem zu werden, was wir im Inneren bereits sind.

IHRE GEDANKEN

6.

KLARHEIT

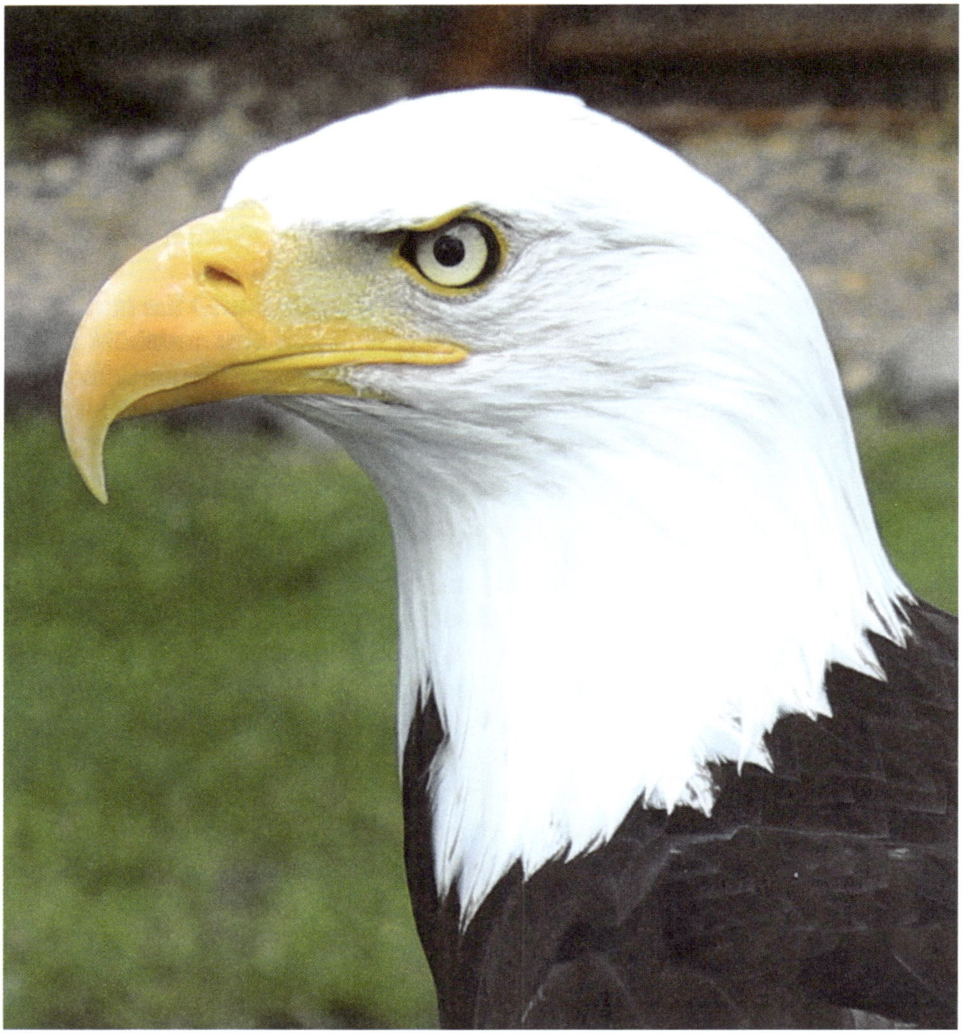

Thomas Hönemann, Rietberg, November 2019

HERZBEWUSSTSEIN

WEISHEIT

SICHERHEIT

LIEBE

WAHRNEHMUNG

ANNEHMEN

LOSLASSEN

Die Klarheit erwächst aus dem Zweifel, seinem dualen Gegenpart .... einer Kraft, die aus unserem Ego erwächst und gesteuert wird ....

Doch genau dieser Zweifel, oft von uns als irritierend, unangenehm und verwirrend empfunden, ist ein unglaubliches Geschenk unseres Egos .... denn er ist als Indikator für uns von unschätzbarem Wert ....
Sobald der Zweifel sich einschleicht, wissen wir, dass unser Ego sich eingeschaltet hat ....

Der Zweifel ist grundsätzlich erst einmal völlig neutral zu bewerten, denn schließlich sagt er lediglich, schau genau hin und prüfe! Er sagt uns, wenn wir nicht im Herzen sind .... wenn wir nicht mehr im Fühlen sind, sondern im Denken angelangt sind .... zeigt uns, wenn wir unsere innere Sicherheit, unser Vertrauen verloren haben .... denn dann zweifeln wir ....

Er zeigt uns, wohin wir schauen sollen, um UNS zu erkennen, um unseren Weg ins Herz wieder finden zu können ....

Er ist unser Frühwarnsystem .... fordert uns auf, genau hinzuschauen und zu fühlen, was das Ego uns glauben machen will, warum wir zweifeln und nicht klar sind .... nicht sicher sind ....

Anhand des Zweifels können wir erkennen, welches der 12 Gebote unseres Herzens wir nicht leben, welchen wunderbaren Teil unseres Herzens wir uns verbieten oder kontrollieren und unterdrücken ....

Das Herz weiß es immer sicher, es ist immer klar, es zweifelt niemals!!!

Ein liebendes Herz liebt, ohne Bedingung, ohne Zweifel, ob es richtig oder falsch ist .... ohne Hinterfragen, ob der andere diese Liebe verdient hat, ob er es wert ist, geliebt zu werden... ob wir selbst gut genug sind für diese Liebe .... ob wir es wert sind, vom anderen ebenso geliebt zu werden .... es liebt, ohne dass diese Liebe erwidert werden muss .... es liebt, ohne dass der Kopf entscheiden kann .... ohne Wertung .... ohne Bedingung .... es schwingt, ob der Kopf will oder nicht .... es ist unabhängig und ungebändigt und frei ...

Es gibt keine Bedingungen für ein klares Herz, es liebt mit einer Klarheit, die jeglichem Zweifel entbehrt ....
In der Klarheit gibt es keine Gedanken, keine Widerstände, keine Zweifel, keine Vetos .... nur Sicherheit, Wissen und Vertrauen .... und dies mit einer inneren Stärke, die jeglichem Kampf entbehrt!
Die Klarheit gibt uns die allumfassende Erkenntnis über unser wahrhaftiges SELBST .... nicht im Außen, sondern tief in uns .... unsere SELBST-Erkenntnis .... unsere innere Weisheit und unseren inneren Frieden ....

Sie zeigt uns unmissverständlich unseren Weg mit einem inneren Frieden und tiefer Sicherheit .... Egal was im Außen gerade wütet, egal welche Hindernisse sich vor uns aufbauen .... es gibt keinerlei Zweifel .... keinerlei Angst oder Scheu diesen Weg zu gehen ....
Im Vertrauen und mit der Gewissheit, dass alles richtig ist, gehen wir in Klarheit vorwärts .... alle Hindernisse als Wegzeichen wertend und den Kopf in die entsprechende Richtung gerichtet .... liebevoll und im Frieden mit uns selbst, denn es sind keinerlei Fragen offen ....
Unsere Klarheit gibt uns Erkenntnis darüber, wer ich bin und was meine Aufgabe hier auf der Erde ist .... Erkenntnis darüber, welche Ängste in mir verhindern, dass ich mein Leben so lebe, wie es mir bestimmt ist ....
Klarheit, zu was ich berufen bin .... Klarheit, wie einzigartig und wertvoll ich bin .... Klarheit über meine Wurzeln .... Klarheit, mich selbst zu lieben, so wie ich angelegt bin .... dass ich genau richtig bin, so wie ich bin, mit all den Ecken und Kanten .... Klarheit darüber, was mein Herz erfreuen kann und zum Schwingen bringt, in Resonanz versetzt... und was mich erfüllt ....

Diese Klarheit in uns ist unabdingbar mit unserem Vertrauen verbunden .... ebenso wie mit unserem inneren Wissen, unserer inneren Weisheit .... unseren Wurzeln ....
Wenn alle anderen im Außen etwas anderes behaupten und wir allein stehen mit unserem Wissen, und trotzdem dieses Vertrauen in uns ist, diese innere Sicherheit, dass es genauso ist, wie wir es fühlen .... diese absolute Klarheit .... das innere Wissen, welches im Herzen verankert ist und aus dem geschöpft wird .... dann braucht es keinen Kampf und keine Verteidigung .... es kann einfach stehengelassen werden, ohne dafür zu kämpfen oder zu missionieren .... es IST ....

Mit dieser Klarheit sind wir in der Lage, selbstreflektiv das anzuschauen, was unsere Spiegel uns zeigen .... zu erkennen, ohne in Resonanz zu gehen .... wahrzunehmen, was noch erkannt werden darf .... und damit den Erkenntnisprozess voranzutreiben .... ohne Verwirrungen ....
Unsere Klarheit ist die innere Erkenntnis unseres SEINs mit allem was dazu gehört .... angefangen von der Frage: „Wer bin ich?“, „Was macht mich aus?“, „Zu welcher Spezies gehöre ich?“

Die Klarheit, zu wissen, zu welcher Spezies man gehört, ermöglicht es demjenigen Individuum, das in sich selbst verankerte Wissen seiner Spezies abzurufen ....
Das heißt, wir können uns vom Bauchgefühl leiten lassen und bestimmte Verhaltensweisen aus uns heraus aktivieren .... Und über diese gelegten artspezifischen Muster die für unsere Art wichtigen Dinge erlernen und damit unser Sein, unsere Aufgabe im Kreislauf der Natur erfüllen.

Zur Klarheit darüber, wer wir sind, gesellt sich aber auch die Frage, bin ich weiblich oder männlich?
Ich habe in meiner Praxis feststellen müssen, dass die weiblichen und männlichen Prinzipien fast nicht mehr gelebt werden, geschweige denn, dass man weiß, was weiblich und männlich im ursprünglichen Sinne bedeutet ....

Wissen Sie, was „Weiblichkeit“ bedeutet? Wissen Sie, was zum „männlich sein“ gehört? Kaum jemand weiß noch um diese einfachen aber allgegenwärtig gültigen Prinzipien ....

Archaisch gesehen ist das Zusammenspiel zwischen Mann und Frau ganz einfach. Mann benötigt ein Revier, welches er verteidigen und sichern kann, wo er stark ist und sich zu Hause fühlt.
Er stellt mit seinem Revier das statische Element dar, auf einen Ort festgelegt, um sein Revier zu bewirtschaften, jagen zu können und zu erobern. Indem er sich in seinem Revier auskennt, nutzt er den Heimvorteil und erlangt somit seine Sicherheit.

Er stellt das starke, schützende und versorgende Element dar. Um versorgen zu können, muss er auf die Jagd gehen. Das heißt, er ist innerhalb seines Revieres unterwegs, wortkarg, denn sonst würde seine Beute die Flucht ergreifen.
Warum wundern wir Frauen uns also, dass Männer nicht so gern kommunizieren .... sich lieber auf handfeste handwerkliche Tätigkeiten konzentrieren ....?
Um den Fortbestand seiner Gene zu gewährleisten, muss Mann eine Frau erobern und dazu bringen, sich in seinem Revier niederzulassen. Er baut also eine Hütte in seinem Revier, ein Nest, in dem er sich ausruhen kann, leben kann, und welches dem angebeteten Weibe Sicherheit und Schutz bieten kann.

Hat sich eine Frau erobern lassen und ist bereit das Nest zu beziehen, weil Mann ihr ein Revier bietet in dem sie Schutz und Versorgung erwarten kann, muss Mann im weiteren Verlauf des gemeinsamen Lebens jedoch dafür sorgen, dass sie bleibt .... Schließlich ist sie als das flexible Element gern unterwegs, um Handel und Kommunikation zu betreiben ....
Um zu vermeiden, dass ein anderer Mann sie in sein Nest lockt und erobert, sichert der Mann sein Weib mit seinem Samen .... Er schenkt ihr Kinder und bindet sie damit an das Nest, in welchem sie den Raum, Sicherheit und Schutz erhält, um ihre Kinder großzuziehen, denn auch Mann möchte seine Brut versorgt und sicher wissen.

Das weibliche Urprinzip ist das flexible Element. Die Frau ist nicht an ein festes Revier gebunden. Sie menstruiert und gibt damit einen Rhythmus, gebunden an den Mondzyklus, vor. Mit der absoluten Sicherheit des immer wiederkehrenden Mondrhythmus erfolgt die Blutung der Frau ebenso .... als Inbegriff der Flexibilität.

Frau verkörpert mit ihrer Flexibilität das mehrende Prinzip. Was der Mann von der Jagd mitbringt, wird im Nest verwertet und vermehrt. Egal was gebracht wird, Frau ist in der Lage etwas daraus zu machen, um dann in den Handel zu gehen. Als kommunikatives Element sind es die Frauen, die für Überlieferungen und die Verbreitung neuer Dinge verantwortlich waren.

Aber auch die Frauen sind es, die durch die Kommunikation falsche Botschaften verbreitet haben und dadurch Missverständnisse bis hin zum Streit und Zank angezettelt haben.

Mit ihrer Flexibilität erzeugt Frau beim Mann eine gewisse Unsicherheit, zumindest solange noch kein Nachwuchs da ist, ob sie denn sesshaft in seinem Revier wird. Durch die wiederkehrende Menstruation, auf die allmonatlich Verlass ist, erhält er die Sicherheit, die er braucht. Sie ist einmal im Monat für ein paar Tage nicht erreichbar für ihn, doch kommt anschließend genauso einmal im Monat wieder in sein Nest zurück ....
Die Zeit der Menstruation ist eine Zeit des Rückzuges und der Regeneration. Um seinem Weibe dies zu bieten, wurde früher vom Manne dafür innerhalb des Revieres eine „Menseshütte" errichtet, in die sich Frau zurückziehen konnte, um in Ruhe zu regenerieren, während er das Revier beschützt. Für Mann war sie in dieser Zeit unerreichbar, und das wiederum machte sie wieder interessant.
Erotik und Sexualität leben durch diese Rhythmen, zeitweise nicht erreichbar für den anderen zu sein. Auch das ist ein beobachtetes Phänomen in meiner Praxis. Ursache dafür ist wiederum das fehlende Gefühl der Patienten für die weiblichen und männlichen Rhythmen ....
Wenn Frau jeden Monat einmal für Mann nicht erreichbar ist, jedoch nach diesen Tagen jeden Monat aufs Neue wieder ins Nest zurückkommt, wird es für den Mann eine kalkulierbare Größe und es gibt ihm die Sicherheit, Frau kommt regelmäßig zu ihm zurück ....

Klarheit über unser Sein, über uns selbst, ist die Grundlage zur Entfaltung all unser angelegten Potentiale ....
Wenn diese alten archaischen Prinzipien, die in uns wirken, egal wie perfekt wir auch werden, wieder klar sind und gelebt werden, würden sich automatisch so viele gesellschaftlich geprägte körperliche Probleme wie hormonelle Erkrankungen, wie z.B. Sterilität, Frigidität, Potenzschwierigkeiten, fehlende Lust und unbefriedigende Sexualität, aber auch schwerwiegendere Erkrankungen wie Depressionen, Borderline, Bulimie, Unterleibskrebs, Prostata- und Brustkrebs und vieles mehr, in Luft auflösen ....

Alles was wir dazu brauchen ist die Klarheit in uns ....

DIE KLARHEIT IN DER NATUR

Nur der Mensch glaubt, etwas Besseres zu sein, als die Natur selbst und alles was neben ihm in der Natur existiert. Er erhebt sich selbst mit seinem Bewusstsein in einen Adelsstand, glaubt, seine Intelligenz gibt ihm das Vermögen alles zu analysieren und zu begreifen .... einzuordnen, zu strukturieren und letztendlich dann über den Verstand zu kontrollieren ....

Nur hat er noch nicht begriffen, dass er die Gemeinschaft zum Leben braucht, dass er ohne Liebe, ohne Gesellschaft, ohne Kommunikation nur noch leere Hülle wäre.
Die Wenigsten von uns können alles und noch viel weniger von uns würden in der puren Natur überleben .... ohne all den Luxus und die Bequemlichkeiten, die wir uns geschaffen haben und auf die wir nicht mehr verzichten möchten ....
Wir wären völlig hilflos, wenn wir nicht wüssten, wie wir Nahrungsmittel erzeugen oder ernten könnten, geschweige denn verarbeiten .... wenn wir uns bei Krankheiten und Verletzungen nicht heilen könnten .... wenn wir keine Kleidung im Laden oder online kaufen könnten ....
Und am meisten Hilflosigkeit entstünde in unserem Zeitalter, wenn die Kommunikationsmittel wie Handy und Internet plötzlich wegfielen ....
Wir sind so hilflos geworden, Fach-Idioten, jeder auf seinem Gebiet ein großartiger Fachmann, jedoch der Blick für das komplexe Ganze ist verloren gegangen ....

Früher wurden die alten Heilmittel geachtet und sorgsam von Generation zu Generation gelehrt und weitergegeben. Heute gibt es Apps, „die uns mit Gesundheit versorgen“ ....

Früher wurde das Handwerk innerhalb der Familie weitergegeben, von der Pike auf gelernt ....

Heute können wir die Maschinen am Ein- und Ausschalter bedienen und hoffen, dass sie nicht kaputt gehen ....

Es werden elektronische Geräte eingesetzt, die die Fehler dann suchen. Fährt man heute in die Autowerkstatt, kann der Techniker nur mit dem Lesegerät herausfinden, wo der Fehler liegt ....
Anstatt mal die Motorhaube zu öffnen und mit gesundem Menschenverstand und Bauchgefühl sich anzuschauen, was da nicht passen könnte.

Wenn wir unsere Welt immer digitaler machen, weil wir glauben, das wäre das, was uns überlegen macht, dann frage ich mich, woher werden dann die lebensnotwendigen Dinge, wie zum Beispiel Sauerstoff kommen, den wir zum Atmen brauchen? Über eine App???

Ohne Sauerstoff kann kein lebendes Individuum existieren und nur die Natur, die Bäume und Pflanzen produzieren uns diesen ....

Jedem Tier, jeder Pflanze ist klar, welchen Platz es in der Natur einnimmt. Jedes Individuum weiß um den Kreislauf des Lebens, weiß um seine Wertigkeit und seine Bestimmung.

Diese Klarheit ist dem Menschen verloren gegangen. Er weiß nicht mehr, wer er ist und was seine inneren Stärken sind. Er orientiert sich an einem Bild, welches von ihm durch die Gesellschaft verlangt wird.
Er weiß nicht mehr, was ihm nicht guttut und erst recht nicht, was ihm gut tut .... Er hat die Anbindung an das große Ganze verloren.

Von Instinkten geleitet weiß eine Tiermutter sofort, was sie tun muss, wenn die Geburt bevorsteht.
Unsere Frauen heute sind völlig hilflos, kennen ihren Körper nicht und wollen am liebsten einen Kaiserschnitt .... wegmachen, was einem nicht sicher ist ....

Eine Tiermutter weiß sofort, was zu tun ist, wie sie ihr Neugeborenes wärmt und nährt .... Bindet es über den Körperkontakt und Zärtlichkeiten in das Familiensystem ein, prägt es auf sich ....
Unsere heutigen Frauen wollen es einfach und ziehen die Instantmilch in der Flasche vor ....
Haben kein Gefühl mehr dafür, was sie tun müssen.

Wie sollte es anders sein .... wenn man nicht mehr weiß, wer man eigentlich ist?
Wenn man nicht mehr weiß, was eigentlich Weiblichkeit bedeutet ....

Egal wohin man in der Natur schaut, jedes Individuum hat Klarheit darüber, wo sein Platz ist und was es tun muss. Nur der Mensch, der sich über die Natur erhoben hat, weiß es nicht mehr ....
Nichts zeigt uns die Natur deutlicher als das 6. Gebot, die Klarheit. Schauen Sie wieder hin und lernen Sie ....

Sich wieder auf einfache natürliche Dinge zu besinnen und sie zu leben, bringt nicht nur die Klarheit in uns hervor, sondern auch unsere Wurzeln und die Lebensfreude ....

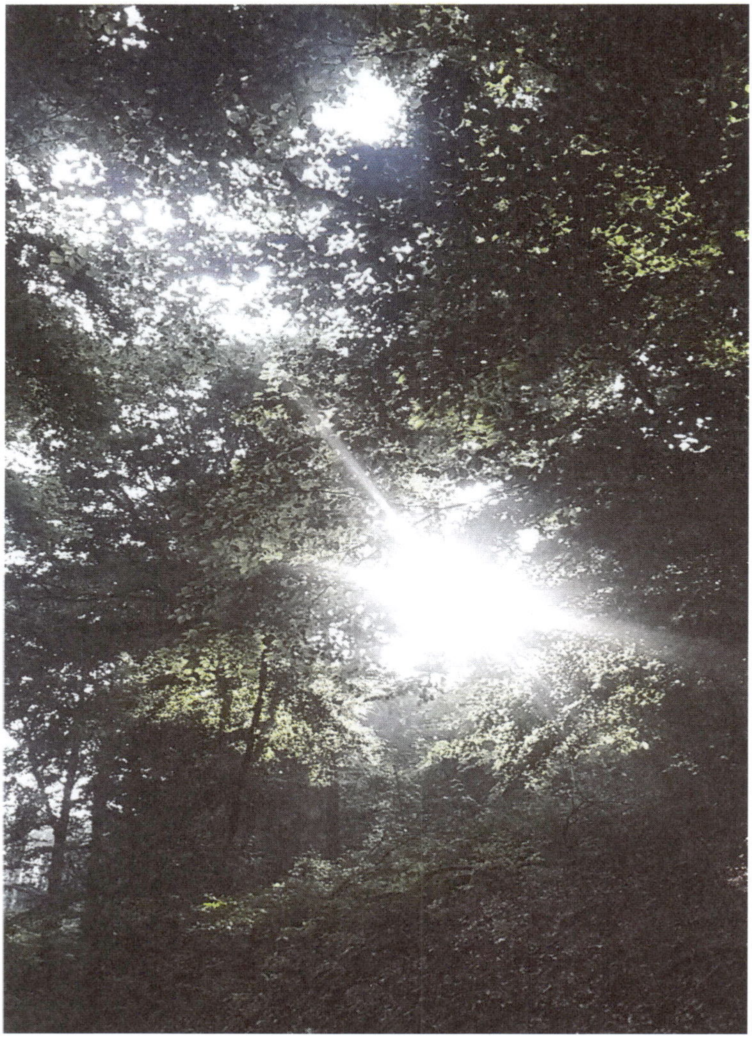

Klärung

QUINTESSENZ ZUM GEBOT DER KLARHEIT

WEISHEIT

Die Klarheit ist das Wissen, welches jeglichem Zweifel entbehrt, darüber, wer wir sind und wie wir angelegt sind. Die Klarheit verwirklicht sich über den Bauplan unserer Seele, welcher im Herzbewusstsein angelegt ist, und zeigt uns darüber den Weg zu uns selbst.

IHRE GEDANKEN

7.

LEBENS FREUDE

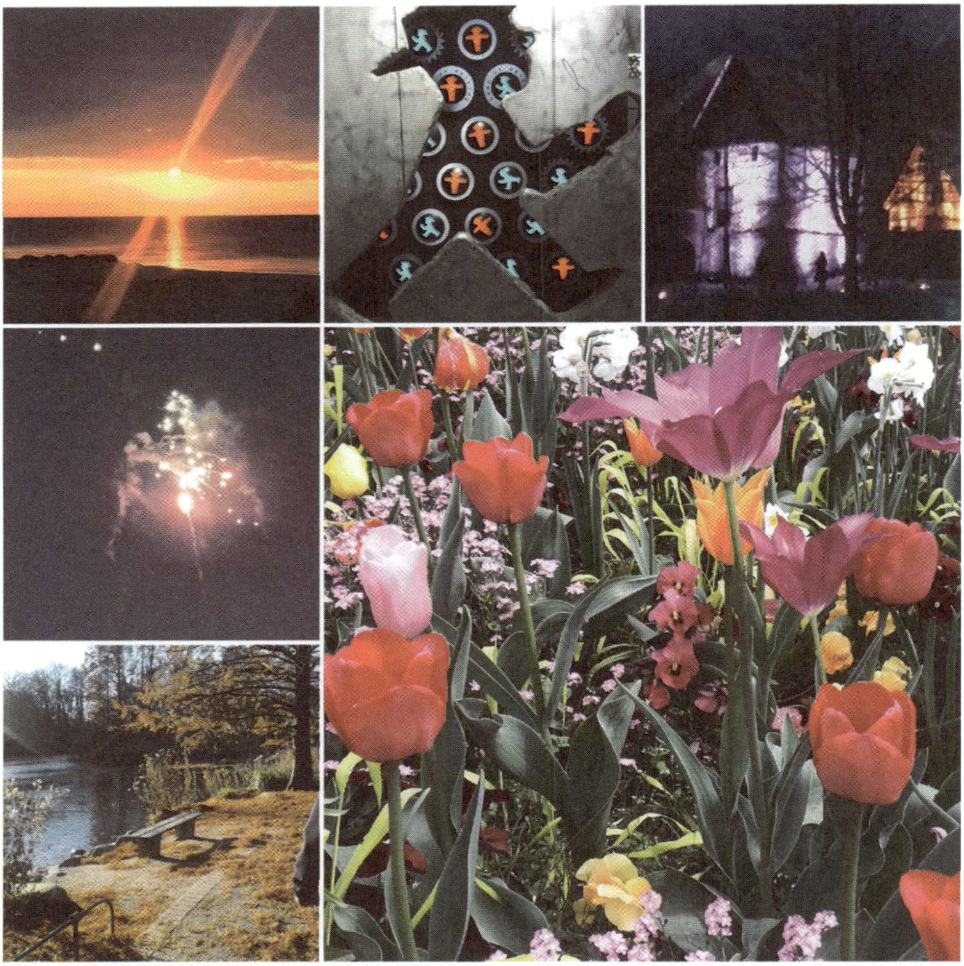

Sabine Bermpohl, Gütersloh, November 2019

DANKBARKEIT

FRIEDEN

VERTRAUEN

LIEBE

INNERES KIND

BEGEISTERUNG

Lebensfreude beinhaltet viele Dinge wie Liebe, Vertrauen, Staunen, Neugierde, Innehalten, Loslassen, Zulassen, Wahrnehmen, Empathie, Leidenschaft ....
Und doch ist es ein ganz spezielles und eigenes Herzensprinzip. Die Freude am Leben ist uns gegeben aus dem Wunsch der Seele nach Entwicklung und Erkenntnis heraus ....

Das Leben, welches wir uns selbst gewählt haben, anzunehmen, und erfüllt zu leben, dies ist die Aufgabe, die sich unser höheres Selbst gestellt hat .... mit Freude an das Leben heran zu gehen, in dem Wissen, dass genau dieses Leben unsere Möglichkeit ist, uns zu erkennen .... so in unsere Mitte zu kommen, dass uns nichts erschüttern kann und wir mit Freude an unsere Lernaufgaben herangehen .... dass es ein solch wunderbares Hilfsmittel in dieser Dualen Welt gibt, um uns zu entwickeln und weise werden zu lassen, zu reifen… glücklich und in Frieden leben zu können ....

Doch wie fühlen wir unsere Freude, unsere Lebensfreude?

Es ist ein Rhythmisieren des Herzens, als würde es Sprünge machen, als würde es vibrieren ....
Es schwingt in einem Rhythmus ähnlich der Oktave .... und versetzt damit alles in uns, unser Blut, unsere Lymphe, unsere Zellen in den gleichen Rhythmus .... in diesem Rhythmus fliest alles in uns .... in diesem Rhythmus bewegen wir uns.
Die Lebensfreude ist also unser Motor, unser Antrieb, unser Balsam, Nahrung und liebevolle Berührung für unsere Seele .... Lebenselixier und Massage für unser Herz ....

So wie das Herz im physiologischen Prozess über unseren Körper regiert, alle Körperregionen durchfliest und durchströmt .... über alle Körperprozesse wacht, alle Organe mit Blut und entsprechend Sauerstoff und Nährstoffen versorgt .... das verbrauchte Blut wieder aufnimmt, rhythmisiert und mit allem Nötigen anreichert .... alles in Schwingung und Rhythmus versetzt und so Leben einhaucht .... genauso wacht der Kaiser über sein Volk, nährt es, setzt es in Schwingung und Bewegung… und beschützt es ....

Das Instrument zur Rhythmisierung für unser Herz, sozusagen der Impulsgeber, der Taktgeber .... das ist unsere Lebensfreude. Ohne die Lebensfreude würde ein Herz verkümmern und nach und nach seinen Rhythmus verlieren und daran zugrunde gehen ....

Wie man inzwischen weiß, hat das Herz eine enorme elektromagnetische Strahlung .... ein Herz entnommen aus dem Körper kann meterweit messbare Schwingungen ausstrahlen. Enorm! Wenn man sich ausmalt, wie diese Schwingung und Strahlung den gesamten Körper durchzieht, alle Zellen mit „Strom“ versorgt und damit am Leben erhält .... dann kann man sich vorstellen, welch gewaltige Kraft in unserem Herzen liegt ....

Ebenso gibt es unzählige Berichte, dass bei Herztransplantationen, die Menschen, die ein fremdes Herz erhalten haben, plötzlich neue Wesenszüge bei sich entdecken .... Wesenszüge, die Ihnen vorher völlig unbekannt waren oder sogar von Ihnen abgelehnt wurden ....
Wesenszüge des Menschen dessen Herz sie erhalten haben ....
Ja man erhält sogar Informationen über die nahen Angehörigen, über die Liebe dieses Menschen, über Rituale, die sich im Inneren verankert haben, weil sie das Herz berührt haben ....

Wenn man sich vor Augen führt, dass alles, was uns ausmacht, wie wir angelegt sind, was wir sind, was in uns lebt .... einzig und allein im Herzen angelegt ist .... einzig und allein über unsere innersten und tiefsten Gefühle, über die in diesem Buch beschriebenen 12 Gebote des Herzens, zum Vorschein gebracht wird .... gelebt werden kann .... seinen schöpferischen Selbstausdruck erfährt .... dann versteht man das komplexe Zusammenspiel der 12 Gebote ....

Die 12 Gebote des Menschseins!

Im Herzen ist das Bewusstsein unserer Seele, unser Herzbewusstsein, gespeichert, all unsere Potentiale und Fähigkeiten, all unser Wissen, all unsere Gedanken, unsere Liebe und unser SEIN, so wie wir angelegt sind ....

Wie wir diese Potentiale leben, hängt davon ab, welche Erfahrung unsere Seele gemacht hat und macht, inwieweit wir bereit sind, uns den Erkenntnissen zu öffnen und sie anzunehmen .... inwieweit wir unser Ego für das nutzen, wofür es gedacht ist - nämlich um Entscheidungen für uns selbst zu treffen .... und, wie gut wir auf unsere innere Stimme, unser Herzbewusstsein hören können und auch darauf vertrauen ....

Wenn man mit Kinderaugen durch die Welt geht, neugierig und staunend, unbefangen, wahrnehmend, alles betrachtend ohne Vorurteil .... leuchtend vor Freude, strahlend, weil das Herz hüpft .... dann ist man im Hier und Jetzt .... frei von der Kontrolle und Begrenzung des Egos ....

Betrachtet man unsere Tiere .... schauen Sie sich unsere Hunde an .... immer voller Freude ihren Besitzern und Rudelmitgliedern gegenüber .... sie freuen sich so unverblümt .... so völlig ohne die Kontrolle des Egos ....

Auch wenn man nur 5 Minuten weg war, zeigen sie eine unbändige Freude über ihr wiederkehrendes geliebtes Rudelmitglied .... klar und einfach .... unbefangen ....

Und wenn die Lebensfreude überschießt, weil das Herz gerade riesige Sprünge vor Freude macht, dann schießt der Hund in unbändigem Übermut durch die Gegend .... vor Freude vibriert und wackelt der komplette Hund von vorn bis hinten .... ein so schönes Bild ....

Sobald unser Ego beginnt, das Herz zu kontrollieren, verliert sich die Unbefangenheit .... verliert sich die freie und wache Wahrnehmung .... sind wir kontrolliert und beschränkt ....

Unbeschwerte Kinder hüpfen vor Freude, weil die Energie des Herzens so stark ist und das Herz in ihnen solche Sprünge macht ....
Sie wissen gar nicht wohin mit dieser überschießenden Energie und so fangen sie an zu hüpfen, zu zappeln, zu springen .... der Kopf, das Ego, ist noch nicht so stark, um ihre Herzenergie zu unterdrücken und unter Kontrolle zu halten ....

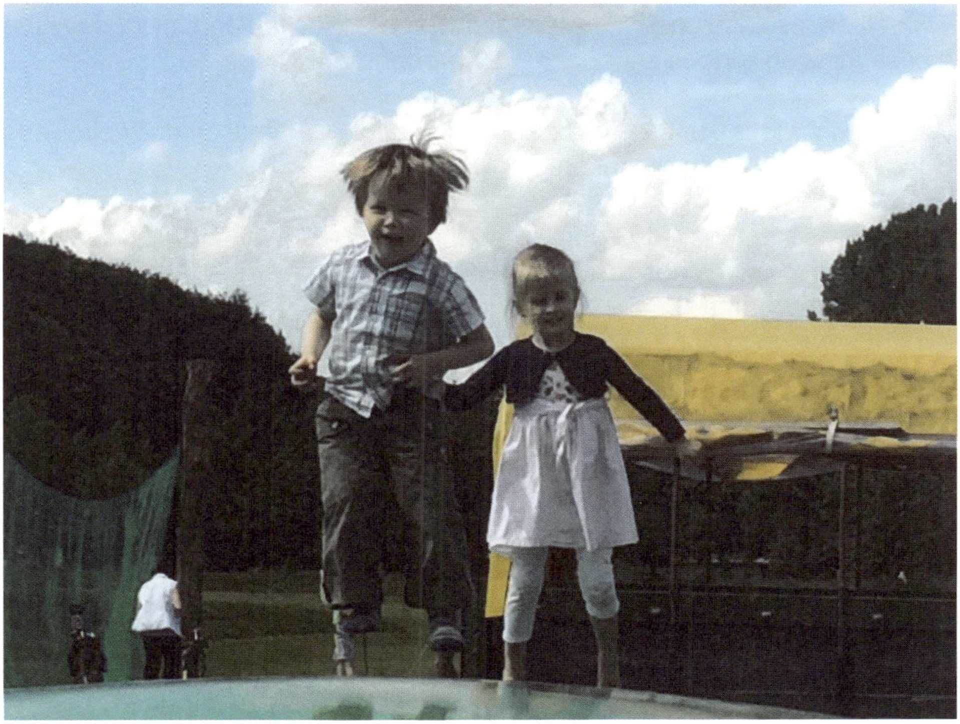

Lebensfreude und Bewegungsdrang

Kinder können noch bewusst das wahrnehmen, was sich da vor ihnen offenbart ....
Kinderaugen sind freie, unkontrollierte, unbefangene Herzaugen .... direkt mit dem Herzbewusstsein verbunden .... sie schauen direkt und wach auf das, was ihnen begegnet .... sie nehmen es bewusst wahr.

Auf der anderen Seite sind Kinder in ihrer Unbeschwertheit noch unbefangen und offen .... man liest in ihnen wie in einem offenen Buch .... wunderbar was sich da offenbart .... Rhythmus pur, Lebensfreude pur .... Leben pur!

Wir sollten also alle unser inneres Kind wiedererwecken und mit den Augen dieses inneren Kindes schauen und wahrnehmen!

Wir sollten wieder unser Herz hören und all die Ängste und Zweifel des Egos in andere Bahnen lenken…

Die Lebensfreude ist also unser Lebenselixier, von welchem unser Herz genährt wird .... welches uns leben lässt .... unser Taktgeber, der den Puls in Bewegung bringt .... unser Herz in Bewegung setzt .... unseren Rhythmus ausmacht ....

DIE LEBENSFREUDE IN DER NATUR

Die Lebensfreude ist wohl das sichtbarste oder greifbarste Gebot für das Auge des Menschen. Und doch ist es ein Gebot, welches dem strukturierten, rationalen und verantwortungsbewussten Menschen selbst fast am Schwersten fällt ....

Kindern, egal ob man unsere Menschenkinder betrachtet oder die Tierkinder in Augenschein nimmt, allen ist die Freude gemeinsam. Sie sind noch frei im Geiste und frei von den Prägungen, die uns begrenzen, sie leben sie unverblümt ....

Die Tiere in der Natur behalten sich dieses alte archaische Prinzip, denn sie leben nach dem Rhythmus der Natur und wissen um die Seelennahrung, die ihnen aus diesem Fühlen zuteil wird.
Bei unseren Haustieren ist das nicht mehr zu hundert Prozent so gegeben, denn durch die Domestikation werden, ähnlich wie unsere Prägung durch die Gesellschaft, abweichende und erlernte Verhaltensweisen geprägt.
Sie verlieren dadurch zum Teil ihre (Ur-)Instinkte.

Der Mensch, je zivilisierter er meint zu werden, je mehr er sich den gesellschaftlichen Normen unterwirft, desto mehr geht er den Weg des Bewusstseins .... den Weg in die Rationalität und Struktur .... den Weg in die absolute Kontrolle ....
Es bleibt keine Zeit mehr für die Freude ....

Obwohl jeder die Freude kennt und mit Sicherheit zumindest in Kindertagen gespürt hat, bleibt sie oft auf dem Lebensweg irgendwo liegen .... wird vergessen .... verschwindet .... nicht wiederauffindbar ....
Die wenigsten von uns jedoch, obwohl ihnen dieses Gefühl wohlbekannt ist, haben das Bewusstsein, dass es ein lebensnotwendiges Prinzip ist.

Frage ich in meiner Praxis: „Was macht Ihnen Freude?“, sehe ich oft in ratlose Gesichter.... Würde ich fragen: „Was für Aufgaben erfüllen Sie täglich?“, würde ich einen langen Monolog zu hören bekommen ....

Schaut man in die Natur, empfindet man diese Freude zum Beispiel im Frühlingserwachen, wenn alles anfängt zu sprießen und zu blühen. Man spürt das Aufatmen der Natur, spürt diesen Motor, der voller Kraft beginnt, alles in Gang zu setzen. Mit unbändiger Kraft erwacht das Leben zu voller Blüte, ein Pulsieren welches Leben hervorbringt ....

Dann wird das Herz warm und die Freude möchte leben.

Kein Individuum unterdrückt diese Pulsation des Lebens, um irgendetwas zu erfüllen. In der Natur ist jedes Individuum im Hier und Jetzt des Momentes und lässt zu, lässt einfach fließen, was da raus möchte.

Im Gegensatz zum Menschen wirkt dieses Prinzip in den Tieren unverschleiert. Man sieht den Pferden die Lebensfreude regelrecht an, wenn sie mit dem Hintern in der Luft über die Weide buckeln, voller Freude, die kalte Zeit lebend überstanden zu haben.

Schauen Sie sich Hunde an .... jeder der einen Hund als Weggefährten erwählt hat, weiß um diese unbändige Freude, wenn man zurückkommt und Hund sich freut, wieder mit seinem Rudelpartner vereint zu sein. Dabei zählt Zeit überhaupt nicht. Freude entsteht zeitlos, egal ob der menschliche Partner nur eine Minute weg war oder 3 Tage ....

Es ist eine unbändige und klare Freude, die das Herz berührt.

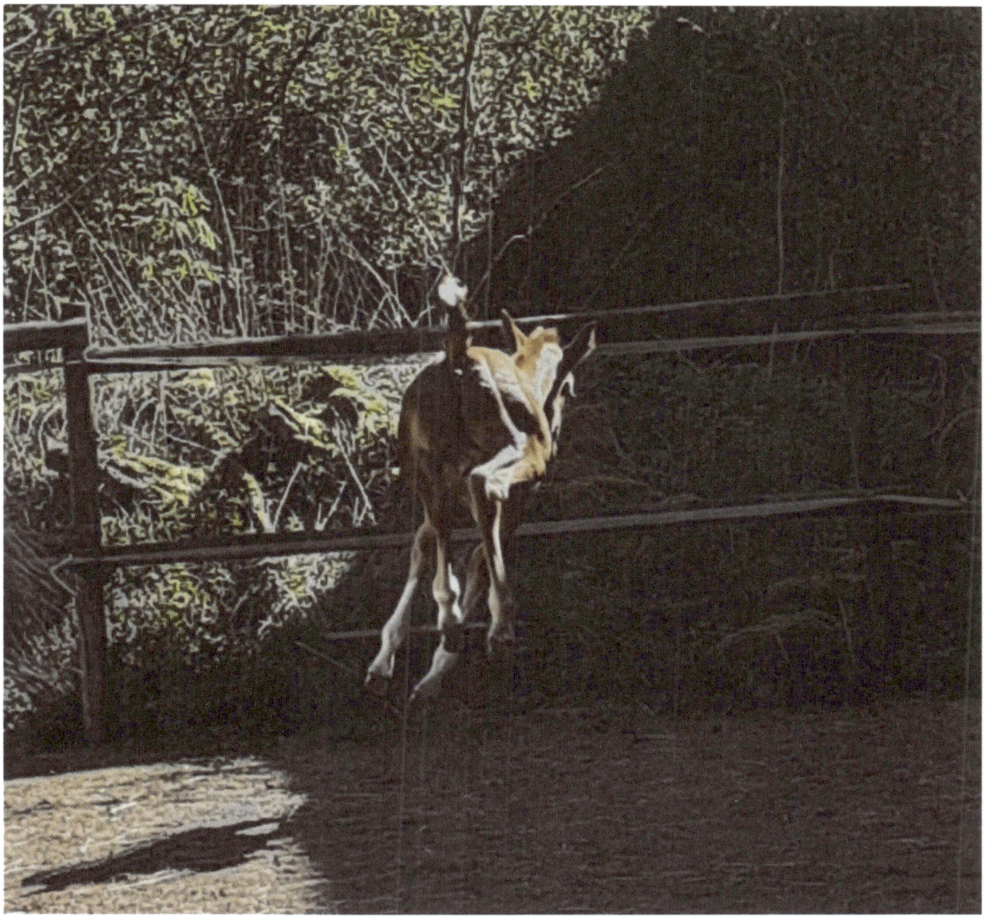

Übermut
Foto: Doris und Jürgen Langenströer, Bad Salzuflen, April 2020

QUINTESSENZ ZUM GEBOT DER LEBENSFREUDE

RHYTHMUS

Lebensfreude ist der Rhythmus des Lebens, in dem wir schwingen und uns im Außen zeigen, wenn wir auf den Stufen der Erkenntnis tanzen. Lebensfreude möchte leben und pulsieren, entsteht durch Wissbegier und Neugier und wird begleitet von Dankbarkeit und Genuss.

IHRE GEDANKEN

8.

WÜRDE

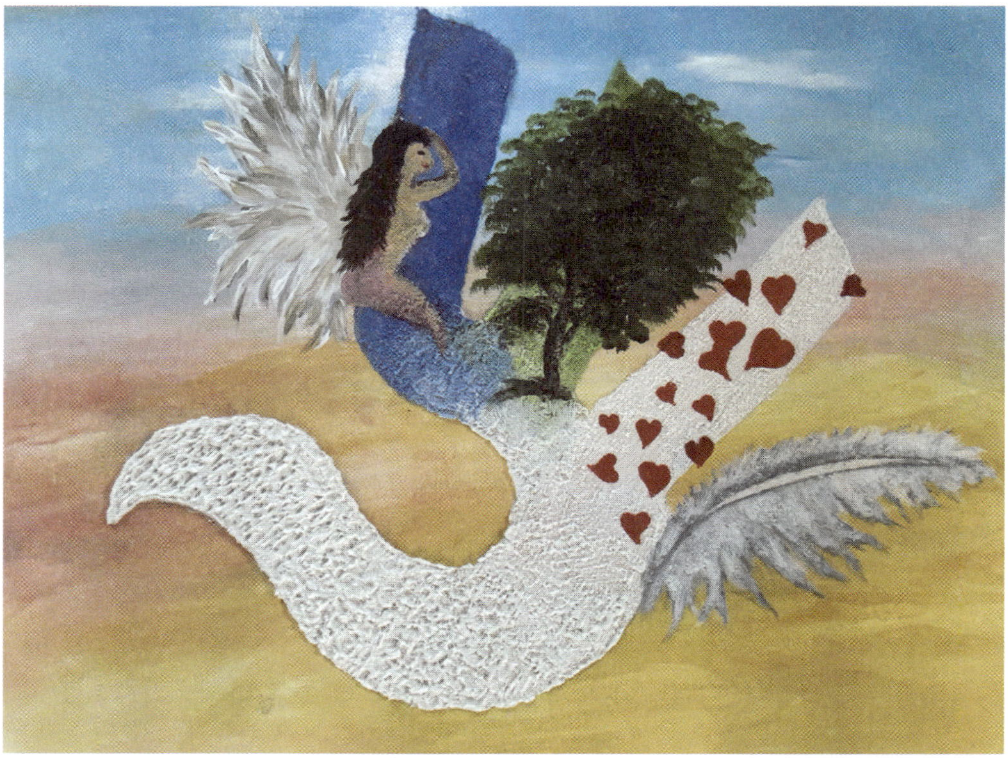

Elke Reichert, Grünheide, Januar 2020

RESPEKT

SELBSTWERT

SELBSTERKENNTNIS

SELBSTLIEBE

ABGRENZUNG

INDIVIDUALITÄT

SCHÖPFERISCHER SELBSTAUSDRUCK

Die Würde, eines unser ureigensten Potentiale zur Entfaltung unseres Herzens, steht für den Selbstwert.

Eine unserer Aufgaben auf unserem Weg zu uns selbst, ist es, zu begreifen, dass wir uns selbst näher sind als jedem anderem ....
Zu begreifen, dass wir selbst der wichtigste Mensch in unserem eigenen Leben sind ....

Wir leben in einem Tempel der vergänglich ist, unserem Körper. Wir haben die Aufgabe ihn zu hegen und zu pflegen, auf ihn zu achten, so dass sich unsere Seele zu Hause fühlt und glücklich ist.
Wenn unser Zuhause nicht gemütlich, einladend, sicher und vertraut ist, wir uns dort nicht eingebracht haben, es nicht von uns und unserer Energie, unserem Schaffen, durchzogen ist, fühlen wir uns nicht wohl, dann fühlen wir uns fremd, fühlen uns nicht zu Hause ....

Wer also sollte dafür sorgen, dass unser Tempel gemütlich, sicher und vertraut ist? Dafür sind wir jeder für uns selbst in der Verantwortung!

Um unseren Tempel vertraut, sicher und einladend zu machen, so dass wir glücklich sind und uns wohlfühlen, gehört, dass der Tempel geschützt wird, dass man ihn mit Grenzen umgibt, die wie Wassergräben an alten Schlössern eine optische Grenze ziehen.
Dass man also Grenzen setzen kann ....
Grenzen kann man nur setzen, wenn man weiß, wer man ist .... wenn man sich kennt .... wenn man weiß, wo man beginnt und wo man endet ....wo das Ich ins Wir übergeht .... wo die Trennung vom Ich und Du vollzogen wird ....
Wenn man seine Begrenzung nicht fühlen kann, weiß man nicht, was zu einem selbst gehört oder was schon jemandem anderes gehört .... alles verschwimmt ....

Jeder Mensch hat die Pflicht, Grenzen zu setzen ....

Ein kleines Beispiel: Wenn Sie ins Ausland fahren in den Urlaub, woran erkennen Sie, dass Sie sich im Ausland befinden und nicht mehr im Inland? Richtig .... es muss irgendein Zeichen geben, ein Schild, einen Grenzpfosten, einen Grenzübergang ....
Sonst würden wir nicht erkennen, wo wir uns befinden ....
Genauso ist es im zwischenmenschlichen Miteinander. Wenn ich keine Grenze zeige, woher soll mein Gegenüber dann wissen, wo meine Grenze ist? Woher soll er wissen, wo ich beginne und wo ich aufhöre .... Woher soll er wissen, ob ich das will oder nicht .... ab wann er übergriffig wird ....? Und das gilt sowohl physisch wie auch seelisch!

Das heißt, sich abzugrenzen und die Grenzen zu sichern, ist nötig, um wertgeschätzt zu werden .... und als Mensch erkannt zu werden.

Und wenn man es sich selbst wert ist, liebevoll und in Würde behandelt zu werden und diese Grenze deutlich zu machen und auch zu sichern, wird man genau die Wertschätzung im Außen erfahren, die in unserem Inneren gewachsen ist.
Denn die Spiegel, wie schon angeführt, zeigen uns unser inneres Wesen!

Die Erkenntnis, wer man ist, gibt uns die Möglichkeit, all die Ecken und Kanten an sich selbst zu erkennen, all die Dinge, die uns einzigartig machen. Und diese Ecken und Kanten, die oftmals als Schwächen betrachtet werden, bergen all unsere wundervollen Potentiale.

Denn in der Dualität bedingt sich alles gegenseitig. Ohne Dunkelheit gäbe es kein Licht! Und so steckt auch hinter jeder Ecke und Kante eine Stärke, ein Potential.

Zwei kleine Beispiele dazu:

Kein Mensch möchte sein inneres Monster zeigen. Niemand soll wissen, dass es bei einem wohnt, in seinem Tempel .... es wird unterdrückt, klein gehalten, versteckt, aus Angst dann im Außen nicht mehr als liebenswert und wertvoll eingeschätzt zu werden und dann in Konsequenz womöglich ausgeschlossen zu werden ....

Solange es unter Kontrolle ist, merkt niemand, dass es da ist, aber wehe, die Kontrolle geht verloren .... so glaubt man ....
Aber genau dieses angebliche Monster ist es, welches seine Keule hervorholt und wie ein Neandertaler draufhaut, und zwar gezielt, wenn uns bei Übergriffen seelischer oder physischer Art die Luft ausgeht ....
Es ist also kein Monster in uns, welches unkontrolliert um sich schlägt, sondern ein Schutzmechanismus unseres Selbstwertes, unsere Abgrenzung, die hier wirkt und auch völlig richtig am Platz ist, wenn wir in die Enge getrieben sind ....

Wenn nun auf Grund von Glaubenssätzen, die da heißen könnten: „Sei ein liebes Mädchen und mach, was man dir sagt" - und diese Glaubenssätze sind nicht auf das weibliche Geschlecht begrenzt - das eigene Bewusstsein, in diesem Falle unser Ego, verbietet, sich abzugrenzen .... dann empfindet man sich selbst als Monster, wenn man es tut! ....
Denn schließlich hat man ja gelernt (geprägt bekommen), man ist nur liebenswert, wenn man duldet ....

Das zweite Beispiel wähle ich anhand der Begrifflichkeit Chaos.
Jemand der sich selbst für chaotisch hält und mit Glaubenssätzen auf Struktur geprägt ist, versucht mit aller Macht Struktur und Ordnung in sein Leben zu bringen und wird angreifbar, wenn jemand sein Chaos anspricht.
Chaos beherbergt jedoch in sich eine gewaltige Flexibilität ....
"Ein Genie überblickt das Chaos!" heißt es nicht umsonst ....

Wenn nun dieser Mensch geprägt ist von Glaubenssätzen wie: "Im Chaos liegt der Fluch des Untergangs" oder „Mit Struktur und Ordnung kommst Du weiter im Leben!" oder „Struktur und Ordnung ist das halbe Leben!" .... dann versucht dieser Mensch mit aller Gewalt sein vermeintliches Chaos zu ordnen und sich in Struktur und Ordnung zu üben. Damit nimmt er sich sein ungeheures Potential der Flexibilität und Vielschichtigkeit .... engt sich ein, verliert den Überblick, verliert sich im Detail und verliert sich selbst ....
Diese enorme Kraft der Flexibilität wird unterdrückt und dieser Mensch erkrankt an Dingen wie Rheuma oder Bluthochdruck, denn die Seele muss ein Ventil für diese unterdrückte Kraft finden.

In der Anstrengung, sein Leben zu strukturieren und zu ordnen und damit dieses enorme Potential in sich zu unterdrücken, vergeudet er seine Kraft mit dem Aufwand seine Vielschichtigkeit und Flexibilität bloß nicht zum Vorschein kommen zu lassen, denn es ist ja das unerwünschte Chaos .... und verliert dadurch seinen schöpferischen Selbstausdruck.
Der schöpferische Selbstausdruck ist unserer Leberenergie zugeordnet, dem General unseres körperlichen Konstruktes. Die Leber hat den Überblick über den gesamten Organismus und ist ungeheuer vielschichtig. Wie ein General arbeitet sie auf allen Ebenen, um den Kaiser, unser Herz, zu entlasten. Sie nimmt aus dem gesamten Körper Stoffe auf und verteilt es wieder, trifft Entscheidungen, welche Stoffe weiterverwendet werden und was ausgeschieden wird, und behält im großen Konstrukt „Körper" den Überblick.
Und nicht nur physische Stoffe, sondern auch Emotionen werden über die Leber verstoffwechselt.
Nicht umsonst heißt es: „Ist dir eine Laus über die Leber gelaufen…?"
Unsere Aggressionen, die Wut, Ärger, werden über die Leber transformiert und im optimalen Falle in den schöpferischen Selbstausdruck verwandelt.
Wird unser schöpferischer Selbstausdruck nicht gelebt und mit ungeheurem Kraftaufwand sogar unterdrückt, richtet sich diese gewaltige Energie nach innen .... Es staut sich, weil der Strom der Entfaltung nicht mehr fließen kann. Die Wut, der Ärger, die Aggression versäuert uns. Der General wird sauer! Der Körper übersäuert und die Leber verteilt nicht mehr, hält zurück, staut, verliert den Überblick und kann nicht mehr leisten!
Der Schmerz der Leber ist die Müdigkeit ....

Und so müht sich der chaotische Mensch ab und denkt sich „was Struktur und Ordnung an Kraft kosten ….", er verliert sich selbst und den Überblick und wird krank ....
Das Potential der Flexibilität zu leben und zu erkennen ist hier die Lösung, denn das Genie überblickt das Chaos .....wieder den Überblick zu erhalten, die Kraft der Leberenergie fließen zu lassen und mit der ihm eigenen Vielschichtigkeit und Flexibilität den schöpferischen Selbstausdruck hervorzubringen, bringt die Erfüllung und die Kraft im Lebensfluss zurück, denn es darf das fließen, was angelegt ist und es wird nicht blockiert oder unterdrückt!

Und mit der Erkenntnis, dass genau die Ecken und Kanten an uns ja eigentlich gar keine Ecken und Kanten sind, sondern unsere Potentiale in ihrer Vielfältigkeit .... dass uns nichts fehlt, was wir im Außen bekommen müssen, was uns ganz machen kann .... sondern dass wir alles in uns haben, was wir brauchen und wir rund in uns sind, ohne Defizite .... ermöglicht uns, uns so anzunehmen, wie wir sind, uns so zu lieben und zu wertschätzen, wie wir geschaffen sind ....
Dann brauchen wir nichts im Außen, was uns vollständig macht .... nichts, was irgendetwas auffüllt, da wir alles in uns haben und keine Leere mehr in uns ist .... wir brauchen nichts und so gibt es auch keine Angst, etwas zu verlieren, was uns im Inneren fehlen könnte!

Wir sind in der bedingungslosen Liebe angekommen ....

Nun sind wir auch in der Lage, den anderen so sein zu lassen, wie er ist und in seinen Ecken und Kanten genau die wundervollen Potentiale zu sehen, die er hat, um sich selbst voll zu entfalten .... in Liebe zu erkennen, welche Entwicklungsschritte gefordert sind und welche Resonanzen wir dabei haben ....

Es wird also keine Haken mehr geben, die der andere in uns als Spiegel zum Klingen bringt und uns so in Resonanz versetzt, sondern es wird die Klarheit in uns wachsen, dass auch unser Gegenüber die Chance hat, seine Potentiale zu erkennen und zu entfalten.

Und zu guter Letzt werden dann auch die passenden Gegenstücke zu uns kommen, all die Menschen, die sich wunderbar mit ihren Ecken und Kanten in unsere Ecken und Kanten einfügen und uns ergänzen. Und sie werden uns genau wegen dieser Einzigartigkeit, genau wegen dieser Ecken und Kanten, lieben und wertschätzen!

So wie wir sie in ihrer Einzigartigkeit annehmen und sein lassen können .... und ergänzen ....

Und wir Ihnen somit in Würde gegenübertreten können ....

DIE WÜRDE IN DER NATUR

Betrachten wir einmal Wildtiere und ihre Verhaltensweisen im Miteinander, so sehen wir einen respektvollen Umgang miteinander und eine natürliche Abgrenzung, die nötig ist, um zu überleben und nicht zum Opfer zu werden. Opfer in der Natur zu werden, ist oftmals gleichzusetzen mit dem Tod ....

In der Natur zählen Instinkte, die man mit Bauchgefühl übersetzen könnte, wenn man es wollte. Sie kommen nicht aus Überlegungen heraus, sondern aus der Seele .... sie werden gehört, verstanden und direkt umgesetzt.
Es gibt keinen Kopf, der dazwischenredet und Zweifel anbringt.

In der Natur ist es überlebensnotwendig, seine eigenen Grenzen zu kennen und so die Entscheidung zu fällen, zu fliehen oder zu kämpfen. Eine Fehlentscheidung kann den Tod bedeuten ....

Darüber hinaus ist die Kenntnis, wer man ist und wo man steht im Kreislauf der Natur, genauso wichtig wie es lebensrettend sein kann, seine Grenzen deutlich zu machen und auch zu erkennen, welche Grenzen das Gegenüber zeigt. Werden die eigenen Grenzen und Verteidigungsabsichten nicht gezeigt, wird man allzu schnell zur Beute ....

Die Grenze des Gegenübers bewusst zu missachten, kann auf der einen Seite zu Beute und Nahrung führen, auf der anderen Seite jedoch kann es in den Tod führen.

Ebenso ist es überlebensnotwendig, für sich selbst zu sorgen, seinen Körper zu pflegen und auf ihn zu achten ....
Betrachtet man unsere Tiere, so wird der eigene Körper gepflegt und darauf geachtet, dass er nicht zu Schaden kommt ....

Dem Rhythmus des Lebens unterworfen, würde sich kein Wildtier den Gesetzmäßigkeiten der Natur entziehen und wider der Natur leben, denn es würde immer, über kurz oder lang, in den Tod führen ....

Kein Wildtier käme auf die Idee, Opfer zu sein und sich freiwillig fressen zu lassen.
Kein Wildtier käme auf die Idee, dass es nicht wert wäre zu leben.
Kein Wildtier käme auf die Idee, die Verantwortung für sein Leben auf andere Tiere zu übertragen.

Sie haben auch Familienbande, spüren die Verbundenheit im Rudel oder der Herde .... sie laufen gemeinsam oder jagen gemeinsam.

Doch im Angesicht des Todes sorgt jeder für sich selbst und weiß, was er zu tun hat ....
Jeder sorgt für sein Überleben und damit für das Überleben des Rudels, der Herde oder der Familie ....

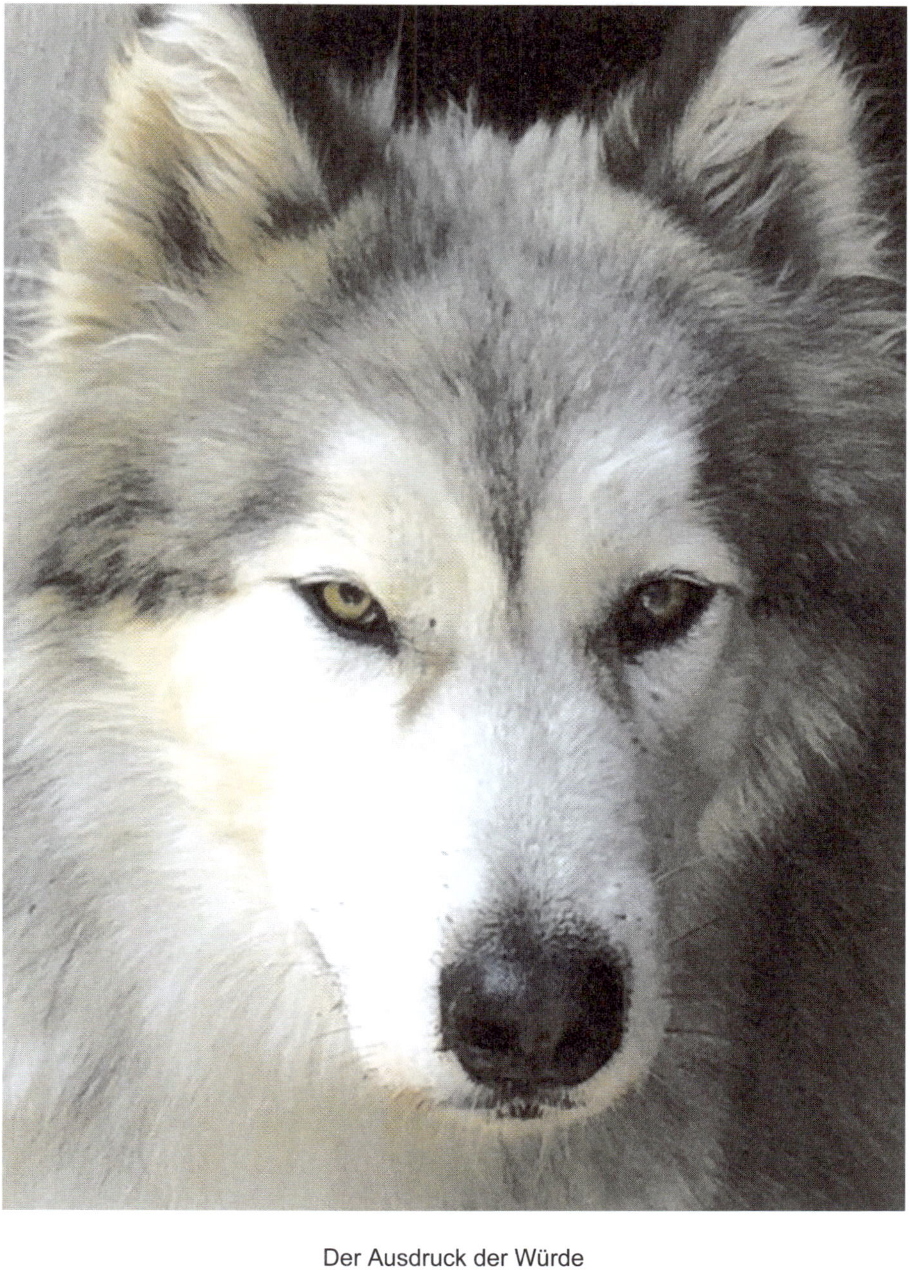

Der Ausdruck der Würde

QUINTESSENZ ZUM GEBOT DER WÜRDE

SELBSTWERT

Würde ist die Menschlichkeit in uns, unser Selbstwert, der uns wie ein Netz beim Fallen auffängt und stützt, eine gelebte Grenze der eigenen Verletzbarkeit und somit Schutzmauer und Stärke der Lebendigkeit in uns.

IHRE GEDANKEN

9.

ERKENNTNIS

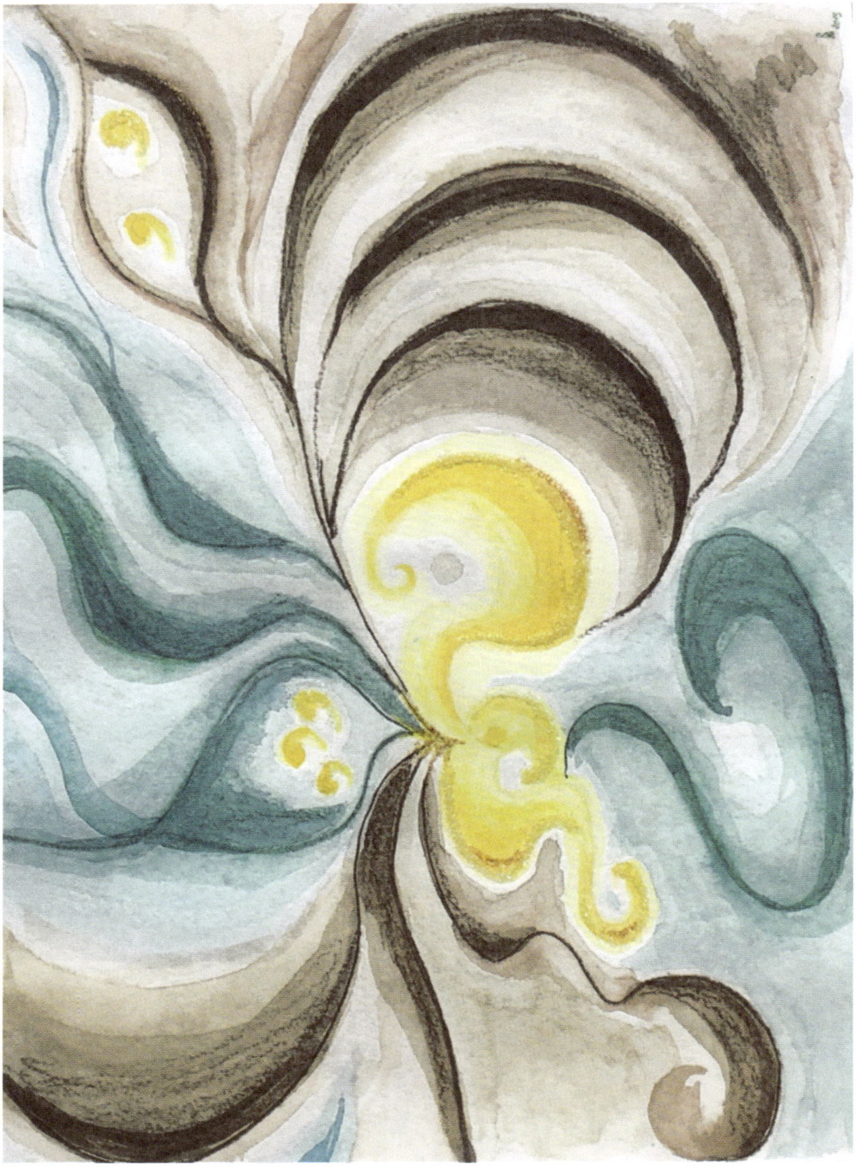

Solveig Ramm-Plutzkat, Marienberg, Oktober 2019

WAHRNEHMUNG

KLARHEIT

VERÄNDERUNG

LOSLASSEN

ENTWICKLUNG

SCHÖPFERKRAFT

Das archaische Urprinzip des Überlebens ist in uns als Programm angelegt und kommt in bestimmten Situationen zum Einsatz .... automatisiert .... unbewusst und nicht steuerbar ....

Je entwickelter und fortschrittlicher der Mensch wird, desto mehr versucht er diese Urprinzipien, diese Instinkte zu verdrängen .... Er ist ja schließlich kein Neandertaler mehr und lässt sich von seinen niederen Instinkten beherrschen! Er ist ein weit entwickeltes, komplexes Individuum, welches den Verstand geschenkt bekommen hat und damit die Welt erkennt und sich über diese „niederen Programme“, die ja nur Mechanismen sind, zu erheben ....
Der Verstand erhebt ihn über andere Individuen der Natur, weil die ja nicht “verstehen“, nicht „denken“ können .... das macht ihn automatisch mehr wert .... so meint er jedenfalls .... so suggeriert es das Ego.

Je komplexer, höherentwickelter wir werden, desto mehr Abstand, meinen wir, von unseren Urprinzipien nehmen zu müssen .... weil ja so etwas Einfaches und Simples einfach nicht mehr passen kann .... weil wir ja schließlich viel weiterentwickelt sind!

Jedoch ist genau das Gegenteil der Fall. Je komplexer unsere Erkrankungen werden, je fortschrittlicher der Mensch wird, um so einfacher müssen die Schritte der Heilung sein .... umso mehr kehren wir zu unseren Urprinzipien zurück .... umso mehr aktivieren sich in uns die kleinen klaren Schritte der Natur .... umso mehr brauchen wir zum Heil-Sein unsere archaischen Gesetze ....

Der Mensch glaubt, je mehr er in der Umwelt erkennt, je mehr Details er aus der Natur zieht und für sich verwendet .... je mehr die Wissenschaft in allen Bereichen Einzug hält .... je mehr Geheimnisse gelüftet werden .... je mehr die Natur kopiert, extrahiert, synthetisiert wird - desto mehr meint der Mensch, die Natur, die Erde, das Leben kontrollieren zu können!
Und so wird mit der Wissenschaft, der Rationalität, der Strukturierung, mit dem Verstand immer mehr Einfluss genommen auf unseren Lebensraum, auf unsere Umwelt ....

Ja der Mensch ist sogar so größenwahnsinnig, sich anzumaßen, die Natur nachbilden zu können und alles im Griff zu haben .... er meint, den Klimawandel, der durch ihn verursacht ist, kontrollieren und korrigieren zu können und Auswege für all das, was schon zerstört ist, zu finden .... er fühlt sich als Schöpfer ....

Die Wahrheit jedoch sieht anders aus .... unsere Welt lebt und reagiert nach alten Prinzipien, Urprinzipien .... Gesetzen der Natur, die seit Urgedenken funktionieren und nichts an ihrer Wirksamkeit eingebüßt haben ....
Nun kommt der Mensch und erklärt sie für überholt, für veraltet!
Er maßt sich an, die Welt neu zu erschaffen .... Er erschafft und kontrolliert mit seinem unbändigen Ego die Wissenschaft und glaubt, er könnte alles, was die Natur uns bietet, genauso nachbilden und extrahieren und synthetisieren und hervorbringen ....

Spätestens im Todesprozess eines Individuums sehen wir dann jedoch die Wahrheit .... Kein Mensch ist in der Lage, den Tod aufzuhalten, der bestimmt ist ....
Wie viele Patienten gehen der Medizin verloren, weil die archaischen Gesetze nicht erkannt werden und der Mensch sich, in seiner Selbstverliebtheit und der Kontrolle der Wissenschaft, über Leben und Tod erhebt!
Wie viele Menschen aber gehen überhaupt in den Tod, weil sie glauben, sich von der Natur und den archaischen Prinzipien lösen zu können, um sich in die Komplexität zu erheben .... und dann unabhängig und losgelöst von der archaischen Wirkung zu sein .... ja noch mehr, sogar darüber zu bestimmen und es kontrollieren zu können!

Die Erkenntnis, dass wir zwar die Wahl haben, WIE wir unseren Weg gehen, nicht jedoch welchen Weg wir gehen .... ist der erste Schritt ins Herz-Bewusstsein, welches wir erringen, wenn wir uns auf den Weg zur Selbsterkenntnis begeben ....
Zu erkennen, dass wir zwar einzigartig und jeder für sich einmalig sind, jedoch im großen Zusammenspiel der Natur nur kleine Zahnräder darstellen .... erfordert Demut und Loslassen können .... sich hinzugeben und zu vertrauen, auf das, was uns begegnen wird .... gibt die Stärke und Sicherheit ....

Die große Erkenntnis, dass alles in uns angelegt ist, dass alles vorhanden ist, dass wir nichts brauchen außer dem, was wir mitgebracht haben, in unser Mensch-Sein... in unsere Inkarnation .... in unser Leben .... erlöst uns.
Diese Erkenntnis löst all unsere Bedürfnisse und Nöte und Verlustängste in Wohlgefallen auf .... erlöst Begierden und Verlangen .... erlöst Ängste und Hilflosigkeit .... erlöst den Druck in uns. Es erlöst auch die Macht ....

Wir haben alles in uns angelegt! Wir brauchen nichts im außen! Und wenn Sie mal ganz ehrlich zu sich selbst sind und mal wirklich schauen, was Sie zum Leben wirklich brauchen .... dann werden Sie erstaunt sein, wie wenig man wirklich braucht ....
All diesen Ballast loszulassen und sich auf das Wahrhafte zu besinnen, bringt Leichtigkeit und Dankbarkeit ....
Zu erfahren, dass alles, was wir brauchen, in uns bereits vorhanden ist, bringt Unabhängigkeit und Klarheit ....
Das Ego in uns zu erkennen und ihm keine Ansatzstellen mehr zu bieten, bringt unsere wahre Größe und unsere innere Mitte hervor ....
Mit dieser Erkenntnis aus uns schöpfen zu können, und alles bereit und in uns zu haben, strahlen wir aus unserer Mitte heraus .... und gehen in ein wundervolles, erhebendes Gefühl, einen Frieden, eine Zufriedenheit in uns, die unser Herz öffnet und das Herzbewusstsein zum Fließen bringt.
Dieses Herzbewusstsein, ähnlich unserem Verstand, jedoch absolut selbstlos, bringt uns in unser altes Wissen, welches wir in diese Inkarnation mitgebracht haben .... welches in jeder einzelnen Zelle unserer körperlichen Inkarnation gespeichert ist .... all die Erfahrungen, die wir schon in anderen Leben gemacht haben, sind in uns .... und dahin zu hören und aus diesem alten Wissen zu schöpfen, ermöglicht uns Erkenntnis ....
Unsere Erkenntnis erlöst uns von Bedürfnissen und Nöten, sie zeigt unser wahres ICH, zeigt uns unsere Mitte, ... löst alle Verstrickungen unseres rationalen Verstandes und dem damit verbundenen Ego, und führt in die Klarheit .... Sie gibt uns die Möglichkeit zur Entwicklung .... nur durch die Erkenntnis im Herzen .... nur durch Erkenntnis im Fühlen .... durch die Erkenntnis unseres SEIN ... durch die Erkenntnis unseres SELBST .... ist Entwicklung, ist Vorwärtsgehen möglich ....

DIE ERKENNTNIS IN DER NATUR

In der Natur sorgt am Anfang die Grundanlage im Keimblatt für die ersten Schritte des Lebens. So ist der Saugreflex beim Säugetier angelegt, um sicher zu stellen, dass die angebotene Nahrung vom Neugeborenen aufgenommen werden kann.
Bei Fluchttieren, wie den Pferden, sogenannten Nestflüchtern, ist das Aufstehen sofort nach der Geburt verankert, um die Flucht, und damit das Überleben, zu gewährleisten.

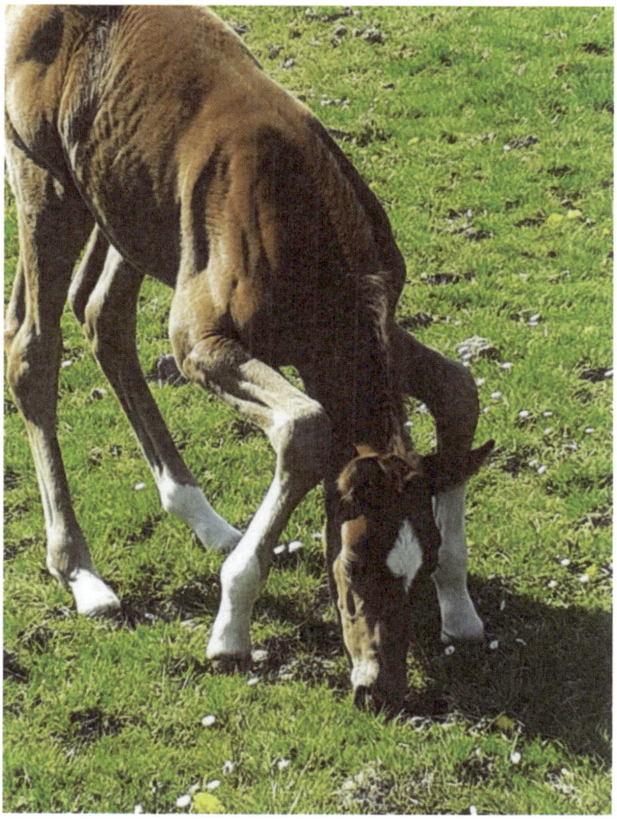

Lernerfahrung
Foto: Doris und Jürgen Langenströer, Bad Salzuflen, April 2020

Der Kängurusäugling wandert sofort in den Beutel der Mutter obwohl er noch blind und unbeweglich ist, er robbt bis ans Ziel.
Das Samenkorn öffnet sich bei bestimmten Faktoren wie Sonne und Wasser, so dass die Keimung beginnt.
All dies läuft völlig unbewusst ab.
Ab dem Zeitpunkt nach dieser Keimanlage beginnt dann Erkenntnis nach dem Prinzip learning by doing.

Der Säugling lernt schnell, dass die mütterliche Brust Nahrung und Wärme bedeutet. Je nach Art, zum Beispiel bei Hunden, ist diese Erkenntnis sogar der Motor, sich in Richtung Zitze fortzubewegen, obwohl der Welpe noch gar nicht laufen kann. Er robbt so lange, bis er an der Zitze andocken kann.

Im weiteren Verlauf prägt die Mutter oder auch beide Elternteile ihre Jungen artspezifisch mit ihren eigenen Verhaltensweisen und zeigen ihnen so die nötigen Muster, um überleben zu können.

Die Erkenntnis ist auch dafür verantwortlich, dass bestimmte Verhaltensweisen nicht mehr angewendet werden. Dafür werden in der Natur vom Einzelnen Opfer gebracht, um das kollektive Bewusstsein über die Erkenntnis in die Entwicklung zu bringen und so ein Überleben durch Anpassung an veränderte Verhältnisse zu sichern. Dann wird die neue Verhaltensweise in die Prägung aufgenommen.

Nehmen wir nur einmal die Ratten, welche eine sehr hoch entwickelte Intelligenz besitzen. Wird eine Ratte getötet, weil Köder ausgelegt waren, gehen die anderen Ratten nicht mehr an die Köder! Sie haben die Erkenntnis, dass man daran stirbt ....

Die Erkenntnis ist in der Natur das Überlebensprogramm schlechthin. Würde es fehlen, wäre das früher oder später mit dem Tod zu bezahlen. Aus diesem Grunde sind alle Lebewesen offen für die Erkenntnis, sie nehmen wahr, sind neugierig, wollen lernen ....

Nur der Mensch glaubt, bereits alles zu wissen und genügend Erkenntnis zu besitzen. Er nimmt sich dadurch die Offenheit in der Wahrnehmung und den Motor für den Fortschritt ....
Er hat die Erkenntnis als solches zu etwas Höherem berufen und nimmt sich selbst, als ursprünglichen Focus der Entwicklung, aus dieser Erkenntnis heraus!
Erkenntnis jedoch ist ein Grundbestandteil unseres Lebens und Motor für die Entwicklung aller Lebewesen ....

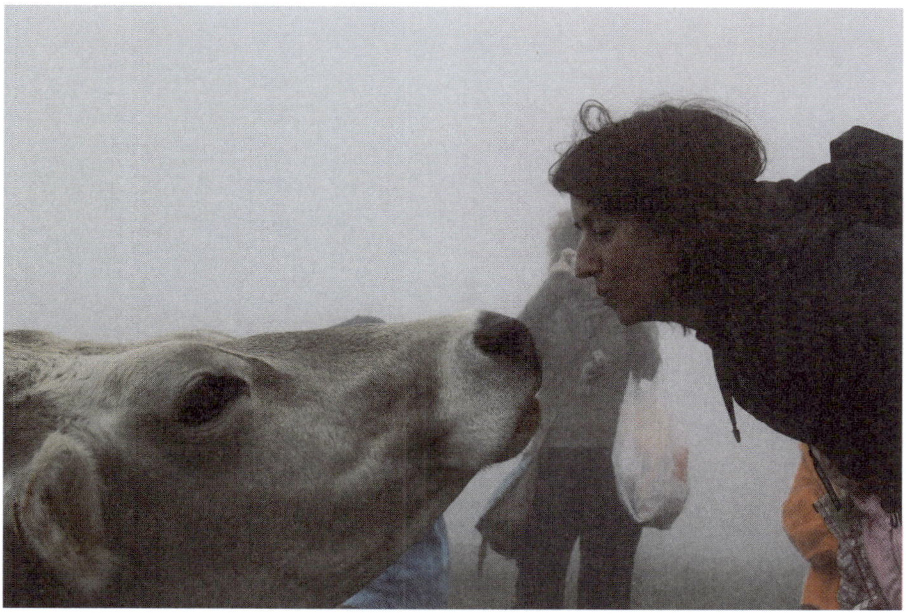

Neugierde

QUINTESSENZ ZUM GEBOT DER ERKENNTNIS

ERLÖSUNG

Erkenntnis ist das Urprinzip des Überlebens in uns, welches in uns die Demut für die alten archaischen Naturgesetze hervorbringt und die Unkontrollierbarkeit des Lebens durch den menschlichen Verstand akzeptiert.

IHRE GEDANKEN

10.

ENTWICKLUNG

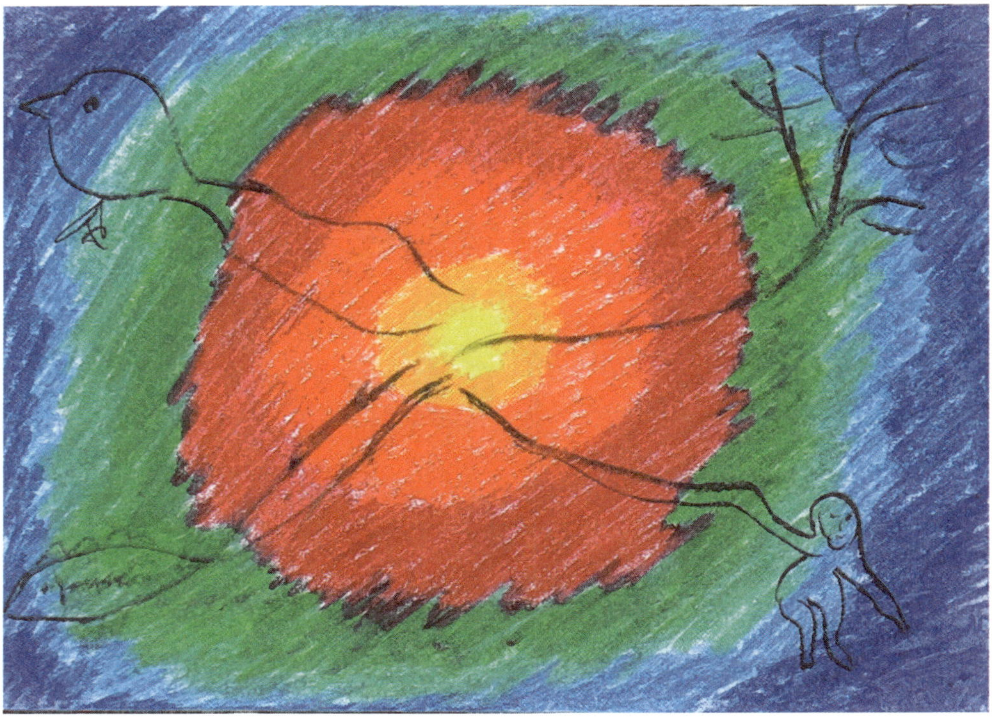

Dr. Giuliana Fumagalli, Hilchenbach, November 2019

VERÄNDERUNG

RICHTUNGSWECHSEL

WAHRHEIT

KLARHEIT

ANNEHMEN

LOSLASSEN

In unserer Welt bedeutet Entwicklung Fortschritt .... im wahrsten Sinne des Wortes ein Fort–Schreiten, von dem Punkt, an dem wir uns zum jetzigen Zeitpunkt befinden, zu einem nächsten Punkt ....
Es bedeutet Veränderung .... es gibt eine Richtung vor und eine Zeit, in der diese Richtung beschritten werden kann ....
Entwicklung ist also bedingt durch eine Erkenntnis des Raumes und der Zeit ....

Unser Zeitgeist ist geprägt vom Opfertum .... es wird noch nach so vielen Jahren von manchen Kirchenträgern gepredigt, dass man sich für andere aufopfern muss, wie Christus es uns zeigte .... dass man Opfer zu bringen hat und in Reue und Demut den Opfergang zelebriert .... dass wir zu büßen und zu leiden haben .... so wie Christus es uns vorlebte ....

Ich kann nur sagen, dass es ganz sicher nicht das ist, was Jesus uns lehren wollte ....! Er liebt alle seine Kinder und kein Mensch muss büßen und in Demut erkranken, um erleuchtet zu sein .... um Mensch zu sein ....

Als ich 2017 in Italien war, um Fratel Cosimo, einen erleuchteten Pater, der von Jungfrau Maria gesegnet war, zu treffen .... erlebte ich Kirche hautnah. Ich fühlte das Leben und ich fühlte unseren Zeitgeist .... und ich erhielt meine Wegweiser ....

Mit Hilfe von Fratel Cosimo erlebte ich eine Botschaft, die mich bis heute antreibt und belebt .... die mich inspiriert und mir Klarheit schenkt .... aber ich erlebte auch das, was uns vom Menschsein trennt ....

Ich erlebte, welches Licht in mir erstrahlte, als ich Fratel als Mensch gegenübertrat, offenen Herzens und mit der Liebe und dem Vertrauen in mir, ihn als Mensch wahrnahm .... und dann diese unglaubliche Energie zwischen uns erfuhr ....
Ich sah, wie diese menschliche Hülle, die zu mir sprach, nach dieser Botschaft leer und völlig erschöpft war .... so erschöpft, dass sie an diesem Abend nicht mehr in der Lage war, die Andacht zu lesen und sich zurückziehen musste ....

Unsere Reisegruppe fuhr noch zu einer kleinen ländlichen Kirche, wo angeblich auch ein Mann lebte, der als Medium fungierte und die Botschaft der Jungfrau Maria verkündete ....
Als wäre dieses Erlebnis mit Fratel Cosimo nicht schon genug Botschaft und als würde ich noch mehr benötigen, um zu verstehen ....
Und so kam es genauso wie es sein sollte ....
Als wir in dieser kleinen Kapelle ankamen und darauf warteten, dass es beginnen würde, beobachtete ich die Menschen, die dort nach und nach ankamen und mir wurde eng ums Herz ....

Dieser Mann, der angeblich dieses Medium sein sollte, durch welches unsere Jungfrau Maria zu uns spricht, versuchte ein Lied zu singen .... und seine Frau begann das Rosenkranzgebet zu lesen und es war, als würde der Tod selbst zu mir sprechen ....
Er war so krank, dass er kaum sprechen konnte, er rang nach Luft nach jedem Wort, welches seine Lippen verließ .... und seine Frau war so leer, dass die Worte kaum zu hören waren, die sie in monotoner karger Stimme murmelte ....

Ich musste aus dieser Kapelle gehen, es nahm mir die Luft zum Atmen! Raus aus dieser geballten schwarzen Energie, die alles verdunkelte und alle Lebenskraft aufsaugte ....

So saß ich dann mit meinem jüngsten Sohn, der mich auf dieser Reise begleitete, vor der Kirche an einem wunderschönen Rosenstrauch .... froh darüber, wieder die wunderbare erquickende Luft einatmen zu können, froh darüber, aus der Enge dieses Ortes entkommen zu sein und voller Verwunderung über das, was mir hier begegnete ....
Doch was dann kam, wurde immer bizarrer .... immer mehr Menschen erreichten diesen Ort, wer weiß, woher sie alle kamen ....
Doch mit jedem Weiteren, der kam, wurde das Bild der Menschen, was sich mir bot, immer schrecklicher .... desto kranker und leerer sahen sie aus ... einer schlimmer erkrankt als der andere .... es schien fast, als hätte sich das gesamte Siechtum der Menschheit hier versammelt ....

Ich konnte sie fühlen, als wäre ich jeder einzelne von ihnen .... ich fühlte ihren Schmerz .... ich fühlte ihre Leere .... ich fühlte ihre Resignation .... ich fühlte ihre Hilflosigkeit ....
Völlig erstarrt saß ich auf meinem Stuhl vor der Kirche .... ich war so erstarrt, ich konnte mich kaum bewegen, alles in mir zitterte, so fest war ich auf meinen Platz gebunden .... Alles war so unwirklich, so fremd und doch war ich Teil dieses Geschehens .... es war fast, als hätte mich jemand an den Stuhl festgebunden und zwang mich nun als Zuschauer genau hinzuschauen und zu erkennen .... wahrzunehmen .... voller Erstarren und Erstaunen saß ich da, ich konnte es fast nicht ertragen zu bleiben, jedoch war ich an diese Gruppe gebunden.

Ich fragte mich, warum diese Menschen alle so krank waren, wenn sie doch, so fromm und so ergeben dem Rosenkranz, das taten, was nach der Predigt dieses Mediums unsere Jungfrau Maria von ihnen erwartete .... ?

Ich verdanke diesem Erlebnis meine Klarheit!
Mir wurde bewusst, dass es nicht das war, was uns zum Menschen erhebt, nicht die Demut und der Opfergang, den uns Kirche und Gesellschaft predigen! Sondern all das Fühlen in uns .... all die Emotionen, die uns zum Menschen machen .... die Gebote des Herzens sind ....

Weder Jesus Christus noch Jungfrau Maria haben gewollt, dass wir Menschen leiden, um erleuchtet zu sein ....
Wie kann jemand, der erleuchtet ist, so krank sein? Müsste er nicht vom Licht durchleuchtet sein und vor Gesundheit strotzen und seinen Weg in voller Liebe gehen .... jedem, dem er begegnet, die Hand reichend und sein wundervolles Licht als Balsam schenken können? So wie Christus es lebte und uns lehrte ....

Wie kann jemand, der sich so (auf-)opfert erleuchtet sein? Wie kann jemand, der so leer ist, dass er nur noch Hülle ist, weil er alle menschlichen Regungen verloren hat, anderen als leuchtendes Beispiel vorangehen? Wie kann er uns den Weg in die Erleuchtung zeigen, wenn er selbst verlernt hat Mensch zu sein ....?

Christus lehrte uns Mensch zu sein ....

Menschlich zu werden, das ist unsere Aufgabe!

Wenn man sich die von der Kirche erwünschte Demut, die in unserer Gesellschaft gefordert ist, betrachtet, und das Wort Demut einmal genau wahrnimmt, mit all unseren Sinnen, so erkennen wir: De–Mut, was so viel heißt wie: entgegen dem Mut ....
Wir sollen also nicht mutig sein und vorangehen, nicht für uns eintreten und für uns sorgen, nicht einzigartig und authentisch sein .... denn das macht uns unbequem .... sondern man verlangt uns einheitlich und angepasst, reuig und demütig, kleinlaut und unterwürfig zu sein ....

Demut verlangt also von uns, uns freiwillig aufzuopfern oder zum Opfer zu machen .... passiv zu sein, zu ertragen und zu leiden ....

Was bedeutet „Opfer sein“?

Ein Opfer ist immer passiv und erträgt somit, was passiert .... ein Opfer ist abhängig von seinem Umfeld, wird von diesem gebeutelt und ist nicht in der Lage, selbst zu entscheiden. Das Opfer fühlt sich hilflos, fühlt sich im Hamsterrad .... es muss laufen oder funktionieren solange sich das Rad dreht oder um das Rad am Laufen zu halten .... und es hat keine Möglichkeit das Rad anzuhalten .... keine Möglichkeit die Richtung zu ändern .... keine Möglichkeit auszusteigen....

Es wird also gewünscht, dass wir passiv sind und uns anpassen, nicht aus der Reihe tanzen .... denn das ist unerwünscht, weil es unbequem ist.

In dem Moment, in dem Mensch passiv ist, gibt es keinen Fortschritt, denn wer sich nicht bewegt, geht nicht vorwärts .... Es bedeutet Stillstand! Keine Entwicklung, keine Erkenntnis .... Nichts. Es bedeutet dunkel im Geiste, wir hören nicht mehr die Stimme im Herzen, wir sehen nicht mehr wer wir sind, wir sind leere Hüllen, Marionetten, die nach Wünschen anderer funktionieren solange noch etwas Lebenskraft vorhanden ist ....

Das hat weder Gott gewollt, noch ist es das, was uns zum Menschen macht!
Doch wie kommt man aus diesem Teufelskreis heraus? Wie kommt man aus dem Hamsterrad, wo ist der Ausgang, wo ist die Bremse, wo ist der Richtungswechsler???

Der erste Schritt ist wichtig! Egal wohin, aber es ist ein Schritt.
In dem Augenblick, in dem ich mich selbst bewege, einen ersten Schritt tue, gehe ich bewusst aus der Passivität!
Ich treffe die Entscheidung, einen Schritt zu tun und ich entscheide, wohin er gesetzt wird ....

Der Weg aus dem Opfertum ist also Aktivität! Entscheidungen treffen, aktiv zu werden. Selbst zu entscheiden, einen Schritt zu tun. In dem Moment übernehme ich die Verantwortung für mich selbst! und in dem Moment, in dem ich für mich selbst verantwortlich bin, bin ich nicht mehr Opfer!

Jedoch ist es nicht immer einfach, die Entscheidung für unseren ersten Schritt zu treffen .... Manchmal sind wir so gefangen in unserem Hamsterrad, dass wir Hilfe brauchen, um vorwärts gehen zu können .... Sei es, dass uns die Wahrnehmung fehlt .... sei es, dass wir nicht erkennen können und somit keine Klarheit darüber haben, einen Schritt tun zu müssen .... genau deshalb gibt es unsere Spiegel ...

Der Mensch entwickelt sich nur, wenn es unangenehm wird. Darin sind alle Menschen gleich ....
Um sich zu verändern braucht es einen Impuls, einen Beweggrund .... einen emotionalen Schmerz, denn der Mensch ändert nichts, was ja eigentlich gut oder zumindest annähernd gut ist .... solange die Komfortzone beschritten wird, und mit Komfortzone meine ich nicht nur Komfort, sondern es reicht, wenn es noch irgendwie erträglich ist - denn dann kann „Mensch" es ja irgendwie ertragen .... aushalten - innerhalb dieser Komfortzone also glaubt sich „Mensch" auf seinem Weg und im Vorwärtsgang .... und redet sich selbst gut zu und glaubt es dann auch .... nämlich, dass alles gut so ist, wie es ist ....

Man stelle sich also „Mensch" vor, wie er seinen Weg geht, die Augen in Richtung des Ziels gerichtet, nicht nach links und rechts schauend, sondern mehr oder weniger zielstrebig in der Richtung weitergehend, die er für sich als die richtige Richtung ansieht .... und die er deshalb auch immer schon gegangen ist.
Der Gang ist schon etwas gebeugt von den Päckchen auf dem Rücken und im Nacken .... es ist zwar schwer, aber schließlich hat man sich diese Päckchen „mühevoll angeschafft" .... so einfach wieder zurückgeben oder irgendwo abstellen geht da nicht.
Und obwohl es schon etwas beschwerlich ist, oder manchmal auch deutlich beschwerlicher, trottet Mensch mit dieser Last weiter und weiter ....

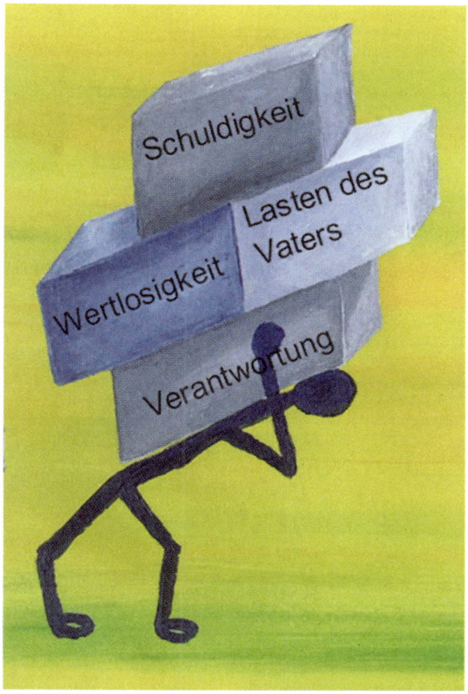

Abb.: Paketbote ohne Ziel
Opfertum heißt, man belädt sich mit den Päckchen anderer Menschen, jedoch ohne das Ziel zu haben, sie wieder abzugeben und dem Ort der Bestimmung zuzuführen.

Zum Innehalten ist keine Zeit, denn schließlich muss ja der vorgesehene und bekannte Weg beschritten werden .... „Wir haben ja nicht ewig Zeit in unserem Leben!“ heißt es dann ....
Es ist auch keine Zeit mal zu hinterfragen, was man da eigentlich trägt, geschweige denn, ob es wirklich uns gehört ....
Wenn wir uns diese Päckchen aufgeladen haben, aus welchen Gründen auch immer, dann sind wir dafür auch verantwortlich. Wie ein guter Paketzusteller, der auch dafür sorgen muss, dass die Pakete an den Ort ihrer Bestimmung gelangen .... nur hinterfragt keiner, wo sie eigentlich hingehören, abgegeben werden sollen, welches der Zielort der Päckchen ist ....
Es ist halt so, dass jemand diese Päckchen tragen muss, jeder hat ja was zu tragen und dies ist nun ab jetzt auch mein Paket .... deshalb ist es nun in meiner Verantwortung ....

Dann jedoch passiert etwas Unerwartetes .... dann kommen die Spiegel, die wir benötigen .... die unangenehmen Ereignisse .... die sogenannten Zufälle, die keine sind.
Diese sogenannten Zufälle veranlassen uns, von unserer eingeschlagenen Richtung abzuweichen, sie beeinflussen uns in einer Weise, dass wir nicht einfach unbeteiligt daran vorbeigehen können .... sie tun weh .... manchmal körperlich .... so gut wie immer jedoch emotional und mental ....

Wir können sie unter Zufall verbuchen und abtun, nicht beachten .... unter „Pech gehabt“ abspeichern oder als unglücklichen Zufall einordnen ....

Dann wird dieses Ereignis immer wieder in einer Art und Weise auf uns zukommen, bis wir vielleicht irgendwann wach werden und uns fragen: „Warum passiert mir das? Und warum passiert es mir immer wieder?“ und damit dann die Möglichkeit erhalten, genauer hinzuschauen ....
Hinzuschauen, was ist es, was da auf mich zukommt? Was macht das mit mir? Wozu zwingt mich dieses Ereignis? Warum passiert es mir immer wieder?

Wir haben in diesem Moment dann die Wahl, zu erkennen, welchen Weg wir eingeschlagen haben .... und auch, zu erkennen, dass es andere Wege gibt ....

Wir können entscheiden, die Richtung zu wechseln, können mit Klarheit auf Dinge schauen und sehen, was uns bis dahin verborgen blieb. Mit dieser Klarheit haben wir die Wahl! Wir haben die Wahl einfach wegzusehen, es nicht sehen zu wollen und den Weg weiter so zu gehen, wie bisher .... denn schließlich kennen wir uns da ja gut aus ....

Aber wir haben genauso die Wahl zu erkennen, es ist nicht der Weg, den meine Seele beschreiten möchte, es gibt keinen Fortschritt auf meinem bisherigen Weg, immer wieder passieren mir die gleichen Dinge ....

Es ist letztendlich die Erkenntnis, die ich auf meinem bisherigen Weg finde und nur deshalb kommen Dinge auf mich zu, die mich wach rütteln sollen, die mich erkennen lassen sollen ....

Der Mensch hat den Geist, den Willen erhalten, um für sich Entscheidungen zu treffen ... zu entscheiden, einen Schritt zu tun .... zu entscheiden, die Richtung zu wechseln .... zu entscheiden, aktiv zu sein und den Weg zu gehen ....

Wir sind keinesfalls Opfer unserer Umstände, nein, wir haben immer eine Wahl! Es sagt keiner, dass die Wahl einfach ist und auch nicht, dass ein anderer Weg einfacher ist ....

Aber der Weg, den wir uns auf den Seelenplan geschrieben haben, gibt uns die Möglichkeit zur Entwicklung .... zum Reifen und Wachsen ... und er ist am Ende wunderschön ....Wenn wir also bereit sind, genau hinzuschauen, was da auf uns zukommt im Außen, von diesen Spiegeln die für unsere Erkenntnis bereitstehen und uns helfen sollen zu sehen, zu sehen mit dem Herzen, dann wird uns auch bewusstwerden, was wir zuvor nicht sehen konnten ....

Uns aus alten Glaubenssätzen zu lösen und frei für unsere Entwicklung zu sein, bereit zu sein, zu erkennen .... ist unsere Aufgabe ....

Unsere Prägungen, unsere Glaubenssätze begrenzen uns im Bewusstsein, indem sie ausschließen, was nicht sein kann und nicht sein darf ....

Doch wir lernen in unserer Entwicklung, dass alles möglich ist, dass es nichts gibt, was es nicht gibt. Erst dann sind wir offen und bereit uns zu entwickeln .... bereit loszulassen .... bereit das anzunehmen, wofür wir bestimmt sind ....
Anzunehmen, dass wir eine Aufgabe hier auf der Erde haben und wir nur aus diesem Grunde in die Dualität inkarniert sind ....

Wenn wir annehmen können, dass alles, was uns begegnet, ein Spiegel unserer Seele ist, ein Spiegel, um uns selbst zu erkennen .... wenn wir annehmen, dass alles zu unserem Besten passiert und nichts umsonst oder aus bösem Willen von irgendjemandem oder irgendetwas passiert .... wenn wir dies begreifen und uns darauf einlassen, dann können wir unser Leben selbst steuern ....
Wir können es leben in Leichtigkeit und Liebe, so wie es für uns gedacht ist.
Wir müssen keine Kontrolle über unser Leben erlangen und erst recht keine Kontrolle über andere ....
Wir müssen keine Sicherheitsmaßnahmen im Leben einbauen, wir müssen nicht dafür sorgen, dass wir rundum geschützt sind ....

Nein, wenn wir achtsam durchs Leben gehen und wahrnehmen, klar erkennen und Grenzen setzen können, liebevoll für uns sorgen und im Frieden mit uns selbst sind, dann können wir zuversichtlich und mit Leichtigkeit im Herzen und voller Vertrauen annehmen .... unser Leben annehmen, unsere Begegnungen im Außen annehmen, unsere Feinde genauso wie unsere Freunde .... annehmen und lernen, hinschauen und begreifen und alles, was wir lernen, liebevoll und dankbar ehren ....

Mit all dem, was uns begegnet, entwickeln wir uns weiter, werden reifer und immer mehr zum Menschen .... zu dem, was in uns angelegt ist und wir tief im Herzen sind.
Und je mehr wir unseren Weg erkennen und gehen .... umso mehr entfaltet sich unser SEIN in uns, umso mehr erlangen wir die bedingungslose Liebe und das Vertrauen in uns, je weniger kann uns etwas umwerfen oder so verletzen, dass wir in ein Loch fallen .... den Halt verlieren ....

Es gibt nichts mehr, was uns zerstören kann, denn wir haben uns gefunden und entwickeln uns, weiter und weiter ....

Wer den Weg der Erkenntnis einmal eingeschlagen hat, kann nicht mehr zurück, es ist ein Weg des „no returns“ ....

Mit einem erwachten Bewusstsein, mit der Erkenntnis, dass wir es selbst in der Hand haben, wie unser Weg verläuft, gibt es kein Zurück in die Opferrolle ....

Entwicklung bedeutet vorwärtsgehen ....

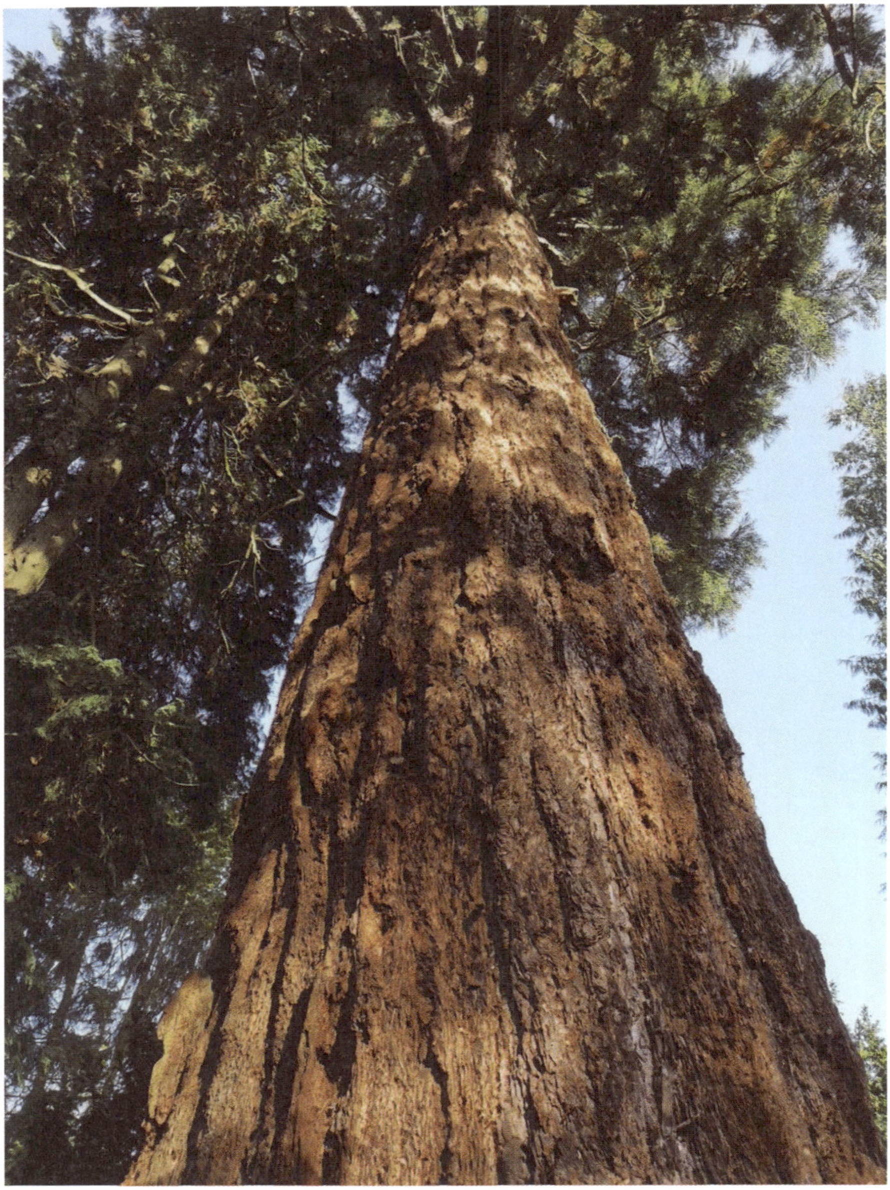

Wachstum
Foto: Dr. Peter Borgmann, Osnabrück, Mai 2020

DIE ENTWICKLUNG IN DER NATUR

Die Entwicklung kann bewusst oder unbewusst erfolgen. Haben sich Verhaltensweisen bewährt, so wird sie über die Erkenntnis im Kollektiv bewusst übernommen und automatisch über die Eltern auf die Jungtiere geprägt. Es ist ein Lernen über Erkenntnis .... und durch diese Erkenntnis erfolgt eine Entwicklung.

Doch sehen wir auch Mutationen in der Natur, die durch genetische Defekte entstehen und zufällig eine Eigenschaft erhalten, die eine größere Robustheit gegenüber schwierigen Lebensbedingungen hervorbringt. Diese Mutationen haben eine höhere Wahrscheinlichkeit, unter den vorherrschenden erschwerten Lebensbedingungen zu überleben und sich sogar fortzupflanzen. So entstehen mitunter neue Arten, weil sie durch die Veränderung eine höhere Anpassung an den Lebensraum mitbringen und so überleben können ....

Die Entwicklung in der Natur ist immer lebensbejahend. Unsere Erde hat so manche Katastrophe transformiert und regeneriert, mit einer erstaunlichen Geschwindigkeit. Sie ist in der Lage zu kompensieren, zu neutralisieren und umzuwandeln. Unsere Natur ist zum Beispiel in der Lage, über Pilze und deren unglaubliches Mycel Giftstoffe zu binden und zu transformieren und damit wieder einen natürlichen Lebensraum zu erschaffen.

Ein weiteres Beispiel sind die Atomkatastrophen in Hiroshima und Nagasaki. Auf diesem mit Uranium und Plutonium angereicherten verbrannten Boden war eine Pflanze in der Lage, zu erblühen.
Man nannte sie auch die Blume von Hiroshima, *Oleander torimaki*.
Eine wunderschön rotblühende Blume, selbst so stark giftig, dass ein Mensch, wenn er davon verzehren würde, sofort sterben würde ....
(Rosina Sonnenschmidt, *Oleander torimaki*)

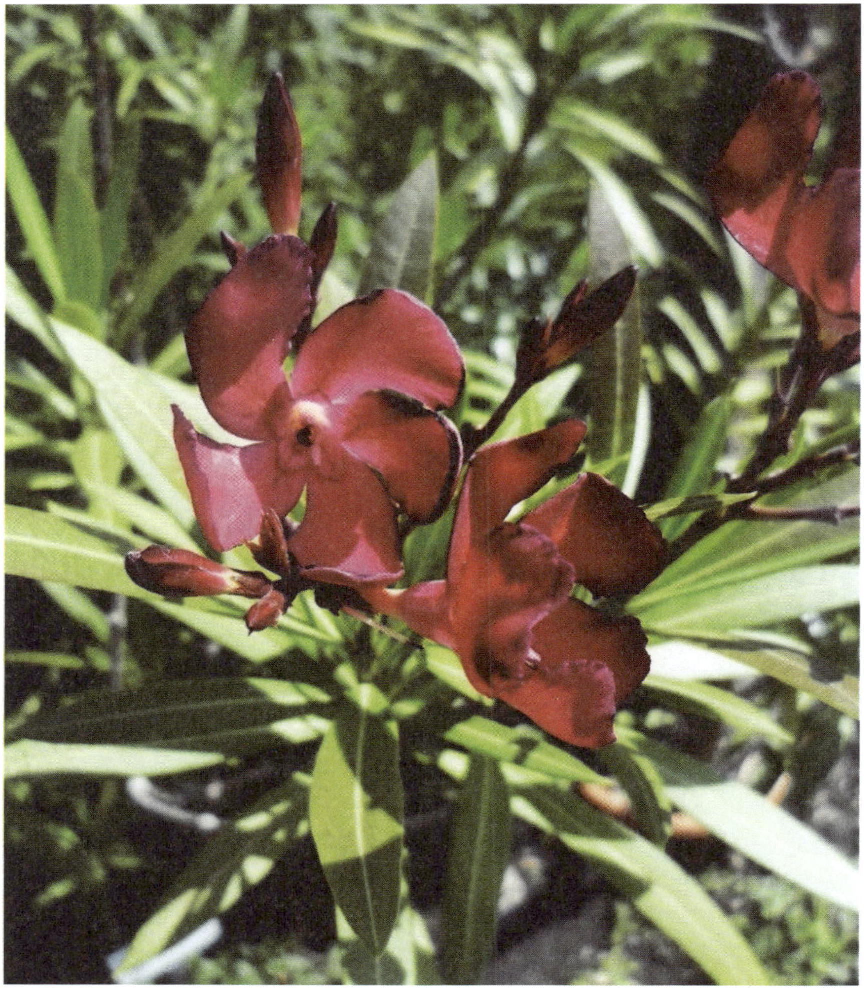

Oleander
https://pixabay.com/de/photos/oleander-purpur-rosenlorbeer-giftig-398468/

Der Purpur-Oleander war scheinbar in der Lage, selbst hochradioaktive Stoffe wie Uranium und Plutonium zu transformieren… sich diesen Lebensraum zunutze zu machen und zu zeigen: „Ich will leben! Und ich transformiere und entwickle mich, indem ich vorwärtsgehe und mich anpasse an die Bedingungen, die mir gegeben sind ....“

Die Natur setzte in Japan mit dieser Pflanze ein Zeichen, immer, egal wie schlecht die Umstände auch sind, das Beste zu geben .... und mit einem unerschütterlichen Selbstvertrauen zu leben!

Das Leben ist immer vorwärts gerichtet, und nichts ist unmöglich ....

So sieht man auch in Zeiten von Covid19 plötzlich wieder Delphine in der Ostsee und den italienischen Häfen ....
Fische tummeln sich in den Kanälen Venedigs ....
Die Natur setzt ihre Zeichen und zeigt den Weg für die Entwicklung ....

Wir müssen nur hinschauen und ins Fühlen kommen .... und den ersten Schritt tun!

QUINTESSENZ ZUM GEBOT DER ENTWICKLUNG

VORWÄRTSGEHEN

Entwicklung ist die Bereitschaft, unseren Lebensweg anzunehmen und ihn freiwillig zu gehen, und die sogenannten Spiegel, die uns schmerzen und uns veranlassen aufzuschauen, als Wegweiser zu erkennen und sich daran zu orientieren.

IHRE GEDANKEN

11.
WURZELN

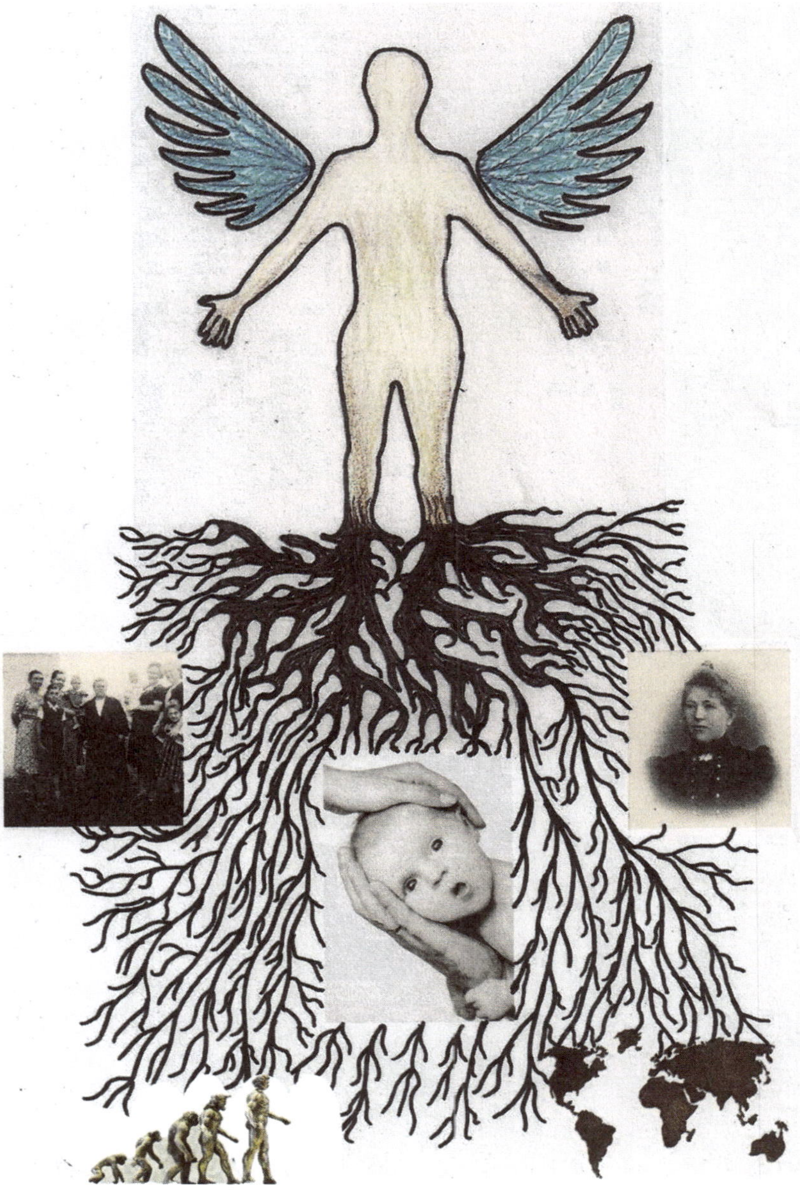

Britta Seereiner, Bielefeld, November 2019

PLATZ IM LEBEN

AUFGABE IM LEBEN

ANNEHMEN DES LEBENS

SICHERHEIT

GELASSENHEIT

ENTFALTUNG

EINZIGARTIGKEIT

Der Ausspruch: „Zu Hause ist da, wo meine Freunde sind“ kommt der Bedeutung des Gefühls Wurzeln schon sehr nahe ....
Mit Wurzeln ist nicht etwa ein Ort, eine Gegend, ein bestimmtes Haus oder Wohnung gemeint .... sondern „zu Hause“ ist ein spezielles Gefühl des Herzens ....
Ein Gefühl von „Angekommen zu sein“ .... am richtigen Platz zu sein und sich als richtig dort wahrzunehmen .... mit sich im Reinen zu sein ... Frieden und Gelassenheit im Herzen zu spüren .... und somit Transformation möglich zu machen ....

Da das Herz unserer Seele Tempel ist, sind die Wurzeln der Seele mentaler und emotionaler Natur .... zwar nicht in der Materie sichtbar, sondern das Pendant zu unserem körperlichen Ausdruck, zu unserer schöpferischen Gestalt ....

Je mehr wir unsere Wurzeln finden, sie integrieren und uns darüber nähren, desto stärker wird unsere Präsenz im Außen, desto stärker leben wir unser Inneres, desto stärker wird unsere Kraft und Ausstrahlung .... desto gelassener werden wir, weil wir wissen, wer wir sind und wo unsere Wurzeln sind .... weil wir uns innen und außen kennengelernt und erkannt haben und kennen .... und wir im Vertrauen sind, dass alles, was wir brauchen, in uns gegeben ist .... im Vertrauen sind, dass alles, was uns begegnet, zu unserem Besten in unseren Weg gelegt wird ....

Wir haben starke Wurzeln im Inneren und hohe Präsenz im Außen .... so dass wir nicht mehr im Wind gebeugt werden oder meinen, uns beugen zu müssen .... sondern aufrecht und gelassen unseren Weg beschreiten ....

Doch was bedeutet das nun? Wie erlangt man dieses Gefühl? Wie findet man seine Wurzeln...?

Wurzeln wachsen aus der Keimanlage heraus, so wie bei einem Samenkorn.
Die menschliche Keimanlage ist unser Herz, hier ist alles, was unsere Seele ausmacht, was uns Mensch sein lässt, gespeichert ....

In uns hineinzuhören, die Bauchstimme zu erkennen und zu hören .... und im Weiteren dann auch zu fühlen und damit letztendlich zu verstehen .... das sind unsere Wurzeln.
Eine Verbindung wie auch immer geartet – in Form von Worten wie bei einer Telefonleitung, in Form von Vibrationen wie bei einem Sprachrohr, in Form von Bildern wie beim Fernsehen, in Form von einer Flut von Wasser oder Öl wie bei einer Pipeline, oder in Form von Energie wie bei einer elektrischen Leitung .... egal in welcher Form .... eine Verbindung zu unserem Inneren, zu unserer ureigensten Anlage, dem Herzen, zu legen .... ist vergleichbar der Natur, wie wenn ein Samenkorn seine Wurzel wachsen lässt .... Verbindungen, über die unser Herz, unsere Seele, genährt werden kann, mit all dem Impulsen des Seins ....

Diese Wurzeln sind energetischer Natur, sie verbinden uns mit dem Universum und den archaischen Prinzipien, sie sind Bindeglieder und Versorgung gleichzeitig.

Wenn man sich verwehrt, diese Verbindung nach innen wahrzunehmen und sogar soweit geht, dass man sie kappt, zerschneidet, wegmacht .... löst man sich von seinen Wurzeln ....

Man verliert den Halt und gerät ins Straucheln .... man verliert seine Stärke aufrecht zu gehen und standhaft im Wind für sich zu sorgen und trotz des Sturmes im Außen stehen zu bleiben .... man verliert die Kraft, weil man ja nicht mehr genährt wird .... man verliert die Verbindung zum Eins-Sein und fühlt sich einsam ....

Wurzeln geben uns unserem Platz im Leben .... sie geben uns unseren Sinn, sie geben uns die Aufgabe im Zahnrad-Gefüge, welches uns zum großen Ganzen vereint .... sie sind unsichtbar und doch stärker als alles Physische ... und geben uns über diese Vereinigung unser Wissen, unsere Liebe, unsere Stärke, unseren Halt ....

Sie nähren unsere Seele mit all der Seelennahrung, die wir brauchen um heil zu werden .... um menschlich zu sein.

Wenn man eine große alte Eiche betrachtet, mit starker und weit ausladender Krone, majestätisch und erhaben .... und ihre entsprechenden Wurzeln, tief und ausladend, in Entsprechung der Krone in die Erde reichend, weit verzweigt bis in die Tiefen .... mit einer Festigkeit und Standhaftigkeit durch Ausbreitung und Vernetzung .... die schwer zerstörbar ist und jedem Angriff auf die Krone, die sichtbare Gestalt des Baumes, standhält .... dann sind dort Wurzeln, die man zwar nicht sehen kann, weil sie tief im Erdreich verborgen sind .... aber die dem Baum seine Ausstrahlung verleihen und ihm Leben schenken .... Wurzeln, die Stabilität und Gelassenheit geben ....

Egal welcher Sturm da kommt, die Eiche hat im Erdreich eine so starke Erdanbindung, im Verhältnis zur Krone identisch in der Ausbreitung, so dass ein stabiler Halt des ganzen Baumes gesichert ist, jedem Wind und noch so heftigen Sturm trotzend ....
Auch wenn wir die Wurzeln der Bäume nicht richtig sehen können .... wir können die Ansätze und Ausläufer teilweise erahnen oder leicht an der Erdoberfläche erkennen, wenn ein Baum die Straße anhebt und sich so seinen Raum verschafft .... und trotzdem wissen wir schon als Kind, dass Bäume Wurzeln haben ....

Man sagt nicht umsonst: „So stark wie eine Eiche im Wind…"

Wir lernen aus der Erfahrung der Gesellschafft und so auch über Dinge, die nicht offensichtlich sichtbar sind, und trotzdem weiß man davon ....

Jeder der schon einmal eine entwurzelte Eiche gesehen hat, staunt über die Mächtigkeit des Wurzelwerkes .... staunt darüber, wie sich das Prinzip: „wie innen so außen, wie oben so unten…" in einer erstaunlichen Einfachheit darstellt ....

Dabei ist es auch bei unseren Bäumen so, dass sie von der Umwelt begrenzt oder verändert werden bzw. sie sich entsprechend anpassen.

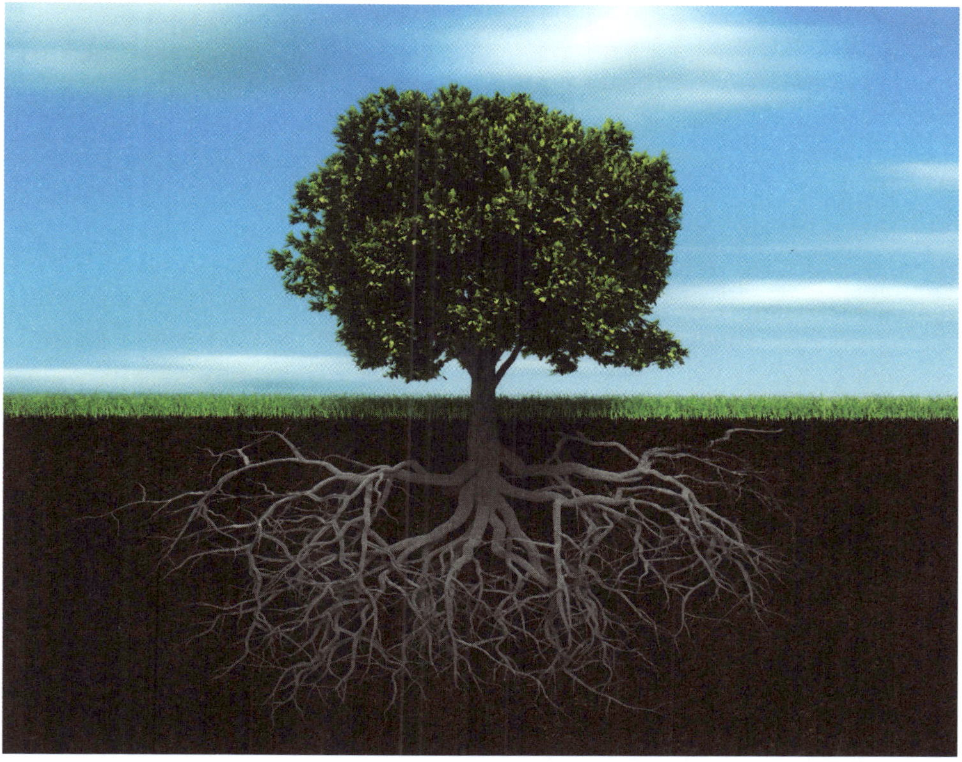

Baumkrone und Wurzelwerk
ShutterStock.com, Orla

Exkurs: Wurzelradius / Wurzeldurchmesser

Wie weit breiten sich die Wurzeln eines Baumes im Radius bzw. Durchmesser unter der Erde aus?
Als Anhaltspunkt gilt im gärtnerischen Bereich die Faustformel, dass sich Wurzeln etwa soweit ausbreiten wie die Krone eines Baumes.
Dem zufolge würde ein Baum, der regelmäßig zurückgeschnitten wird, seinen Wurzelradius nicht ausbreiten, sondern in der Größe halten wie die Baumkrone.
Allerdings hängt der Wurzelradius eines Baumes immer auch vom Boden ab, auf dem er steht.
So wird ein Baum auf magerem und durchlässigem Boden seine Wurzeln sehr weit „ausschicken" auf der Suche nach Halt, Nährstoffen und Wasser.
In einem für den Baum guten Boden (z.B. Lehmboden) kann auch ein größerer Baum bisweilen mit weniger Wurzeldurchmesser als seine Äste auskommen.
Hinzukommt, dass ein Baum an einem Standort seine Wurzeln auch ungleichmäßig und deutlich weiter als seine Baumkrone ausbreiten kann z.B. in die Richtung, die für ihn am förderlichsten ist, was die Verfügbarkeit von Wasser und Nährstoffen betrifft."
Das gilt besonders für Bäume in Hanglage, um sich mit ihren Wurzeln im Boden gegen die Schwerkraft zu halten.
Nicht zu vergessen kann für den Wurzelradius eines Baumes bestimmend sein, ob er in einer Gruppe von anderen Bäumen vor Wind geschützt steht und/oder von deren Bodenverdichtung profitiert.
Dass also Wurzeln unterirdisch nur so weit reichen wie die oberirdischen Äste, d.h. dass der Wurzeldurchmesser dem Durchmesser der Baumkrone entspricht, ist nur ein grober Anhaltspunkt.

(Quelle:www.garten-treffpunkt.de/lexikon/baeume.aspx#wurzelradius_wurzeldurchmesser)

Wenn wir nun davon ausgehen, dass unser Herz der Sitz unserer Seele ist, in dem alles, was uns ausmacht, gespeichert ist .... unsere Basis .... unsere Bauzeichnung .... unser Keimblatt, welches über das Herz hinaus seinen Selbstausdruck im physischen Körper finden möchte, so können wir davon ausgehen, dass auch die Schöpferkraft vorhanden sein muss, aus der wir schöpfen können, wenn wir uns aus ihr nähren und sie aus dem Inneren heraus wie bei einer Versorgung über eine Wurzel nutzen .... eine Wurzel, die uns mit allem, was uns umgibt, verbindet .... die uns einbindet ins große Ganze und damit Halt und Stabilität gibt .... eine Wurzel, die uns ans Universum, die Quelle, die Einheit anbindet .... die uns trägt, die uns nährt, die uns mit dem versorgt, was wir für unsere Seele benötigen, die unsere Seele mit Licht erfüllt .... die unseren Körper mit Leben erfüllt ....

Unsere Körperlichkeit schöpft aus dem Wissen der Seele .... aus dem Keimblatt – der Basis .... aus dem was in uns angelegt ist und bringt es in den Anlagen des körperlichen Selbstausdruckes zur Geltung ....

Jede Zelle trägt all das Wissen, welches der Taktgeber des Lebens, unser Herz, vorgibt… alle Potentiale .... das, was wir denken .... das, was wir im Inneren sind .... zeigt sich im Äußeren in unserer physischen Gestalt.

Doch noch mehr .... im Herzen ist unsere ureigenste Schöpfung gespeichert .... unser SEIN .... all die Prinzipien und archaischen Gesetze, die unser SEIN ausmachen .... die Gebote des Herzens, die in uns angelegt sind und die uns zum Menschen machen ....

In unserem Herzen wohnt unsere Seele, die sich mit all den Erfahrungen, die sie gesammelt hat, weiter und weiter entwickelt .... alles, was uns je begegnet ist und als Erfahrung gesammelt wurde, in all den verschiedenen Inkarnationen, ist hier verankert ....

Dieses Wissen der Seele für sich wiederzufinden, ist einer der Wege, den viele für sich gehen wollen, nach dem gesucht wird .... und den sie den Weg zur Erleuchtung nennen ....

Vielleicht deshalb, weil die Seele immer mehr leuchtet .... je mehr sie genährt wird .... genährt mit der Seelennahrung, die unsere Wurzeln uns zuführen .... ein Leuchten, welches im Physischen sichtbar wird, von unserem Umfeld vielleicht als Strahlen wahrgenommen, als Wärme, als Freude, als Liebe ....

Diese Transformation ist nur möglich über diese Wurzeln, denn der Nährstoff der Seele liegt im Verborgenen, tief in uns und der Anbindung ans Universum .... es ist unsere Pipeline ans EINS-SEIN, unsere Verbindung ans große Ganze.

Je mehr wir uns mit dem Ureigensten unsere Schöpfung verbinden .... so wie der Baum sich mit der Erde verbindet und sich nährt und Stabilität erringt...und damit seine Entsprechung im Ausdruck der Krone verkörpert .... umso mehr wird der Mensch über seine Wurzeln, der Anbindung an das große Ganze genährt .... erkennt seinen Weg und bekommt die Kraft ihn zu gehen .... und bekommt ebenso die Gelassenheit diesen Weg in Liebe zu gehen ....

Das heißt, jeder von uns ist in der Lage, aus der ureigensten Schöpfung zu erfahren .... jeder trägt dieses Wissen in sich .... jeder kann diese Wurzeln für sich ausbreiten und sich aus ihnen nähren ....

Wenn der Mensch zu seinen Wurzeln findet und sie wachsen lässt, im gleichen Rahmen, wie der sichtbare Ausdruck des physischen Körpers sich entfaltet .... so wird **Gelassenheit** entstehen ....

Gelassenheit über die Erfüllung des Seins, über das Wissen der Verbundenheit und des „versorgt seins“ .... über die Erfüllung der eigenen Bestimmung ....

Über unsere Wurzeln findet unsere Körperlichkeit die Erfüllung im Menschsein .... und Präsenz und Ausstrahlung in Frieden und bedingungsloser Liebe werden sichtbar ....

DIE WURZELN IN DER NATUR

In der Natur ist die Selbstfürsorge oberstes Gebot. Es gibt kein Individuum, welches nicht für sich selbst sorgt und sich gut nährt.
Es ist ein archaisches Prinzip, sich aufzufüllen und auf sich zu achten, um das Überleben zu gewährleisten. Nur der Mensch kommt auf die wahnwitzige Idee, sich selbst als (zugegebenermaßen hochentwickelte und komplexe) Maschine zu verstehen und den Fokus weg von seinen Urbedürfnissen auf das Funktionieren, das Verlangen der Gesellschaft, auf das Außen zu richten ....
Vielleicht aus dem Gedanken heraus, auf Grund dieser Höherentwicklung gegen Ausfälle immun zu sein ....? Oder zumindest alles zu wissen und zu erkennen, um dann die nötigen „Pillen" zu haben, durch die das Funktionieren sichergestellt ist?

Jedes Individuum in der Natur hat auch das Wissen in sich, wo es hingehört und was es benötigt, um zu wachsen und zu gedeihen ....
Und nimmt es mit einer Selbstverständlichkeit, weil es seine Lebensberechtigung ebenso als Selbstverständlichkeit ansieht.
Der Mensch jedoch hat verlernt, was er braucht, um zu gedeihen und leben zu können. Er hat verlernt, was ihm guttut.
Aber noch mehr ist oft das Annehmen für sich selbst ein riesiges Problem! Aus dem Grundproblem sich selbst als nicht wert anzusehen, fühlt er sich nicht berechtigt, anzunehmen ....

Eine Katze nimmt sich die Zeit für ihre Entspannung und Fellpflege, für ein schönes Sonnenbad.
Ein Hund nimmt sich die Zeit mit den Artgenossen zu toben oder einer interessanten Fährte zu folgen.
Ein Pferd nimmt sich die Zeit, mit dem Kumpel die Stellen am Körper zu massieren, an die es selbst schlecht gelangen kann.
Ein Samenkorn nimmt sich das Sonnenlicht und wächst und gedeiht, ohne zu fragen, ob es das verdient hat.
All dies geschieht ohne schlechtes Gewissen .... denn Zeit ist relativ .... weil unsere Natur im Hier und Jetzt existiert ....

Und weil die Ursprünglichkeit, das Wissen um die inneren Wurzeln, aus dem Instinkt heraus gelebt wird ....

Jeder von uns hat schon einmal von Katzen gehört, die verschwunden, entführt oder versehentlich irgendwo eingesperrt wurden und nach Wochen wieder nach Hause zurückgekehrt sind. Es grenzt manchmal an Wunder, wenn man zurückverfolgen kann, welchen Weg sie auf sich genommen haben.
Woher wissen sie wohl, wo ihr Zuhause ist? Woran merken sie sich, wohin sie gehören? Warum überhaupt suchen sich Katzen ihr Zuhause aus und ziehen aus, wenn sie sich nicht heimisch fühlen?
Egal wie weit weg sie waren, sie wissen, wo ihr Platz ist, wo sie zu Hause sind. Egal wie schwierig sich das Heimkommen gestaltet, es wird als so wichtig angesehen, dass alle Strapazen auf sich genommen werden, um in dieses Heim zurück zu gelangen ....

Es muss etwas geben, was die Katzen innerlich spüren oder wissen. So etwas wie Seile oder energetische Wurzeln ....
Katzen sind als Strahlensucher bekannt. Das heißt, wenn wir Plätze in unserem Heim haben, die von geopathischen Störungen oder Verwerfungen gezeichnet sind, so wird eine Katze sich oftmals genau diesen Platz aussuchen, da sie sich dann besonders wohlfühlt ....
Sie ist also stark im Fühlen, in der Körperlichkeit ....

Im Gegensatz dazu würde ein Hund diese Strahlenplätze meiden ....
Katzen scheinen also eine besondere Wahrnehmung für ihre Wurzeln zu haben. Dafür, wo sie zu Hause sind, wo ihr Platz im Leben ist. Katzen sind in der Ausführung dessen sehr konsequent. Deshalb gelten sie auch als eigensinnig, unabhängig und nicht lenkbar ....

Wenn Mensch nur ansatzweise so konsequent seine Gefühle leben würde wären wir so viel klarer in unserer Gesellschaft ....

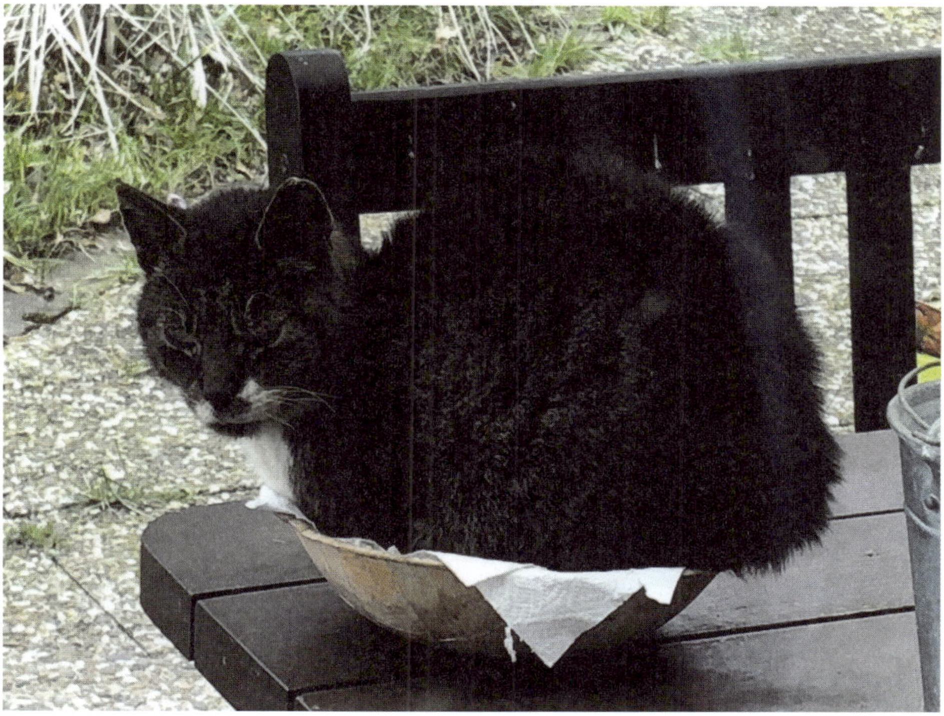

Meine Wurzeln sind da, wo meine Freunde sind ....

QUINTESSENZ ZUM GEBOT DER WURZELN

GELASSENHEIT

Wurzeln sind unsere Pipelines zu unserer Seele, die Gelassenheit, zu wissen wer man ist und wohin man gehört. Die Wurzeln sind unsere Verbundenheit mit Allem und nähren durch das Verschmelzen mit Allem unser Herz.

IHRE GEDANKEN

12.
SCHÖPFER KRAFT

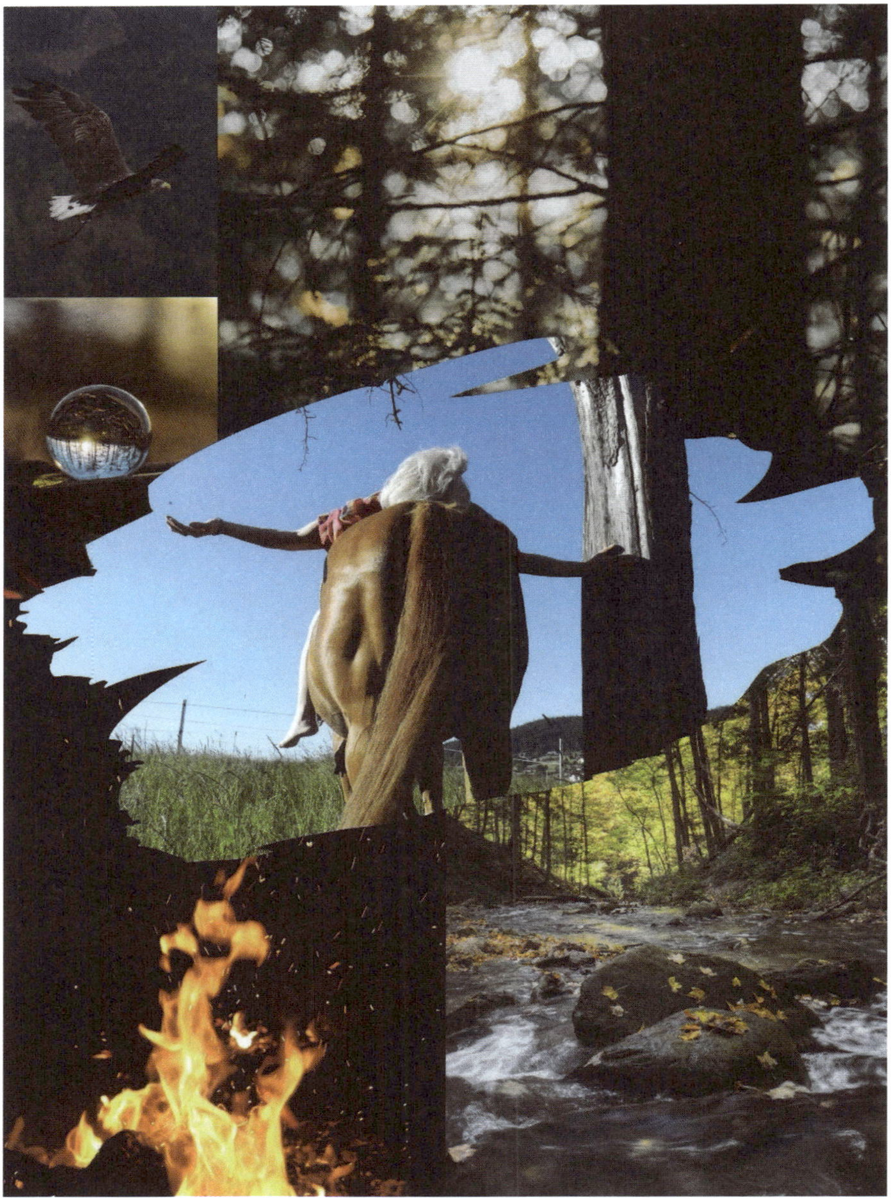

Karin Wagener, Klagenfurt, Januar 2020

MOTOR

VORWÄRTSGEHEN

SELBSTWERT

SELBSTERKENNTNIS

ZUFRIEDENHEIT

LEBENSFREUDE

INDIVIDUALISMUS

KREATIVITÄT

Ziel der Seele ist es, all das, was im Herzen angelegt ist, nach außen, in den physischen Körper und in unserem Emotional-System zum Ausdruck zu bringen, zu zeigen, zu manifestieren ....

Die Seele verschafft sich über das Körperliche, über unseren Körper, eine Manifestation, eine Sichtbarmachung .... denn unsere Seele ist ohne Materie .... ist reine Energie .... ist ALL-EINS-SEIN .... ist für das menschliche Auge nicht sichtbar ....

Doch wie soll unsere Seele in ihrer Inkarnation eine andere Seele erkennen? Erkennen, welchen Auftrag diese Seele mitbringt, welche Potentiale ihr innewohnt und welchen Spiegel sie für uns selbst einnimmt?
Wir haben uns für die Dualität entschieden, weil wir aus dem ALL-EINS-SEIN, aus der Einheit unser Anders-Sein erfahren wollten .... unsere Individualität, unser Verschieden sein erkennen wollten .... weil wir Erfahrungen sammeln wollten ....

So brauchte die Seele eine Körperlichkeit .... eine Sichtbarkeit, eine Materialisierung. Aber nicht nur eine Allgemeine und für jeden die gleiche Körperlichkeit .... denn dann wären wir wieder alle einheitlich, alle gleich .... es musste also Unterschiede geben, für das menschliche Auge sichtbare Unterschiede, um sich von der Einheit zu trennen.... eine Körperlichkeit in der man die innewohnende Seele genau erkennen sollte ....

Alles, was in uns angelegt ist, kommt über jede Zelle des Körpers zum Ausdruck. Deshalb können die Schamanen aus der Seele lesen, die Pathophysiognomiker aus dem Gesicht und der Gestalt, die Handleser aus den Händen .... selbst aus unseren Füßen kann man all die in uns angelegten Anteile lesen .... und die alten Samen ganz hoch im Norden lesen es aus dem Urin ....

Doch wieso .... wenn doch alles angelegt ist .... wenn doch alles vorhanden ist .... leben wir es nicht???

Wir leben es ....
Aber WIE wir es leben, entscheiden wir selbst ....

Da wir in der Dualität leben, gibt es hier eine riesige Spanne von Möglichkeiten - von gar nicht bis übermäßig - die gelebt werden kann.
Es gibt kein Richtig und kein Falsch, es gibt nur die Dualität und mit ihr die Polarität und damit die Gegensätze .... von der Dunkelheit bis zum Licht gibt es zwischendrin alle Arten und Nuancen der Schwarz-Weiß-Schattierungen.
Alle Grautöne sind möglich .... bis hin zum reinen Schwarz oder Weiß.
Und jede Ebene hat ihre Berechtigung!

Unser Körper dient der Sichtbarmachung .... er ist unser Ausdrucks-Organ, wenn unser Herz .... unser Bauch .... unsere Seele, zu uns sprechen möchte ....
Unsere Seele bedient sich des Ausdruckes der Krankheit, um unserem Bewusstsein im Herzen Signale zu senden .... so dass unser Herzbewusstsein den Weg, den wir gerade beschreiten, sehen .... wahrnehmen .... erkennen .... fühlen kann ....
Um uns die Möglichkeit zu geben, uns bewusst zu werden, über die Verirrungen, in die wir uns gerade verstrickt haben .... um Klarheit darüber zu erlangen, dass es etwas gibt, was wir vom Verstand nicht wahrnehmen können .... und Klarheit darüber, was uns verborgen ist.
Mit dieser Klarheit können wir dann den Weg erkennen, den wir verloren haben .... und haben damit die Möglichkeit der Entscheidung, den nächsten Schritt im Bewusstsein zu verändern, um eine neue Richtung einzuschlagen ....
Unser Körper gibt uns die Möglichkeit, die Sprache unserer Seele zu verstehen ....
Unser Ego jedoch, die materielle Entsprechung unseres Geistes, die duale Entgleisung unseres Willens, der uns gegeben wurde, um Entscheidungen für **uns** zu treffen – richtet sich nach außen, entgleist in die allumfassende Kontrolle .... entscheidet für andere .... weiß es besser für andere .... meint es gut für andere ....
Unser Ego, welches alle Dinge im Außen, im Physischen, einordnet, materiell macht, begreifen und verstehen möchte, welches alles übersichtlich strukturieren möchte, um Sicherheit, Berechenbarkeit (Rationalität) und Kontrolle zu erhalten, um alle Gefahren vorherzusehen und somit zu verhindern .... versteht die Körpersprache nicht ....

Es meint, dass in der Materie alles seinen Platz braucht .... dafür entstand der Raum und in diesem Raum die Ordnung .... meint, ohne dass Struktur die Materie erhält, gäbe es Chaos im Raum ....

Doch unser Ego möchte noch viel mehr .... es möchte die Kontrolle über Zeit und Raum hinaus .... um mit absoluter Effektivität und Sicherheit alles im Griff zu behalten und nichts mehr ohne die Genehmigung, ohne die Kontrolle des Egos ablaufen darf.

Unser Ego, welches dem Zweifel und den Ängsten anheimfällt, sobald etwas nicht kontrollierbar ist .... sobald etwas nicht manipulierbar ist .... sobald etwas unabhängig und selbstständig ist .... manipuliert uns, erzeugt in uns Angst, dass etwas nicht stimmt.
Es erzeugt in unserem Kopf Gedanken, was da alles Schlimmes passieren könnte .... erzeugt Bilder, von all dem Schaden, den wir nehmen könnten und malt uns Szenarien aus, wie kläglich unser Leben zu Ende gehen könnte ....

Wenn unser Ego keine Kontrolle über unser Herz, unser Bauchgefühl, mehr hat, verliert es die Macht uns zu steuern und damit müsste es sich eingestehen, dass es nicht in der Lage ist, unser Herz zu kontrollieren .... dass es keine Macht darüber hat, welchen Weg wir im Leben gehen werden .... dass es uns nur gegeben wurde, um die Dualität zu erfahren .... um zu erfahren, welchen Ängsten wir verfallen, wenn wir nicht mehr fühlen können, was es mit uns macht, wenn Vertrauen, Klarheit, Liebe und Glück fehlen.

Unser Ego ist so leicht zu täuschen .... da die Klarheit des Herzens fehlt und somit das Vertrauen auf die Spiegel, die uns verlässlich gegeben werden ....

Verliert unser Ego seine Kontrolle oder erlangt sie vielleicht gar nicht erst, aktiviert es die Ängste und Zweifel .... erhebt sich zum General, der die Sicherheit wiederherstellen muss .... hängt einen Schleier über unser Herz und programmiert ein neues Notfall-Prinzip ....

Das Ego maßt sich an, über Leben und Tod zu entscheiden…unser Fühlen - unser Herz - wird unterdrückt und ignoriert .... der Verstand, unsere Gedanken, übernehmen das Ruder .... denn schließlich weiß der Kopf es ja besser ....
Und so produziert das Ego viele, viele Gedankenmuster, rationale Programme, logische Schlussfolgerungen, die an mathematische Formeln erinnern .... und da sie statistisch und mathematisch beweisbar sind, müssen sie ja schließlich auch stimmen ....
Gedankenschleifen, aus denen man sich nicht lösen kann .... unser Ego erklärt uns immer mehr, dass das Gefühl im Bauch nicht logisch sein kann, berechnet und beweist mit Hilfe der undurchschaubaren Logik, derer wir uns schwer erwehren können, dass es richtig ist, was es sagt, weil es ja mathematisch beweisbar ist ....

Es macht uns mit seiner undurchschaubaren Logik schwindelig und betäubt uns, benebelt uns .... wir werden immer schwindeliger und wissen nicht mehr, worauf wir hören sollen .... dieser innere Spannungsherd wird immer stärker und erschöpft uns und irgendwann geben wir nach ....
Wir geben nach aus Erschöpfung heraus und um endlich Ruhe zu haben in unserem Kopf .... wir wollen einfach nur Ruhe, wollen nichts mehr hören von all den vielen Gedanken im Kopf, die wie eine laute Beschallung ohne Filter permanent auf uns einwirkt ....
Diese Gedankenschleifen, die uns nicht zur Ruhe kommen lassen, übertönen unsere innere Stimme .... Wir können nichts mehr fühlen, hören unser Herz nicht mehr .... können nicht mehr wahrnehmen, was unsere Seele, unser Bauch, unser Herz uns sagen möchte ....

Wir können es nicht mehr fühlen, wahrnehmen, hören, sehen ....!
Wir sind nur noch funktionierende Hülle .... unsere Sinne sind erloschen .... wir sind leer ....

In diesem Moment greift das archaische Notfallprinzip der Körperlichkeit, des Ausdrucks unserer Seele über unseren Körper .... denn das, was der seelischen Materie, unserem Körper passiert, bringt Fühlen .... bringt Schmerz .... wenn auch zunächst auf körperlicher Art, aber es schmerzt ....

Und wenn unser Körper, unser Tempel, uns nicht mehr gehorcht, nicht mehr funktioniert, dann sind wir nicht mehr beweglich, sitzen wir fest ....
Wir haben ja nur den einen Körper ....
Es ist erst unangenehm, kaum zu bemerken .... man kann es noch ignorieren .... dann etwas mehr, aber vielleicht noch auszuhalten, erträglich ....
Aber es wird stärker und stärker, zum Ende dann so stark, dass man es nicht mehr auszuhalten kann, wir versuchen es erst zu unterdrücken, wegzumachen, dann zu besiegen ....

Doch die Seele gibt keine Ruhe .... denn sie möchte erfahren .... sie möchte die Entwicklung nehmen, die sie sich auf ihren Seelenplan geschrieben hat .... sie aktiviert ihr Sprachrohr weiter und weiter .... es wird schlimm und schlimmer .... so schlimm, dass wir es nicht mehr ignorieren können und der Leidensdruck vielleicht endlich seinen Höhepunkt erreicht. Dann erst schauen wir genauer auf unseren Weg und denken erstmalig daran, dass es vielleicht doch einen anderen Weg geben könnte ....

Unser Ego kann zwar in der Materie, in der Dualität unser Herz verschleiern und uns täuschen, unser Körper jedoch, als materielle Verkörperung der Seele, täuscht uns niemals, denn die Seele hat ihn als Tempel erwählt und ist untrennbar mit ihm verbunden ....
Im Körperlichen gibt es keine Gedanken, der Körper ist frei vom Geist und Denken .... und so kann unverblümt das zu Ausdruck kommen, was gesehen, gefühlt werden möchte ....
Es kann nicht verschleiert und unterdrückt werden, denn der Kopf hat keine Macht über unseren Körper ....
Der Kopf ist die Materialisierung des Geistes .... Regent des Herzens ist unsere Seele .... unser Herz kann den Körper heilen .... und wenn unser Herz krank wird, wird auch unser Körper krank ....

Dieses Wirkprinzip stammt aus der archaischen Anlage ....
Das Bauchhirn, unsere Instinkte, müssen für unser Überleben sorgen ....
Im Falle eines Notfalls, der unser Leben bedroht, muss der gesamte Organismus funktionieren, und zwar effektiv, schnell und rational ....

Es darf dann in dem Reaktionsmuster keine Umwege geben, die erst anzweifeln und darüber nachdenken, ob das der richtige Weg ist .... die Reaktion muss prompt und sofort erfolgen ....
Für Gedanken des Egos, Widerstände, Zweifel, Ängste ist kein Platz, sie sind hinderlich und belasten uns, geben uns nicht die Möglichkeit des direkten Reagierens, weil wir dann nicht in unserer Klarheit sind und nicht instinktiv, aus dem Bauch heraus reagieren können......

Nun ist auch verständlich, warum unsere Seele sich im Außen zeigen möchte .... zeigen in ihrer Vielfältigkeit .... in ihrer Schönheit .... in ihrer Kraft und Einzigartigkeit .... um in allen Fähigkeiten und mit allen Potentialen im Leben anzukommen ....

Die Seele ist bestrebt zu erschaffen .... wir sind alle unsere eigenen Schöpfer .... die eigenen Schmiede unseres Lebens und unseres Glücks ....

Der schöpferische Selbstausdruck der Seele bricht über das Körperliche hervor und erschafft etwas Materielles .... etwas, was gegeben werden will.... etwas, was gezeigt werden möchte, etwas, was verteilt werden möchte und dorthin möchte, wo es gebraucht wird .... und was seine Manifestation im Irdischen finden soll ....

Wird der schöpferische Selbstausdruck nicht gelebt, sogar unterdrückt, erkrankt der Körper .... Es kommt zu Durchflussstörungen, wie Bluthochdruck oder Rheuma .... Es kommt zur Erlahmung des gesamten Körpers, wie beim Fatigue-Syndrom und PMS .... Die Peripherie verschlackt und wird sauer, schwerfällig und lahm ....
Im gleichen Maße wie der Körper erlahmt, erlahmt auch unsere geistige Flexibilität ....
Der Schleier unseres Egos lähmt uns bis wir in der Erkrankung angekommen sind, die unsere Seele als letzten Ausweg nutzt, um unser Herzbewusstsein wieder zu aktivieren ....
Wer hier nicht wach wird und merkt, irgendetwas kann ich nicht sehen, oder will und darf ich nicht sehen, geht in die schwerwiegende Erkrankung.
Auch hier hat der Mensch immer noch die Möglichkeit des Wachwerdens, des Umkehrens vom Weg in die Exkarnation ....

Selbst im Sterbeprozess ist unsere Seele bereit, noch einmal umzukehren, wenn die Erkenntnis und Klarheit erlangt wird .... die Seele geht nur, wenn das Ego es geschafft hat, die Verdunkelung so stark aufzubauen, dass selbst über den Körper die Seele nicht mehr gehört wird .... dann zieht unsere Seele es vor, sich aus der Materie zurückzuziehen, zu exkarnieren, und den Körper von seiner Pein zu erlösen, denn das Leben hier auf der Erde soll keine Strafe und Folter sein, sondern Erfahrung und Liebe ....
Doch wenn die Seele in ihrer Entwicklung stagniert, ist es nicht mehr möglich diese Erfahrung zu sammeln ....

Für unsere Seele gibt es keinen Raum und keine Zeit .... das Ziel, mit dem sie inkarnierte, kann auch in der nächsten Inkarnation noch einmal angeschaut werden .... da sind kein Schmerz und kein Bedauern wegen des nicht erreichten Zieles .... nur Liebe, Klarheit, Frieden und all die anderen Gebote .... all das, was unsere Seele ausmacht.

Unser schöpferischer Selbstausdruck ist das Ziel, welches sich im Physischen zeigen möchte, denn unsere Seele möchte genau das zum Ausdruck bringen, weswegen sie hier auf der Erde inkarniert ist.
Wir haben uns auf unserem Seelenplan etwas vorgenommen, haben festgelegt, welche Erfahrungen wir hier sammeln möchten .... welche Aufgaben wir erfüllen möchten und weswegen wir überhaupt inkarniert sind.
Haben wir uns auf unseren Weg begeben, und gelernt und erfahren, möchte die Seele dies in der Dualität zeigen ....
Es ist ja schließlich der Grund, weswegen wir auf der Erde sind .... unsere Aufgabe .... und unser Sinn unseres Lebens ....
Die angelegten Potentiale zu leben, die Einzigartigkeit der Seele zu zeigen und so das eigene Selbst zu entfalten .... bringt uns in die Erfüllung, bringt uns in den inneren Frieden .... welcher uns ausfüllt und eine wundervolle Gelassenheit in uns verströmt.
Seinen Platz einzunehmen, mit den ureigensten Stärken welche uns innewohnen .... ist das Ziel und somit der Weg in die allumfassende Liebe und unser Sein.

Und so gelangt die Seele über den schöpferischen körperlichen Selbstausdruck in den Sinn ihres Daseins ....

DIE SCHÖPFERKRAFT IN DER NATUR

In der Natur ist der körperliche Ausdruck vielfältig. Egal ob man die Blütenpracht betrachtet, die so farbenprächtig wie vielfältig ist, die immer auch den Zielen und dem Sinn gerecht werden, welche sie erfüllen sollen oder ob man den Sinn durch sinnhafte Einrichtungen erkennen kann .... die Vielfältigkeit zeigt sich in einem immensen Spektrum.

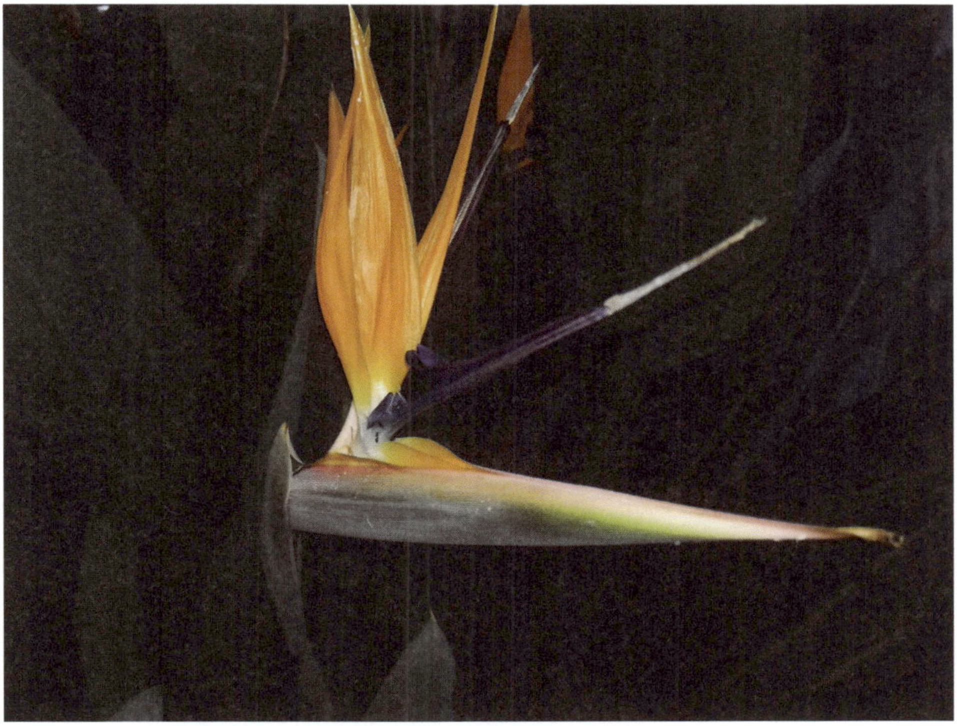

Farbenpracht und Ausdruck
Foto: Dr. Peter Borgmann, Osnabrück, April 2020

Betrachtet man eine fleischfressende Pflanze, die selbst unscheinbar, jedoch durch einen betörenden Duft die Insekten anlockt, die diesem nicht wiederstehen können, und durch feine Härchen signalisiert, hier ist es kuschelig und warm .... oder eine Kirschblüte, die mit ihrer prachtvollen Entfaltung die Bienen zu Bestäubung anlocken möchte, weil sie sich sonst nicht fortpflanzen und Früchte ausbilden kann .... so erkennt man die unglaubliche Vielfalt und Funktionalität.

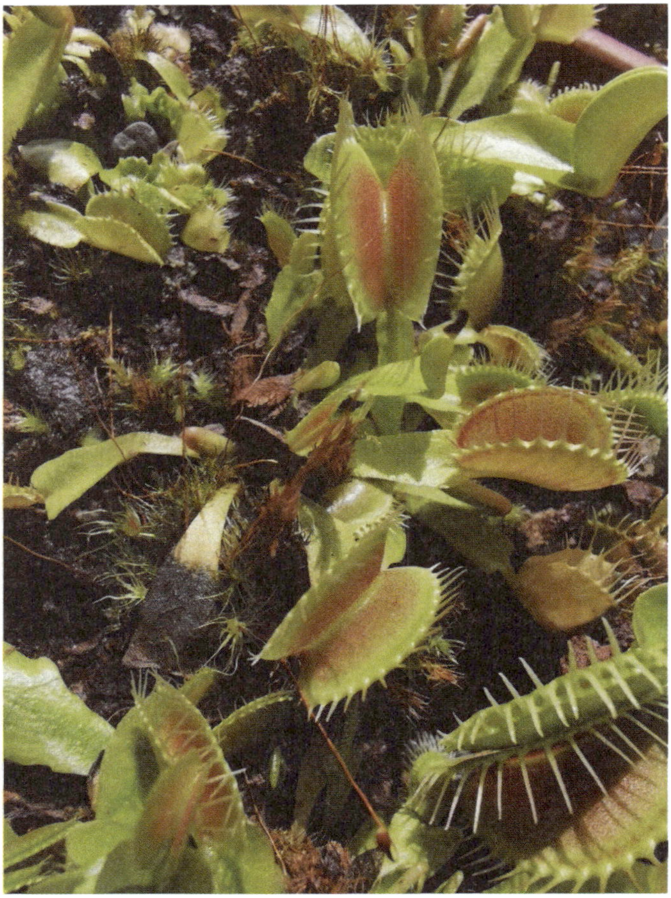

Liebliche Falle
Foto: Dr. Peter Borgmann, Osnabrück, April 2020

Die Natur zeigt in Farben und Formen das, was in ihrer Anlage im Inneren vorhanden ist.

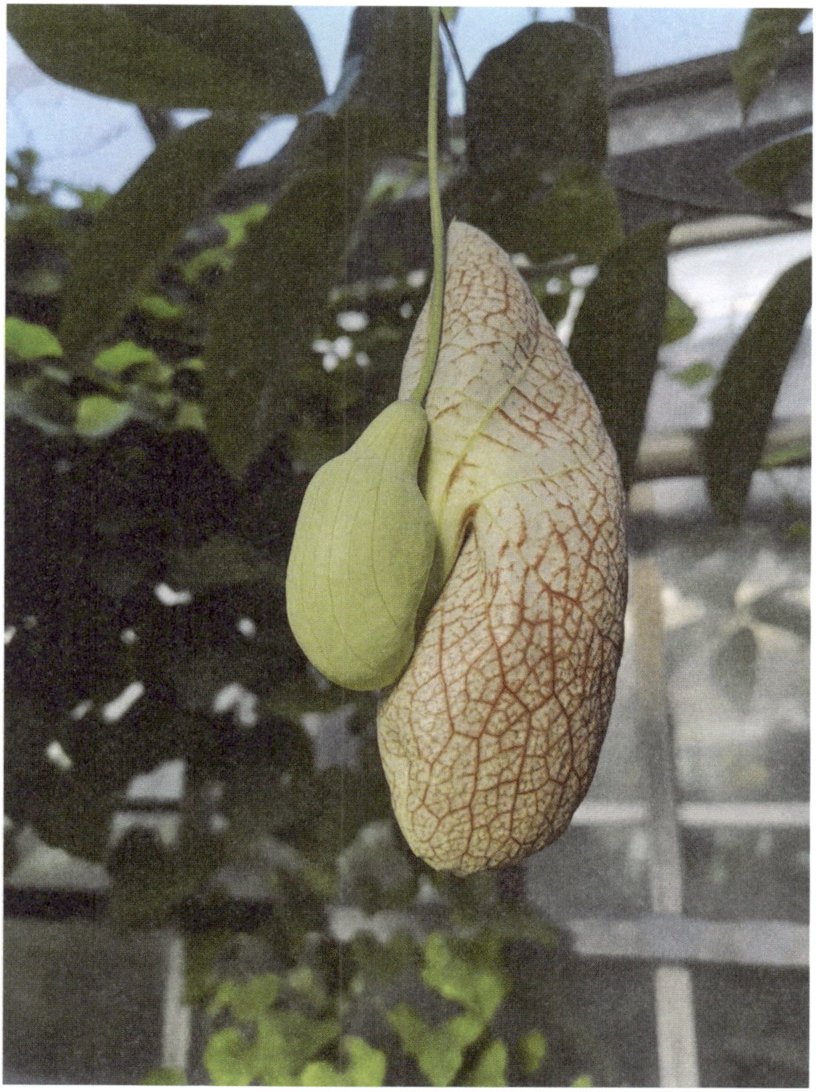

Geheimnis
Foto: Dr. Peter Borgmann, Osnabrück, April 2020

Schaut man sich verschiedene Tierarten, wie zum Beispiel Federvieh an, sieht man mitunter, dass das männliche Individuum mit einer Farbenpracht ausgestattet ist, um sich in der Rivalität mit anderen Männchen zu behaupten und das Balzen um das Weibchen mit Erfolg zu krönen. Das Weibchen hingegen muss unauffällig sein, da es mit dem Gelege und den daraus schlüpfenden Jungen sonst zu schnell eine leichte Beute werden könnte.

Bei den Bienen ist es die Bienenkönigin, die besonders groß und auffällig ist, sichert sie doch mit ihrer Größe eine gewisse Autorität und bietet dadurch Schutz. Schließlich ist sie für den Fortbestand ihres ganzen Volkes verantwortlich.
Die männliche Biene, die Drohne, spielt hier nur eine untergeordnete Rolle, und ist deshalb eher unscheinbar. Sie ist außer bei den solitär lebenden Bienenvölkern nicht einmal in der Lage, Nektar zu sammeln. Sie ist unselbständig und auf den sozialen Futteraustausch im Bienenstock angewiesen. Der Lebenssinn einer Drohne erfüllt sich im Befruchten der Eier der Königin, danach wird sie nicht mehr benötigt und stirbt ....

Die Körpersprache spielt in der Natur eine immens große Rolle. Sie zu verstehen lernen die Jungtiere bereits in ihrer Prägephase. Sowohl die Körpersprache ihrer eigenen Art als auch die der Feinde und Freunde.
Es ist überlebenswichtig, die verschiedenen Körpersprachen lesen zu können .... zu erkennen, was der andere zeigt.
Ist man dieser Sprache mächtig und gut sozialisiert, hat man eine große Chance am Leben zu bleiben.
Genauso wichtig ist es, das eigene Sein über den Körper zum Ausdruck zu bringen, um nicht missverstanden zu werden.

In der Natur ist jedes Individuum des Hervorbringens und Lesens der Körpersprache mächtig, es wäre in beide Richtungen fatal, seine körperlichen Zeichen zu kontrollieren und zu unterdrücken. Zum einen könnte man dann nicht mehr gelesen werden und somit auch nicht verstanden von den Artgenossen, was immer zu einem Ausschluss aus der Gesellschaft führt. Zum anderen kann man die Zeichen des anderen nicht werten und trifft

womöglich die falschen Entscheidungen, die mitunter in den Tod führen können ....
Der unbewusste Mensch unterwirft sich der selbstgewählten Kontrolle durch sein Ego, mit dem er sein Herz und sein Bauchgefühl der Rationalität unterwirft. Er verliert mit dem Verlust des Fühlens auch das Gespür zum Lesen der Körpersprache und wird blind den Zeichen gegenüber, die doch deutlich zu sehen sind.
Indem er sich selbst kontrolliert und versucht, ein Bild zu erfüllen, welches er meint, sein zu müssen, weil das Umfeld es von ihm verlangt, unterdrückt er seine eigene Schöpferkraft und wird unlesbar für sein Umfeld. Er wundert sich, warum er nicht erkannt wird, warum niemand sieht, wie er wirklich ist, und fühlt sich unverstanden ....
Obwohl er meint, alles unter Kontrolle zu haben, wird er nicht wahrgenommen und übersieht zudem wichtige Botschaften im Gegenüber, nimmt nicht wahr, wenn eine Gefahr auf ihn zukommt und wundert sich dann über die plötzlich auftretende heftige Erkrankung oder schmerzhafte Situation ....
Nichts geschieht aus heiterem Himmel. Wenn ein Körper krank wird, hat es im Vorfeld schon viele Warnzeichen gegeben ....
Nur konnte dieser Mensch sie nicht mehr wahrnehmen, weil er sein Gefühl für sich selbst verloren hat ....

Es ist also ein Grundsatz des Lebens, das, was in unserer tiefsten Seele angelegt ist, im Außen zu zeigen und zu leben. Nicht aus Egoismus und nicht aus Bedürfnissen heraus, sondern weil es unser SEIN verlangt und wir nur über unseren schöpferischen Selbstausdruck unsere Schöpferkraft aktivieren können.

Über unsere Schöpferkraft werden wir erkannt und wahrgenommen und gehen in die Erfüllung unseres SEINs.
Über die Schöpferkraft zeigt sich der Sinn unseres Daseins ....

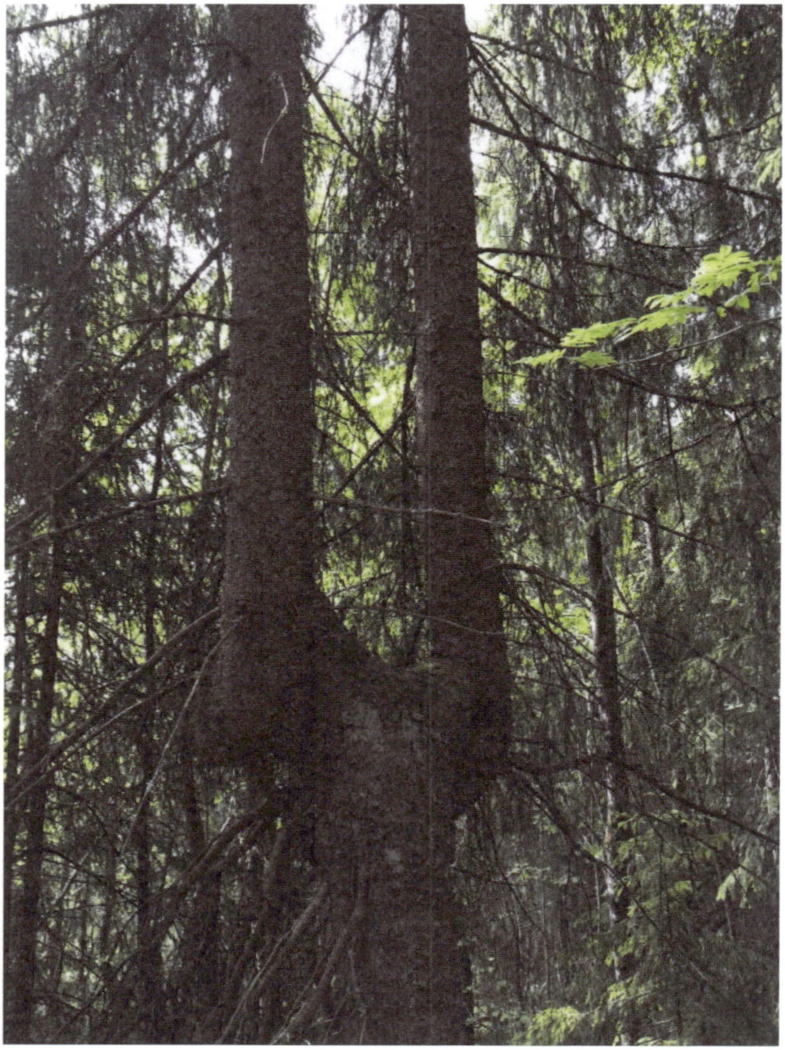

Zwillingsgabelung

QUINTESSENZ ZUM GEBOT DER SCHÖPFERKRAFT

ERFÜLLUNG

Schöpferkraft ist die Verbindung der Seele mit dem Körper und über die Körperlichkeit die Sichtbarmachung der individuellen Vielfältigkeit und Einzigartigkeit im Hinblick auf die Erfüllung der jeweiligen Aufgabe dieser Seele im SEIN.

IHRE GEDANKEN

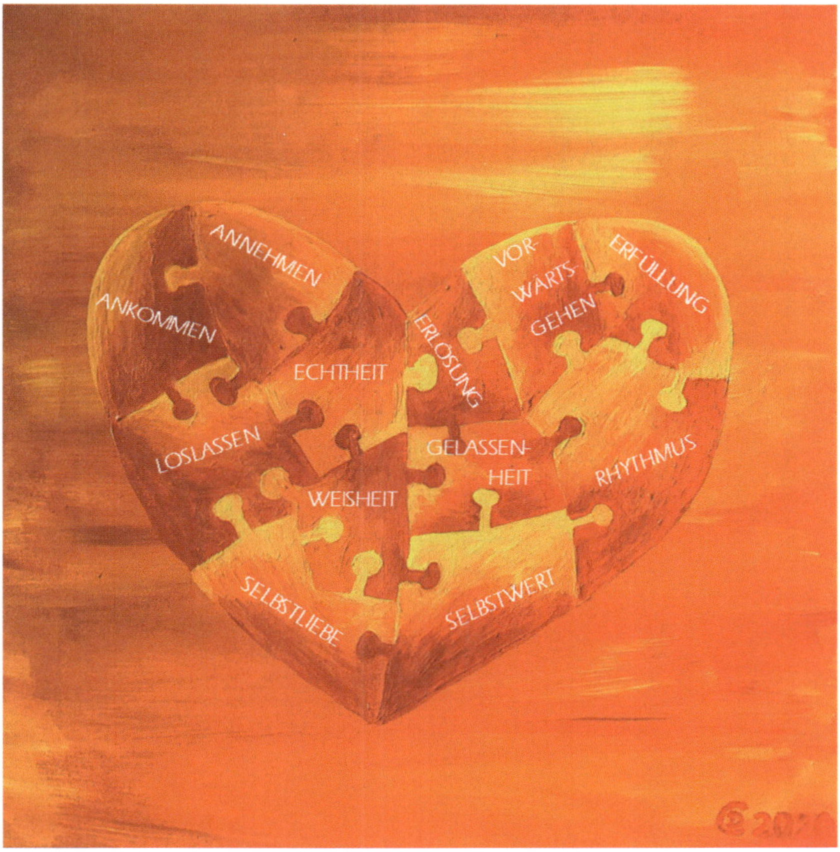

Abb. Die Aufgaben hinter den 12 Geboten des Herzens

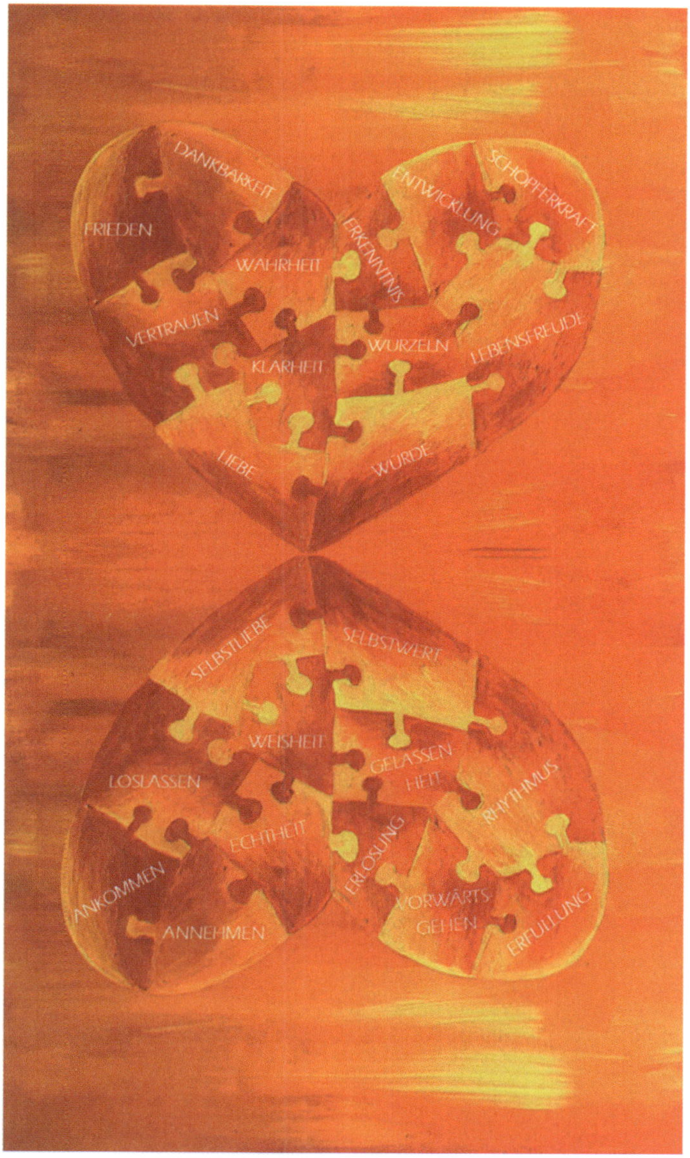

Abb. Herzspiegelung Gebot und Aufgabe

Die Aufgaben, die in der Tiefe hinter den Geboten stehen, erlösen die wahren Emotionen.

DAS HERZ

Das Herz als inkarnierte Materie unserer Seele ist das Erste, was sich bildet, nachdem die Befruchtung der Eizelle durch den Samen erfolgte .... Geschützt in einem Kokon, den die aufnehmende Seele für die Inkarnation dieses neuen Geschöpfes vorbereitet hat ....
Ist es nicht bezeichnend, dass noch nichts anderes vorhanden ist, außer der Fruchthülle und dem kleinen Herzchen, wenn man sich frühe Ultraschallaufnahmen eines Babys ansieht .... nur dieses kleine Herz ist zu sehen .... und es schlägt mit einer Stärke, mit einer Kontinuität und mit der großen Botschaft: ich komme, ich werde, ich bin da ....

Es ist Taktgeber des Lebens, trägt Sorge dafür, dass der gesamte Körper sich ausbildet, in dem Sinne, dass die Seele in jeder Zelle ihre Einzigartigkeit zeigen kann und im Außen als Seele erkannt wird ....

Dieses Herz versorgt alles mit der Nahrung, die zum Gedeihen und zum Leben benötigt wird .... sowohl physisch-körperlich als auch psychisch–emotional ....

Im Embryonalzustand trägt das Herz alle Informationen für sämtliche der sich nachfolgend ausbildenden Strukturen, bestimmt die Ausprägung der materiellen Gestalt in jeglicher Hinsicht ....
In jeder Zelle, die sich neu bildet, gibt unsere Seele über das Herz mit seinen unsichtbaren Wurzeln, die wie Energiebänder mit allem verflochten sind, seine Energie, sein Leben, sein Lebenselixier und seine Kraft ....
Jede Zelle, die uns ausmacht, ist unser Werkzeug für all die Potentiale, die wir in uns tragen ....
Wen wundert es also, dass diese Energie, wie ein unsichtbares Mutterband, uns auch im weiteren Leben begleitet und das Herz über diese unsere Zellen .... wie eine Mutter zu ihren Kindern .... zu uns spricht?
Wie eine Mutter kennt es jede Ecke und jeden Winkel in unserem Körper, jedes Zusammenspiel, jede Maschinerie im Körper, jeden Ausdruck und jedes Detail ....

Es hat jede einzelne Zelle geschaffen .... geboren .... und aktiviert die entsprechenden Zellen, um uns unseren Weg zu zeigen .... um uns die Möglichkeit zu geben, zu erkennen, wie wir gedacht sind .... uns selbst zu erkennen, zu sehen, wer wir im Inneren wirklich und wahrhaftig sind .... zu zeigen, welche Fähigkeiten wir haben und wie wir über uns hinauswachsen können ....
Wie eine Mutter gibt das Herz uns die Möglichkeit, uns zu entwickeln, zu erkennen und zu wachsen .... nichts ist aus bösem Hintergrund, sondern allein Hilfe für die nicht Sehenden ....

Weshalb also schauen wir weg? Weshalb wollen wir nicht sehen, was uns zum Wachstum verhilft? Wovor haben wir Angst? Warum fürchten wir also den Schmerz im Herzen? Sollten wir ihn nicht als Hilferuf verstehen und umso genauer hinschauen?
Wenn diejenigen, die wir wahrhaft lieben, uns rufen, eilen wir dann nicht zu Hilfe und tun alles was in unserer Macht steht? Aber warum hören wir dann nicht auf den Ruf des Herzens, auf die Stimme unserer Seele? Ist sie nicht das Wichtigste in unserem Leben? Ist sie nicht das, was uns ausmacht?
Wie soll unsere Seele uns am Leben erhalten, wenn wir sie wegsperren, wenn wir sie verleugnen, wenn wir sie ignorieren oder sogar zerstören? Wie soll sie uns den Weg zeigen, wenn wir sie nicht mehr hören können, wollen, dürfen ....
Es wäre, als würden wir uns verbieten zu essen .... als würden wir uns verbieten zu trinken .... als würden wir uns verbieten zu atmen .... wir würden zugrunde gehen in kürzester Zeit ....
Die Gebote des Herzens sind also essentiell für jeden für uns, essentiell, um Mensch zu sein, um zu leben, um zu fühlen ....
Ohne unser Herz sind wir Marionetten, fremdgesteuerte Hüllen, die leer und kalt sind, empfindungslos und ohne Sinn ....
Jeder, der uns verbietet zu fühlen, der uns verbietet Grenzen zu setzen, der uns verbietet so zu sein wie wir sind, der nimmt uns das Leben!
Ebenso wie wir nicht berechtigt sind, uns über andere zu erheben, über jemand anderes zu bestimmen, für jemanden „es besser zu wissen“ und deshalb über sein Leben zu bestimmen oder den Weg für ihn gehen zu wollen ....

Wir sollten also alle wieder lernen **Mensch zu sein** .... lernen zu fühlen, lernen zu kommunizieren, lernen zu sehen, lernen zu leben, lernen zu lieben .... lernen zu SEIN ....

Wie das möglich ist, beschreiben die 12 Gebote des Herzens ....
Jedes Einzelne wird benötigt, um ganz zu sein .... um wieder in der Mitte zu sein .... um im Herzen zu leben.

Es ist so schön, das Leben mit den Augen des Herzens zu sehen. Was für ein Geschenk wir erhalten haben .... leben zu dürfen .... in dieser Vielfalt der Emotionen .... in dieser Kraft der Erkenntnis ....

Zu leben in bedingungsloser Liebe, mit dem tiefsten Frieden im Herzen, und der unbändigen Freude über dieses Geschenk des Himmels .... in größter Dankbarkeit und Ehrfurcht vor dem Leben .... dies ist das größte Glück auf Erden.

Öffnen sie Ihre Augen ....
Öffnen Sie Ihre Sinne ....
Öffnen Sie Ihr Herz und lassen es schwingen ....

EINHEIT UND DUALITÄT

Im Universum, in der großen Einheit, dem SEIN, der Quelle, egal, als was es letztendlich bezeichnet wird, gibt es nur das SEIN .... alles IST, es ist ein ALL-EINS-SEIN .... nichts ist verschieden, alles ist gleich ....

Wenn man das SEIN mit menschlichen Worten beschreiben müsste, so würde man vielleicht sagen: man IST bedingungslose Liebe und allumfassender Friede .... man IST ein Glücksgefühl, eine Leichtigkeit, welche nicht wirklich zu beschreiben ist .... man IST eine Zufriedenheit und Ruhe, die keine Wünsche offen lässt .... alles ist vereint und nichts ist anders, man fühlt sich als EINS .... alles ist in mir und ich bin alles .... alles ist mit mir verbunden und ich bin mit allem verbunden ....

Es ist schwer diesen Zustand des Seins in Worte zu fassen, denn er enthält kein ICH ....
Er ist zeitlos, es gibt keinen Raum und keine Zeit ....

Keine Achse an der bewertet oder gemessen werden kann und somit gibt es keine Verschiedenheit .... aber auch keine Bewegung und keine Entwicklung ....
Entwicklung und Erkenntnis setzen Raum und Zeit voraus .... sind nur durch Polarität möglich. Ohne Raum und Zeit, ohne Gegensätze, ohne Polarität, ist ein Erfahren unmöglich ....

Energie IST allseits und geht nicht verloren, sie ist die große Mitte in der sich Gegensätze, Polaritäten, treffen ....
Sie ist für einen Moment ALLES .... das „Absolut-identisch-sein“, das komplette in sich ruhen und eins sein .... aber auch für den einen Moment ein absoluter Stillstand .... bevor es aus dieser Verschmelzung aller Dinge, aus dieser Mitte heraus, aus diesem EINS-SEIN wieder in eine Richtung, in die Polarität geht.

Alles was EINS ist, ist absolut identisch, es gibt nichts, was anders ist, nichts, was sich unterscheidet ....
Die Energie, das ALL-EINS-SEIN, ist überall gleichzeitig und überall gleich. Die Frage ist: hat sich die Seele aus dem ALL-EINS-SEIN durch die Verschmelzung mit einem SELBST als zugeführte äußere Energie abgespalten oder ist die sogenannte Erleuchtung, der Zustand der Mitte aller Gegensätzlichkeiten, das Ziel der Dualität ....?

Wenn man der Theorie folgt, dass es für die Seele, um sich aus der großen Quelle des All-Eins-Sein abzuspalten und hervorzukommen, einer Trennung des EINS-SEIN in Polaritäten bedurfte, dann benötigte also die Quelle einen Impuls, eine Aufspaltung der Energie, eine Veränderung der Einheit in Teile, eine Polarität.

Die Seele als Teil der großen Energie des SEIN wurde also Seele durch die Aufspaltung des großen Ganzen ....

Jedoch rief die Abspaltung aus der großen Einheit den Verlust der Selbstlosigkeit hervor ....
Denn alles was eins ist hat kein SELBST ....

Um ein SELBST zu werden und nicht als minimierte Form des großen Ganzen zu verweilen, oder gar wieder in die Energie des ALL-EINS-SEIN zurück zu tauchen .... denn es ist ja durch die Trennung ein Negativsog, ein Energieungleichgewicht aus der Mitte heraus entstanden, musste dieser Energiezustand wieder zurück in ein Gleichgewicht gebracht werden .... über eine gegensätzliche Energie, die in der Lage zum Ausgleich ist ....

Diese Abspaltung oder Trennung ist bildlich vorstellbar wie bei einem alten Fieberthermometer, welches zerbrochen ist und das Quecksilber auf dem Boden durch den Aufprall in viele kleine Kügelchen zerfällt .... die bestrebt sind wieder ineinander zu fließen .... Um die kleinen Quecksilberperlen auseinander zu halten, bedarf es zusätzlicher Energie, die aufgewendet wird, um das Wiederineinanderfließen zu verhindern.

Diese Energie erhielt die Seele in Form des Geistes, um in der Vereinigung dessen mit der Seele zum höheren Selbst zu werden. Nur durch die Gabe des Bewusstseins und somit eines Selbst konnte Erkenntnis möglich gemachen werden ....
Der Geist ist sozusagen die Negativ-Pause der Selbstlosigkeit .... die Gegenwelle, welche dann wiederum durch Erkenntnis in die Selbstlosigkeit treibt ....
Dieses höhere Selbst, geboren aus dem großen Ganzen inkarnierte in die Dualität. Da es jedoch durch die vorherige Abspaltung aus dem großen Ganzen bereits eine Polarität besaß, inkarnierte das höhere Selbst nicht als Einheit, sondern als die Verbindung zweier Anteile....
Es inkarnierte als Verbindung von Seele und Geist ....
So verkörperte sich die Seele im Herzen und der Geist schuf das Gehirn mit dem Verstand.
Es entstand jedoch aus dem Geist unser Willen, der in dem weiten Spektrum der Dualität in die Duale Willenlosigkeit und Ego polarisierte ....
Aus der Seele entstand das Herz mit dem Herzbewusstsein, der Intuition, die in der Körperlichkeit in die Gefühllosigkeit und Fühlen polarisierte ....

Ohne Polarität kann das SEIN nicht in die Erkenntnis gehen, ohne das SELBST sich nicht unterscheiden vom SEIN .... jedoch nur die Trennung des SEIN in SELBST und NICHTSELBST und damit die Erschaffung der Dualität machte dies möglich.

Das Ego allein kann niemals festlegen, was unser Weg sein wird. Das Ego ist nicht in der Lage zu bestimmen, dass der Körper gesund wird. Es kann nicht bestimmen, wie lange wir leben, es kann nicht bestimmen, dass wir nicht erkranken, es kann nicht bestimmen, wie die Körperprozesse ablaufen.
Erst wenn das Ego als Gegenpol der Willenlosigkeit losgelassen wird und somit der Wille als die Mitte beider hervorkommt und seine ureigenste Aufgabe übernimmt, der Motor für unsere eigene Entwicklung zu sein, der Motor für unsere Entscheidungen aus dem Herzen zu sein, dann wird diese Verbindung mit dem Herzbewusstsein uns in die Erkenntnis und somit in die Erleuchtung führen ....

Die völlige Erlösung unseres Selbst in die Erkenntnis, als Erleuchtung benannt, führt in die Selbstlosigkeit….

Nur durch Loslassen des Selbst in Negativ-Pause wird die Mitte in uns hervorgebracht.
So erklärt sich auch, weshalb der Körper nicht an das Ego gebunden ist und ohne Umwege direkt auf das Herzbewusstsein wirken kann und unser Bewusstsein über die Erkenntnis des Verstandes dann die Körpersprache der Seele verstehen kann.
Das Ego, mit seinem rationalen Denken wird den Körper erst verstehen lernen, wenn die Annäherung des Selbst und des Nichtselbst wieder hin zur Mitte erfolgt.

So sind wir wieder bei unserer Ausgangsfrage: Ist das Ziel der Seele vielleicht doch, über die Erleuchtung, über den Zustand des SEINS, über den Stillstand, die eigene Erfüllung innerhalb der Dualität zu erhalten?

Denn unsere Seele, als das Sein, in dem all unsere Erfahrung gespeichert ist, denn Energie geht niemals verloren, ist ohne Ego ….

Sie ist reine Energie ohne Wertung und ohne Verpflichtung ....

DIE SEELE IN DER DUALITÄT

Im Universum, in der Quelle unterscheidet sich nichts, alles ist EINS, es gibt nur das SEIN, es gibt nur reine Energie, es gibt nur die bedingungslose Liebe, es gibt nur Frieden und Vertrauen ohne Gedanken .... es existiert keine Materie, es existiert kein Ego, es existiert nichts anderes außer der Quelle, dem SEIN ....

Wenn alles EINS ist, in der Mitte ist, keine Achse nach Außen existiert, gibt es kein Auf und kein Ab, gibt es keine Schwankungen, keine Bewegung ....
Im Mittelpunkt ist alles Eins, es gibt keine Verschiedenheit, denn es existiert weder Raum noch Zeit ....
Erst die Trennung der Mitte in die Dualität schafft Gegensätze .... schafft Dunkelheit und Licht .... schafft Nacht und Tag .... schafft LEBEN ....!

Leben heißt Rhythmus …. pulsierende Bewegungen und wachsende Materie .... Veränderung und Entwicklung .... Erkenntnis des Bewusstseins ....

Erkenntnis erfolgt nur durch Entwicklung, Entwicklung entsteht aus Veränderung, Veränderung erfolgt durch Bewegung, Bewegung entsteht durch Gegensätze, durch Polarität ....
Polarität wird geboren durch die Trennung der Mitte .... die Trennung des ALL-EINS-SEIN ....

So inkarnierte das höhere Selbst als Verbindung von Seele und Geist in den menschlichen Körper, um Leben zu schaffen. Die Seele mit dem Geist, dem ihr verbundenen Bewusstsein, gab sich in die Dualität, um aus dem ALL-EINS-SEIN in die Individualität zu gehen und Erfahrungen außerhalb der Einheit zu sammeln .... um die Vielfachheit zu erfahren …. um Bewegung zu erfahren ….
Diese Verbindung ging aus dem ALL-EINS-SEIN in die Verschiedenheit, um alle Abstufungen ihrer selbst zu erfahren, welche durch die Entstehung von Raum und Zeit, von Polarität, von Bewegung möglich ist …. um zu lernen und sich zu entwickeln ....

Keine Energie vermehrt sich oder verändert sich ohne Bewegung. Die Materie zu bewegen und zu erschaffen aus der Energie des All-Eins-Sein heraus ist der Motor dessen.
Über die verschiedenen Stufen der Dualität erlangt das höhere Selbst Bewusstsein über die Materie, nimmt den Weg wahr, den es geht und fühlt die Anbindung der Energie ans große Ganze ....

In der Dualität jedoch entstehen Polaritäten, es bedingt sich immer der Gegensatz ....
So inkarnierte also das HÖHERE SELBST als Verbindung des SEIN – der Seele und des NICHTSEIN – des Geistes ....

Die Seele inkarnierte in der Materie zum Herzen als Signatur der Seele, erhielt hier ihren Sitz und ihr Bewusstsein .... verband sich über das Herz mit der Körperlichkeit und kreierte sich so ihren seelischen Ausdruck in allen Fasern der Materie des Körpers ....

Unsere Seele, Liebe und Vertrauen pur .... erfuhr die Dualität aus dem reinen Sein heraus .... erfuhr die materielle Entsprechung in der Körperlichkeit mit Sitz in der Schaltzentrale mitten im Körper, im Herzen .... unserem Herzbewusstsein ....
Die Verbindung mit dem Universum, der Quelle aus dem die Seele stammt, das energetische Band des All-Eins-Sein, welches untrennbar mit der Seele gekoppelt ist, inkarnierte ebenfalls in die Materie und erhielt ihre Aufspaltung ins duale Spektrum. Und die energetische Kraft alles wahrzunehmen entsprach dem Fühlen der Menschlichkeit ....

Dieses Fühlen ist uns als Mensch gegeben, ohne dass wir dafür etwas zu leisten haben, es macht uns menschlich, macht uns zum Menschen überhaupt und es ist unser Weg ....

Das Gefühl zuzulassen, es fließen zu lassen ohne Manipulation, ist unsere erleuchtete Mitte, die Balance zwischen Annehmen und Geben, zwischen Zulassen und Loslassen, zwischen Vorwärtsgehen und Innehalten ....

Es beherbergt all die Schätze unseres Lebens, all die wundervollen Dinge, die wir erhalten, wenn wir wir selbst sind .... Dinge, die uns glücklich und zufrieden machen .... und uns erfüllen ....
Leben heißt fühlen, mitzufühlen und menschlich zu sein .... heißt Bewegung zu führen und zu leben .... heißt Rhythmus zuzulassen .... heißt Erkenntnis anzunehmen .... heißt Klarheit in sich selbst erlauben .... heißt Liebe geben und empfangen zu können ....
Es ist ein immerwährender Balanceakt hin zu unserer Mitte, die unsere Erfüllung darstellt. Jede Schwankung, jeder Spiegel birgt Erkenntnis und die Chance vorwärts zu gehen .... auf uns selbst zu ....

Wenn wir unseren Spiegeln begegnen, haben wir die Chance zu fühlen, haben wir die Möglichkeit zu leben!
Wenden wir uns von den uns gegebenen Spiegeln ab, wenden wir uns vom Leben ab ....
Umgehen wir unsere Spiegel, umgehen wir unser Leben ....
Hängen wir unsere Spiegel zu und verstecken sie in Schubladen, verstecken wir uns selbst vor dem Leben ....
Lehnen wir unsere Spiegel ab, lehnen wir unser eigenes Leben ab ....
Zerstören wir unsere Spiegel, zerstören wir uns selbst ....

Uns anzunehmen und für uns die Verantwortung zu übernehmen, sie niemand anderem als uns selbst zu überlassen – wir kennen uns schließlich am besten, denn wir wohnen in unserem Tempel, dem Körper, den keiner so gut kennt wie wir selbst – ist der Grund, weshalb wir inkarnierten ....
Übertragen wir die Verantwortung für uns selbst anderen Menschen, werden wir zum Spielball, werden wir willenlos, können uns nicht entwickeln und auch nicht zu uns finden. Wir können uns nicht erkennen und verbleiben als ewig Suchende ....
Im schlimmsten Falle entscheiden andere über unser Leben und können uns, aufgrund von mangelnder Kenntnis wer wir eigentlich sind oder auch aus eigener Unzufriedenheit heraus oder weil sie selbst den Weg nicht kennen, in den Abgrund stürzen.

Die Lösung liegt einzig und allein im Annehmen der eigenen Menschlichkeit .... sein Herz wieder zu finden und wieder ins Gefühl zu kommen .... zu fühlen .... die Gebote des Herzens wieder zuzulassen ....

Der zweite Anteil dieser Verbindung, unser Geist, welcher immer bestrebt ist, an die höchstmögliche Anbindung zum Universum zu gehen .... den Weg der Seele zu begleiten .... die Erkenntnis zu speichern .... erfuhr seinen Weg in die Dualität in das Materiellste, was unser Geist hervorzubringen imstande war .... das Gehirn mit unserem rationalen Verstand .... verwoben und engmaschig an die Materie gebunden .... beide mit ihrem Sitz in der geistigen Schaltzentrale .... in unserem Kopf ....

Wie wir jedoch wissen, benötigt die Materie in der Dualität immer ihren Gegenpart, so erfuhr der Geist in der Dualität ebenso eine Polarisierung wie unsere Seele ....
Der Geist, unsere Schaltzentrale der Begreifens und somit unser Bewusstsein .... welches unseren Willen beherbergt, der für uns Motor sein soll und die Möglichkeit der Erkenntnis für uns trägt .... dieser Geist wurde mit dem Willen bestückt als erleuchtete Mitte und Werkzeug der Menschlichkeit.
Dieser Wille kann in beide Polaritäten verspringen, in die Willenlosigkeit, dem vollständigen Verlust unseres Geistes .... und in das Ego, dem Gegenpol, durch den Verlust der Seele und dadurch Verlust des Fühlens .... das Machtinstrument EGO, welches nicht zur Erfüllung des Weges unserer Seele dient, sondern den notwendigen Schatten zum Licht vertritt, den Dualität ausmacht ....

Wie wir erfahren haben, bedient das Ego demnach all die niederen Ängste im Physischen, in der Materie, als Gegenpol des Fühlens .... es sind die Ängste, die unserer Seelenentwicklung als Spiegel auf dem Wege dienen und den Willen herausfordern, der Motor für uns selbst sein soll ....
Je tiefer das höhere Selbst in die Materialisierung sinkt, desto weniger Bewegung ist möglich. Die tiefsten Ängste entstehen aus der stärksten Materialisierung. Sie werden aus der Erstarrung des Geistes in sich selbst geboren ....

Eine Erstarrung verhindert die Vereinigung mit anderen Anteilen und erdrückt das Fühlen völlig, so dass durch die Abspaltung des Geistes vom Herzen ein jeglicher Fluss des Lebens verhindert wird ....

Der Geist, der in uns wohnt, um (uns) zu erfahren .... um die Entwicklung zu begreifen .... um uns voranzutreiben .... um uns einen Willen zu geben, den Willen die Entscheidung zu treffen, welchen Schritt wir tun, so dass wir aktiv sein können und nicht Spielball unseres Umfeldes sind .... um nicht willenlos ausgeliefert zu sein, denn dann gäbe es keine Erfahrung, keine Erkenntnis, keine Klarheit .... dieser Geist, untrennbar mit unserer Seele in einer Einheit verbunden, gibt uns die Möglichkeit, uns zu erfahren .... uns als ICH zu erkennen ....

Es gibt so vielfältige Möglichkeiten der Erkenntnis, wenn wir bereit sind mit unseren Herzaugen zu sehen ....

Unseren Körper, das einzigartige Wunderwerk der Seele, verstehen zu lernen und so mit sich selbst ins Gespräch zu gehen und sich darüber zu verstehen, ist einer der Wege.

Keine noch so wissenschaftliche, gut durchdachte und hochentwickelte Maschine der Materie hat bisher diese Genialität und allumfassende Funktionalität dieser Schöpfung erreicht .... so viele Dinge dieses materiellen Ausdrucks sind unserem Verstand noch verborgen, sind noch unklar ....

Seien wir also bereit zu sehen, (uns) zu erkennen und darüber unser Gegenüber wahrzunehmen ....

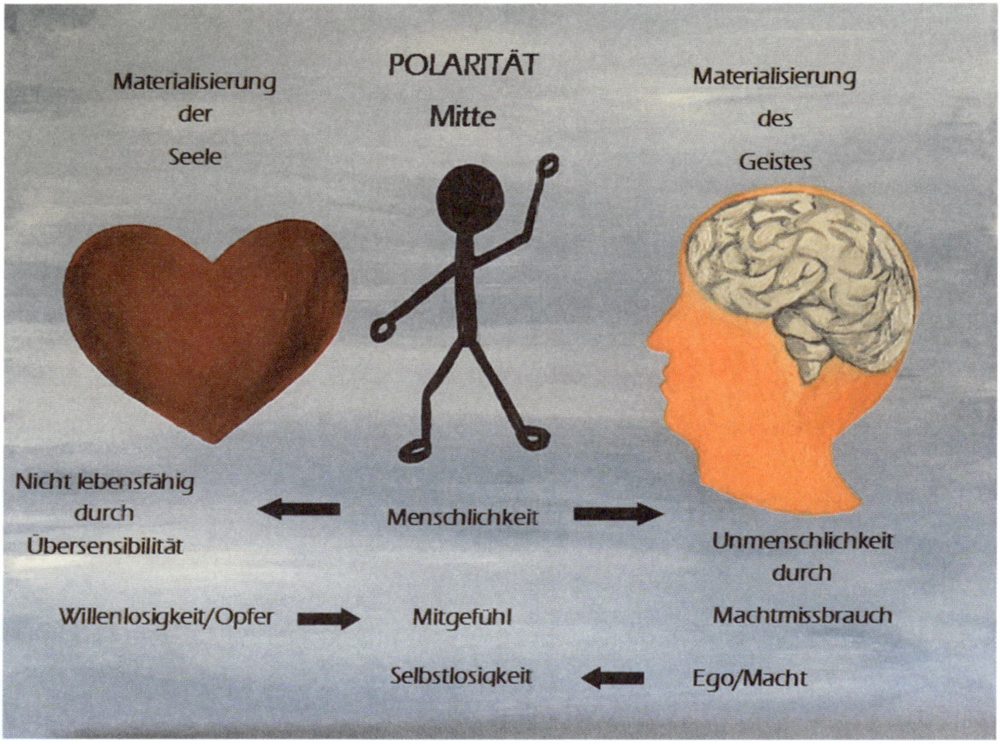

Abb.: Materialisierung

Durch die Materialisierung von Seele und Geist ist Polarität möglich und es entsteht eine Raum-Zeit-Erfahrung.
Die Mitte, das MENSCH-SEIN, jedoch, ist das Ziel der Inkarnation, denn ein Zuviel oder Zuwenig triftet jeweils aus der Menschlichkeit und führt entweder in den Machtmissbrauch oder ins Opfertum.
Über Mitgefühl, welches nur lebbar wird durch das Wahrnehmen seiner selbst, und die Selbstlosigkeit, die Bereitschaft seine eigenen Interessen zum Wohle des großen Ganzen zurückzustellen, wird die Menschlichkeit in uns geboren ….

EINHEIT MIT ZWEI SEITEN

Das Fühlen in der Dualität erleben wir aus ganz unterschiedlichen Betrachtungsebenen.
Das Herz, in dem sich unsere Seele in die Materie begeben hat, beherbergt das All-Eins-Sein und diese wundervollen Energien des komplexen Gebildes unseres Herzens mit den 12 Geboten ....
Es ist eine Verbindung zum Universum und allem was IST .... eine Verschmelzung aller Dinge zum EINS-SEIN .... eine Verschmelzung, die keines Kampfes bedarf, weil nichts ausgegrenzt ist, alles eingebunden ist, alles eins ist und es kein Außen gibt .... weil es keinen Gegner gibt, der bekämpft werden muss ....

Was sollte bekämpft werden, wenn alles zu einem Selbst gehört und es kein Feindbild mehr gibt ....?

Diese Energie erlebt in der Dualität ihre Duplizierung in Form der gegensätzlichen Richtungen und Ausprägungen. In einfacher Form gesprochen, gibt es auf der einen Seite die allumfassenden Liebe mit all den Geboten des Gesamt-Konstruktes der Seele .... und auf der anderen Seite gibt es die Angst in der manifesten Form des ICHs und allen daraus erwachsenen Egokräften.

Man könnte sich vorstellen, wie ein Meteorit in unsere Erdkapsel eintritt und um diese Barriere der Materialität aus dem luftleeren Raum in die Atmosphäre zu überwinden, bedarf es einer Bewegungs-Energie, eines Kraftaufwandes.

Der Meteorit verglüht durch den Aufwand der Eintrittsenergie, er lässt Materie, um in die Atmosphäre eindringen zu dürfen und immer weiter einzudringen .... Eine Dematerialisierung, da er bereits Materie ist und durch den Eintritt in die Dualität ein Gegengewicht in Form von Energie erhält ....

Genauso bedarf es einer Kraft, um die Liebe, den Frieden, die Dankbarkeit, das Vertrauen, die Klarheit, die Wahrheit, die Lebensfreude, die Würde, die Erkenntnis, die Entwicklung, die Wurzeln und die Schöpferkraft in die Materie zu manifestieren und als physische Entsprechung des Fühlens zu materialisieren ....
Jedoch wird im Unterschied zum Meteorit eine energetische Kraft materialisiert, das heißt, es braucht in diesem Falle eine Materialisierung statt des Verlustes der Materie, wie es beim Meteoriten der Fall ist ....

Diese Kraft, derer es bedurfte, um die universelle Energie der Gebote zu inkarnieren, wurde erzeugt durch Spaltung der Energie, deshalb entstand parallel dazu eine Negativ-Kraft, eine identische Energie zu der Kraft, die in die Atmosphäre drückte, nur umgekehrt gerichtet .... eine Kraft, die aus dem Leben herauszieht .... einen Sog, der aus der Materie zieht, der dematerialisierend, also zerstörerisch auf die Materialisierung wirkt. Es ist genau die Entsprechung der Energie, nur in umgekehrter Richtung, die uns in die Erleuchtung bringt. Das heißt die Dualparts der Gebote haben den Auftrag, die Gebote zu manifestieren und als Gegengewicht die Mitte innerhalb der Materie möglich zu machen ....

Um unser Herzbewusstsein in der Materie zu inkarnieren, bekam also jedes Gebot des Herzens einen Gegenpart, denn nur so war die Materialisierung des Herzbewusstseins möglich ....
Das heißt, wir tragen auch beide Seiten in uns und unsere Herausforderung ist es, durch den Schatten das Licht zu erkennen ....

Der Schatten ist ein Kind der Materie, denn ohne die Materie gäbe es keinen Schatten! Er ist uns Menschen als physische Inkarnation viel näher und greifbarer, sichtbarer, um so vieles bekannter und vertrauter als das Licht in uns .... denn diese lichtvolle Energie des Universums ist schwer zu fassen, ist wage und nicht erklärbar ....

Dieses Licht ist nur durch das Fühlen in uns und somit über unsere Körperlichkeit manifestiert .... und deshalb nur so erkennbar und lebbar ....

Wir definieren uns über die Schatten und lehnen sie doch ab .... machen sie weg, so gut wir können, und begreifen nicht, dass wir nicht wegmachen können .... denn Energie geht niemals verloren, sie wandelt sich nur ....
Die Schatten gehören zu uns und sind unser Weg zum Licht ....
Indem wir wegmachen, erzeugen wir rein physikalisch ein weiteres Defizit und mehren so die Spiegel unseres Weges ....
Wie die Medusa für jeden Kopf, den sie abgeschlagen bekommt, zwei neue Köpfe wachsen lässt, genauso mehren wir den Negativsog, wenn wir versuchen unsere Schatten wegzumachen .... und verhindern zu sehen, welches Licht in uns wohnt ....

Geben wir uns aber genau das, wovor wir Angst haben, dass es uns begegnet .... ertragen wir den Schmerz, der weniger stark ist als das, was die Angst uns glauben machte .... leben wir unsere Schwächen und lassen los, was wir glauben zu brauchen, um stark zu sein und leben zu können .... dann werden wir das Licht in uns erkennen .... begreifen, dass zu leben bedeutet zu SEIN ....

Der Weg in die Materie birgt immer die Gefahr, unbeweglich und starr zu werden, absolut in die Materialisierung zu gehen .... in der Materie zu versteinern und starr zugrunde zu gehen ....
Die Kunst ist es, in der Materie beweglich und frei zu bleiben und dem Sog der Materialisierung und Dematerialisierung auszugleichen ....
Je mehr Ballast wir abwerfen, ohne jedoch die Manifestation unserer Körperlichkeit aufzugeben, desto leichter wird der Weg, desto flexibler wird unser Körper und damit unser Geist ....
Das heißt, wir sollten für unseren Tempel, unseren Körper, sorgen, mit den wenigen Dingen, die wir zum Leben und zum Mensch-Sein brauchen, jedoch all die Dinge, die uns nur beschweren und hinderlich auf unserem Weg sind, ablegen und loslassen ....
Bereitwillig den Weg zu gehen, den unsere Seele für sich vorgesehen hat und die Wegweiser anzunehmen, ohne Bedauern der Dinge, die wir dafür hinter uns lassen müssen .... ebnet uns den Weg ins Bewusstsein durch freie Entfaltung und Lösung unserer Seele von Gewichten, die uns in die Starre ziehen .... bildlich gesehen als Gegengewicht zur Materialisierung - Dematerialisierung .... Materie loszulassen ....

Verharren wir in der Materie, klammern uns an sie und krallen uns in Dingen fest, so wird die Entmaterialisierung für den Weg ins Bewusstsein, den das Gleichgewicht der Energien verlangt, unfreiwillig und unschön auf uns zukommen .... immer schmerzhafter für uns sein als das freiwillige Aufgeben der Dinge, die uns eh nur beschweren .... nur glauben wir oft nicht, ohne diesen Ballast leben zu können und wollen nicht loslassen ....
Werden selbst die schmerzhaften Spiegel ignoriert und weiter wie in Totenstarre an den bekannten Verhaftungen festgehalten, wird die Seele aus der Körperlichkeit gehen ....
Zuerst werden Teile des Körpers geopfert, um leichter zu werden und den Energieausgleich wiederherzustellen ....
Genügt dies nicht, um wach zu werden und loszulassen, und eine andere Richtung einzuschlagen, wird die Seele aus der Körperlichkeit katapultiert und verlässt die Materie ....
Sind wir jedoch bereit, unsere Aufgabe anzunehmen, bereit, uns vorwärts zu bewegen, in den Bahnen der Möglichkeiten, die uns eröffnet werden und die Verantwortung für unser Leben zu übernehmen und voll zu tragen, wird das Universum uns den Weg leicht machen und uns das in den Weg bringen, was wir benötigen, um glücklich und zufrieden in vollkommener Liebe zu leben ....

Wir sollten lernen hinzusehen, zuzuhören und auszusprechen was wir wahrnehmen, und uns damit beschäftigen, denn hinter den Spiegeln begegnen wir uns selbst .... erst wenn wir bereit sind loszulassen, dieses Bild loszulassen, welches uns geprägt wurde und dem wir versuchen zu genügen .... anstatt aus unserem Herzen heraus zu leben .... erst dann werden wir unsere Seele und damit unser Herz finden .... erst, wenn wir genau hinschauen, werden wir die Potentiale in uns erkennen können ....

„Mensch erkenne Dich selbst“ ....

ERLEUCHTUNG

Wie wir erfahren haben, ist eine Erkenntnis ohne Polarität nicht möglich. Ohne die Spanne der Dualität, die Vielfalt der Möglichkeiten, wäre keine Unterscheidung möglich. Ohne Dunkelheit gäbe es kein Licht, ohne Verlust keine Dankbarkeit, ohne Schmerz keine Entwicklung ....

Das große Ganze, die Einheit, die Quelle, das Universum, wie auch immer wir es benennen, ist Energie pur. Jedoch nur Energie, keine Materie ....

Energie fließt, sie ist überall und in einem ständigem Fluss begriffen, doch immer gleich in ihrer Ausprägung und unabhängig von Raum und Zeit. Sie kann sich nicht vermehren, nicht manifestieren und nicht materiell werden.

Doch das Ziel der Seele ist Entwicklung .... Erkenntnis .... Erfahrung .... Fühlen .... und über das Fühlen zu lernen und die Energie über Erfahrung zu entwickeln ....
In der Materie einzig ist das Fühlen möglich, denn dazu bedarf es der Körperlichkeit ....

Erleuchtung nennen wir die Möglichkeit unserer Seele in der Materie das All-Eins-Sein zu erfahren, ohne die Körperlichkeit zu verlassen .... ohne dass wir unser Selbst aufgeben müssen .... ohne dass wir diese Erkenntnis wieder verlieren ....

So erhalten wir unsere Anbindung an das Universum, kommen zurück in unsere Verbindung mit allem ....wenn wir uns über uns selbst erhoben haben, unser Ego zurückzunehmen und dem großen Ganzen unterordnen, um dem Universum zu dienen und die eigenen Bedürfnisse loszulassen ....

Als Dank und größtes Geschenk erhalten wir den Blick auf uns selbst .... auf unser Herzbewusstsein .... das Wissen des Universums .... verankert in unserer Seele .... durch das Geschenk des Fühlens über die Körperlichkeit ....

Mit diesem Bewusstsein dieses wunderbare bedingungslose Gefühl der Liebe, des inneren Friedens, all der wundervollen Potentiale zu fühlen und so die Möglichkeit des Wachstums und der Entwicklung unserer Seele einzuräumen, erfüllt unseren Seelenauftrag und ermächtigt jeden einzelnen von uns, die Energie des Universums zu vervollkommnen.
Jeder von uns trägt dazu bei und am Ende wird die Quelle stärker und heller sein und die neuen Abspaltungen tragen wieder dazu bei, die Energie zu nähren und weiter zu entwickeln.

Erleuchtung ist die Mitte von Universum und Dualität ....
Es ist die Vereinigung von Energie und Materie ....
Es ist die höhere Stufe der Energie, um Materie zu bewegen, in der Materie göttlich zu sein, in der Materie Universum zu sein, Energie und Materie zu verbinden ....

NACHWORT

Dieses Buch ist der wundervollen Menschheit gewidmet, einer Spezies, die einzigartig ist und so wunderbare Möglichkeiten in sich trägt ....

Diese Liebe zur Menschheit begleitet mein Leben und hat mir einen Weg eröffnet, über meine eigenen Schatten zu springen und meine Bedürfnisse loszulassen ....

Mein Blick liegt auf den inneren Werten eines jeden Menschen, ob dieser diese Potentiale lebt oder noch verschüttet hat, bleibt davon völlig unberührt .... Jeder Mensch hat wundervolle Potentiale und jeder Mensch ist einzigartig .... Dem anderen offen entgegenzutreten und sich nicht von Masken, Fassaden oder Mauern beirren zu lassen, sondern in das Herz des Anderen zu schauen, dass ist der Weg des Mensch-Seins ....

Dieses Buch trägt meine Freude zu leben, die in mir brennt .... diese tiefe Neugierde, wie der Mensch angelegt ist und was seine ureigenste Bestimmung ist .... die Dankbarkeit, dass wir dieses Geschenk des Lebens erhalten haben, um uns zu entwickeln und erkennen zu können .... die Klarheit, dass wir geleitet werden und aufgefangen werden .... das Vertrauen in jeden Menschen, dass er die große Chance hat, seinen Weg zu erkennen und auch zu gehen ....

Getrieben von dieser unbändigen Liebe zu all den Geschöpfen dieses Planeten, habe ich mein Herz gefunden und erkannt und darüber die Anbindung ans Universum ....

Über diese Verbundenheit sind wir in der Lage zu fühlen .... zu fühlen, dass wir niemals allein sind und alle miteinander verbunden sind .... zu fühlen, was unser Gegenüber fühlt und darüber zu erkennen, wer der andere wirklich ist ....

MITGEFÜHL ....

Ich habe dieses alte Wissen, welches durch meine Seele in meinem Herzen angelegt war und mir durch meinen Weg eröffnet wurde, angenommen und mich der Aufgabe, die mir in diesem Leben zuteil geworden ist, gestellt und sie angenommen, auch wenn es bedeutete, Dinge loszulassen, die ich glaubte zu brauchen oder ohne die ich mir nicht vorstellen konnte zu leben. Ich habe mich immer mehr gelöst von all den Beschränkungen, die meinen Weg schwierig machten und mir die Steine vor die Füße warfen .... auch wenn es schmerzhaft war und mir immer wieder meine eigenen Schatten zeigte ....

Dieses Buch trägt mein Fühlen mit all den Erkenntnissen, die meiner Arbeit erwachsen sind. Es trägt auch meinen persönlichen Weg und all die Dinge, die ich von meiner Familie und den Menschen gelernt habe, die mich auf meinem Weg begleitet oder tangiert haben ....
Ich habe viele Schicksale kennengelernt und durch mein Fühlen so viele Erfahrungen gesammelt. Ich selbst habe ein Schicksal und habe es nie als besonders angesehen ....
Jedoch wurde mir im Laufe meines Lebens klar, dass genau dieser Weg, dieses Schicksal, mich ausmacht, dass ICH dieses Schicksal bin und ich lernen durfte an all den Dingen, die mir begegneten ....

Wie oft habe ich erlebt, dass der Mensch haderte mit dem, was er erlebt hatte. Wie oft traf ich Menschen, die auf der Suche nach sich selbst waren und alles verurteilten, was sie zu dem gemacht hatten, was sie waren und damit sich selbst verurteilten, ohne es zu erkennen ....
Wie viele Menschen habe ich kennengelernt, die andere schuldig sprachen, verantwortlich dafür machten, dass sie selbst nicht vorwärts gehen wollten .... die sich selbst nicht entwickeln wollten, weil sie sich als Opfer sahen .... Menschen, die glaubten, die Verantwortung für ihr Leben läge bei anderen .... die sich selbst als völlig unschuldig ansahen, an dem, was ihnen begegnete .... und im Stillstand verharrten, weil sie gerettet werden wollten .... denn schließlich waren sie ja unschuldig an der Misere, die ihnen passiert war .... unschuldig an dem, was sie zu dem gemacht hatte.

WIR HABEN IMMER DIE WAHL .... !

Interessanterweise entstand dieses Buch in der Vorzeit der Corona-Krise, im Sommer bis Winter 2019. Viele, die schon ein Bewusstsein in sich geöffnet hatten, spürten, dass die Energie geballt und aggressiv war und dass es so nicht mehr weitergehen würde…

Jetzt, zur Vollendung des Buches, stecken wir in Deutschland mitten in der Corona-Krise und der Mensch wird gezwungen .... weltweit .... sich zu entschleunigen. Wir werden alle dazu gebracht, wieder in die Ruhe zu kommen, und uns mit uns selbst zu beschäftigen, etwas, was vorher undenkbar gewesen wäre ....
Ein kleiner Keim, der nicht zu kontrollieren ist und sich nicht in Strukturen pressen und eindämmen lässt, hat das ganze System zum Erliegen gebracht ....
Nicht der Keim selbst, sondern die Angst, die geschürt wird, ist der Motor dessen ....
Es wundert mich nicht, dass auch die Natur versucht, dem Menschen die Augen zu öffnen, was man zum Leben wirklich braucht und worüber wir uns bisher definiert haben ....
Ich bin mir sicher, dass auch diese Krise dazu beiträgt, die Menschheit wieder in die Menschlichkeit zu bringen und dadurch das Mitgefühl in uns zu wecken ....

Nehmen Sie diese Gebote als Leitfaden, wieder ins Fühlen zu kommen und mit der Natur im Einklang zu gehen ....

Mein Anspruch in diesem Buch ist es, lieber Leser, Sie zum Nachdenken anzuregen, Ihre Begrenzungen zu öffnen, Sie wieder ins Fühlen zu bringen, Ihnen die Augen des Herzens zu öffnen und Sie dazu zu bewegen, Ihr Leben bewusst zu leben.

Ich möchte Ihnen die Augen öffnen, dass Sie es selbst in der Hand haben, ein glückliches und erfülltes Leben zu leben und sich mit Menschen zu umgeben, die Sie im Herzen berühren.

Dass Sie es selbst in der Hand haben, sich Liebe zu schenken, im Frieden mit sich zu sein und voller Dankbarkeit dieses Leben anzunehmen.

Schauen Sie genau hin, was Sie wirklich brauchen in Ihrem Leben .... schauen Sie genau hin, welche Erwartungen Sie begrenzen .... und schauen Sie auch genau hin, was Sie loslassen können ....

Die 12 Gebote sind ein Wegweiser, ohne Anspruch auf Vollständigkeit und Absolutheit. Sicherlich wird es noch viele weitere Erkenntnisse geben und vielleicht wird diese Lebensphilosophie noch vervollständigt, verändert, ausgebaut werden ....

Wenn ich es jedoch geschafft habe, Sie zum Nachdenken anzuregen, den Blick auf sich selbst zu lenken und gütig nach außen zu schauen, voller Liebe und Mitgefühl .... dann hat dieses Buch seinen Zweck erfüllt ....

DANKE

Dieses Buch ist etwas ganz Besonderes, denn es trägt die Energie von vielen lieben Menschen, die mich begleiten und mit denen ich verbunden bin....
Es wäre nicht möglich gewesen ohne Eure liebevolle Unterstützung, Eure Rückmeldungen und Eure Lebenserfahrungen.
Ich bin mit und durch Euch an diesem Buch gewachsen.

Grundsätzlich möchte ich all denen von Herzen danken, die mir in der Zeit des Entstehens dieses Buches mit Rat und Tat zur Seite gestanden haben und mich bestärkt und unterstützt haben.... die an mich glaubten und meine Lebensphilosophie angenommen haben, die mich inspirierten, all die Ideen in mir reifen zu lassen und aus mir hervorzubringen und weiterzugeben ....
Ich danke aber auch denen von Herzen, die mich hart geformt haben und reifen ließen .... die mich immer wieder auf meinen Weg stießen und mich zu der gemacht haben, die ich heute bin ....

Mein erster Dank gilt meinen engsten Helfern, ganz wichtigen Menschen in meinem Leben, die ganz entscheidend dazu beigetragen haben, dass dieses Buch seinen Weg gefunden hat.

Meiner engsten Freundin und Kollegin Dr. Susanne Lam danke ich aus tiefstem Herzen für ihre Unterstützung und unermüdliche Suche nach Antworten auf die vielen Fragen, die uns beschäftigt haben. Sie teilt mit mir den wichtigsten Teil meines Lebens, in dem ich mich selbst gefunden habe .... hat mich begleitet und wird hoffentlich noch lange mit mir diesen Weg gehen .... Sie hat mich immer bestärkt und wurde nicht müde, meine Fragen wieder und wieder mit mir zu erörtern und nach Antworten zu suchen ....

Ich danke meiner lieben Freundin Katharina Fratzl, die sich immer wieder mit meinen Gedanken auseinandersetzte und mir wundervolle Rückmeldungen über die Wirkung dieses Buches gab …. und mich unermüdlich darin bestärkte, fortzufahren und es zur Vollendung zu bringen ….

Meinem engen Freund und Seelenverwandten Thomas Hönemann, ohne den dieses Buch nicht möglich gewesen wäre, danke ich ebenfalls aus tiefstem Herzen. Mit all seinem technischen Wissen um Erstellung und Verlegung eines Buches hat er mich unterstützt und es möglich gemacht, dass dieses Buch nun erhältlich ist.
Wir teilen die gleiche Lebensphilosophie und nicht nur die Gespräche, die uns viele Jahre begleiteten, sondern auch ähnliche Lebenserfahrungen haben uns eng miteinander verbunden.

Von Herzen möchte ich auch meinem Weggefährten Peter danken, dafür, dass er mir seine Liebe schenkt und mich heilt. Dafür, dass er mich begleitet und wir aneinander wachsen und uns gemeinsam miteinander entwickeln dürfen ….
Danke für die vielen Gespräche, in denen wir über das Leben und das Menschsein philosophiert haben und gemeinsam nach den Antworten gesucht haben, die noch fehlten, um dieses Buch abzuschließen ….

Ganz wichtig ist mir auch meine liebe Freundin Michaela Hölzl, die bereit war, dieses Buch als einer der ersten Menschen zu lesen und mir Feedback zu geben über die Wirkung, die dieses Buch auf sie hatte ….
Wir teilen viele gemeinsame Erfahrungen, viel Schmerz, den wir gemeinsam getragen haben, aber auch so viel Freude und Lachen….
Danke ….

Ich danke auch meiner engen Freundin Gunda Thieme, die mich schon viele Jahre begleitet und mir so oft in langen Gesprächen die Klarheit gab. Ohne sie hätte ich nicht diesen Blick auf mich selbst gefunden ....

Und was mir besonders am Herzen liegt, ist mein Sohn Jan, der als junger Mann meiner Bitte folgte, dieses Buch zu lesen und bereit war, mit mir darüber zu philosophieren. Es hat mich zutiefst berührt, dass er als Vertreter der neuen Generation dieses Buch gelesen hat und mit mir übereinstimmt und diesen Weg gehen möchte und bereits geht. Er ist ein wundervoller Mensch....

Ich danke ganz besonders auch den zwölf lieben Menschen, die mir alle sehr nahestehen, für die Unterstützung und Bereitwilligkeit, die Titelbilder für die 12 Gebote zu schaffen.
Die Auswahl der jeweiligen Vergabe der Titel habe ich ganz bewusst getroffen und bin überglücklich über die wundervollen Werke, die entstanden sind.
Ihr alle seid nun Teil dieses Buches und ich sehe Euch darin und glaube, dass jeder von Euch mit der Kreation seines ursprünglichsten Gefühls, dieses Potentials, welches eure größte Stärke darstellt, ein Stück euer Selbst erkannt habt und darüber beitragt, diese Lebensphilosophie so vielen Menschen greifbar zu machen ....

Auch meinem Lehrer und Mentor, Klaus Gerd Scharf, der mich vor vielen Jahren auf den Weg gebracht hat, mir die Augen geöffnet und mich inspiriert hat, mich vor allem gelehrt hat, genau hinzuschauen und zu hinterfragen, danke ich von Herzen. Ich denke in so vielen Situationen an ihn und seinen väterlichen Rat.... und bin so mit ihm über die irdischen Grenzen hinaus verbunden ....

Ebenso danke ich Frau Dr. phil. Rosina Sonnenschmidt für ihre Inspiration durch neue und kreative ganzheitliche Sichtweisen, für ihre Art, die Dinge aus verschiedenen Blickwinkeln zu betrachten …. Sie hat mich gelehrt, meine Prägung durch alte Glaubenssätze zu erlösen und mich auf meine eigenen Erfahrungen zu verlassen. Danke für alles Rosina!

Und nicht zuletzt danke ich all denen, die mich in meiner Arbeit und den vielen Kursen begleitet haben, mir ihr Vertrauen geschenkt haben und mich mit ihren Schicksalen und Wegen inspiriert und berührt haben…

Ich danke Euch allen von und mit ganzem Herzen!